3,- €

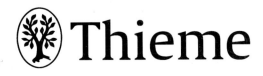

Band 3

Leber und Gastrointestinaltrakt

Reihenherausgeber
Bernd Balletshofer
Claus D. Claussen
Hans-Ulrich Häring

Bandherausgeber
Ulrich M. Lauer

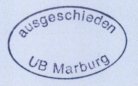

Georg Thieme Verlag
Stuttgart · New York

Bibliografische Information der Deutschen Nationalbibliothek

Die Deutsche Nationalbibliothek verzeichnet diese Publikation in der Deutschen Nationalbibliografie; detaillierte bibliografische Daten sind im Internet über http://dnb.d-nb.de abrufbar.

© 2009 Georg Thieme Verlag
Rüdigerstr. 14
D-70469 Stuttgart
Unsere Homepage: www.thieme.de

Printed in Germany

Layout: Summerer und Thiele, Stuttgart
Umschlaggestaltung: Thieme Verlagsgruppe
Umschlaggrafik: Martina Berge, Erbach
Satz: Mitterweger & Partner, Plankstadt
Druck: Infowerk, Nürnberg

ISBN 978-3-13-147101-7   1 2 3 4 5 6

Wichtiger Hinweis: Wie jede Wissenschaft ist die Medizin ständigen Entwicklungen unterworfen. Forschung und klinische Erfahrung erweitern unsere Erkenntnisse, insbesondere was Behandlung und medikamentöse Therapie anbelangt. Soweit in diesem Werk eine Dosierung oder eine Applikation erwähnt wird, darf der Leser zwar darauf vertrauen, dass Autoren, Herausgeber und Verlag große Sorgfalt darauf verwandt haben, dass diese Angabe **dem Wissensstand bei Fertigstellung des Werkes** entspricht.

Für Angaben über Dosierungsanweisungen und Applikationsformen kann vom Verlag jedoch keine Gewähr übernommen werden. **Jeder Benutzer ist angehalten,** durch sorgfältige Prüfung der Beipackzettel der verwendeten Präparate und gegebenenfalls nach Konsultation eines Spezialisten festzustellen, ob die dort angegebene Empfehlung für Dosierungen oder die Beachtung von Kontraindikationen gegenüber der Angabe in diesem Buch abweicht. Eine solche Prüfung ist besonders wichtig bei selten verwendeten Präparaten oder solchen, die neu auf den Markt gebracht worden sind. **Jede Dosierung oder Applikation erfolgt auf eigene Gefahr des Benutzers.** Autoren und Verlag appellieren an jeden Benutzer, ihm etwa auffallende Ungenauigkeiten dem Verlag mitzuteilen.

Geschützte Warennamen (Warenzeichen) werden **nicht** immer besonders kenntlich gemacht. Aus dem Fehlen eines solchen Hinweises kann also nicht geschlossen werden, dass es sich um einen freien Warennamen handelt.
Das Werk, einschließlich aller seiner Teile, ist urheberrechtlich geschützt. Jede Verwertung außerhalb der engen Grenzen des Urheberrechtsgesetzes ist ohne Zustimmung des Verlags unzulässig und strafbar. Das gilt insbesondere für Vervielfältigungen, Übersetzungen, Mikroverfilmungen und die Einspeicherung und Verarbeitung in elektronischen Systemen.

Vorwort

Medizin zu studieren, bedeutet eine Brücke zu schlagen zwischen theoretischem Wissenserwerb und praktischer Medizin am Patienten. Vorlesungen und Lehrbücher in ihrer bisherigen Form orientierten sich meist an der klassischen Krankheitslehre in ihrer typischen Gliederung. Die klinische Bewertung und die typischen „Alltags"-Probleme in der konkreten Patientenführung lassen sich auf diesem Wege oft nur schwer darstellen.

Im Sinne einer praxisnahen Ausbildung wird aus diesen Überlegungen heraus an der Universität Tübingen seit mehreren Jahren eine Lehrform praktiziert, die primär fallorientiert, interdisziplinär und im besonderen alltagsorientiert unterrichtet. Diese Studienform wird als **„Interdisziplinäre Klinische Curricula (i-KliC)"** bezeichnet.

Zentrale und verpflichtende Grundlage jedes dieser Seminare sind symptomorientierte Patientendemonstrationen bzw. interaktive Fallsimulationen.

Methodisch orientiert sich diese Lehr- und Lernveranstaltung an den grundlegenden Elementen des sogenannten problemorientierten Lernens (POL). Es sollen damit alltagsrelevante Muster für rationales diagnostisches Vorgehen (Anamnesetechniken/ klinische Untersuchung/ apparative diagnostische Verfahren wie z.B. Sonografie, EKG) und integratives, klinisches Denken (Befundbewertung, Differenzialdiagnose, interdisziplinäre Betrachtungsweise) sowie die Grundprinzipien der heute möglichen Therapieverfahren eingeübt werden.

Wir möchten mit der vorliegenden Lehrbuchreihe dieses Konzept weiter vertiefen. Die Umsetzung erfolgte in Zusammenarbeit mit dem Kompetenzzentrum für Hochschuldidaktik an der Universität Tübingen. Die sehr positiven Rückmeldungen nach Erscheinen des ersten Bandes mit Darstellung der häufigsten Krankheitsbilder aus der Kardiologie und Angiologie bestätigten uns darin das Projekt weiter fortzuführen. So erarbeiteten wir wenige Zeit später Band 2 mit fallorientierter Darstellung der praktischen Endokrinologie und Diabetologie. Mit dem nun vorliegenden Band 3 konnten wir erneut mehrere praktisch klinisch tätige Spezialisten gewinnen, die relevanten Erkrankungen aus dem wichtigen Fachgebiet der Gastroenterologie und Hepatologie auf hohem Niveau darzustellen.

Wie „im klinischen Alltag und keine Raritäten" ist weiter unverändert das zentrale Motto dieser Buchreihe, wenngleich auch seltene Krankheitsbilder – gerade aus differenzialdiagnostischer Sicht – nicht unerwähnt bleiben.

Zwei Punkte sind uns von besonderer Bedeutung:
1. Die Fälle sollen das klinische Denken eines erfahrenen Arztes wiederspiegeln und zu allen Fragen und Vorgehensweisen entsprechende Hintergrundinformationen liefern.
2. Bei den Fällen sollte die interdisziplinäre Betrachtungsweise besonders hervorgehoben werden. Viele Fälle werden daher soweit betroffen jeweils von Kollegen verschiedener Fachrichtungen (z.B. Chirurgie) mit verfasst.

Medizin zu lernen, setzt selbstverständlich eine entsprechende Berufserfahrung und realen Patientenkontakt voraus. Mit der vorliegenden Fallreihe möchten wir den beruflichen Alltag bzgl. häufiger Krankheitsbilder für Sie simulieren und damit in erster Linie Studierenden im klinischen Ausbildungsabschnitt das notwendige Handwerkszeug vermitteln, um in den ersten Berufsjahren leichter einen Einstieg in die ärztliche Tätigkeit zu finden.

Tübingen, August 2009
Bernd Balletshofer
Claus D. Claussen
Hans-Ulrich Häring

Vorwort zum Band

In der Gastroenterologie gibt es eine Vielzahl akuter und chronischer Erkrankungen, die von einem bestimmten gastrointestinalen Organ ausgehen, gleichermaßen aber auch im Sinne systemischer Wechselwirkungen andere Organe und deren Funktion wesentlich mit beeinflussen.

Diese Zusammenhänge sind teilweise komplex, müssen aber aufgrund ihrer Wichtigkeit für die suffiziente Behandlung betroffener Patienten von den Studierenden nachhaltig erschlossen, veranschaulicht und verinnerlicht werden.

Für diese Zielsetzung eignet sich in besonderer Weise die hier gewählte praxis- und fallorientierte integrative Darstellung häufiger Krankheitsbilder der Hepatologie (Fälle 1–3), der Magen- und Darmerkrankungen (Fälle 4,7,8), der gastrointestinalen Onkologie (Fälle 5+6) sowie des Pankreas (Fall 9).

In praxisnaher Weise werden die Studierenden von den Erstsymptomen über die Anamnese und körperliche Untersuchung bis zur apparativen Diagnostik geführt, auf deren Grundlage dann die für den Fallpatienten sich ergebenden therapeutischen Optionen dargelegt und im Detail diskutiert werden.

Wie ein roter Faden zieht sich dabei durch alle Curricula die Maßgabe, dass die Studierenden zu jeder Zeit Einblick bekommen in Sinnhaftigkeit und Notwendigkeit diagnostischer und therapeutischer Maßnahmen. Wichtig hierbei ist auch die Vermittlung der „Hierarchie" der Vorgehensweise im klinischen Alltag der Gastroenterologie, auf deren Grundlage ein rationales und rationelles Vorgehen eingeübt werden kann. Dieser Aspekt spielt unter den Eckpunkten des DRG-Vergütungssystemes und des damit verbundenen Kosten bewussten Fall (Case)-Managements für jeden Nachwuchsmediziner eine zentrale Rolle. Nur wer frühzeitig in der Gastroenterologie das Fall (Case)-Management einübt, wird den Erfordernissen in Kliniken und Praxen gerecht werden können.

Tübingen, im August 2009
Ulrich M. Lauer

Herausgeber- und Autorenverzeichnis

PD Dr. med. Bernd Balletshofer
Universitätsklinikum Tübingen
Abteilung für Innere Medizin IV
Otfried-Müller-Str. 10
72076 Tübingen

Prof. Dr. med. Claus D. Claussen
Universitätsklinikum Tübingen
Abteilung für Radiologische Diagnostik
Hoppe-Seyler-Str. 3
72076 Tübingen

Prof. Dr. med. Hans-Ulrich Häring
Universitätsklinikum Tübingen
Abteilung für Innere Medizin IV
Otfried-Müller-Str. 10
72076 Tübingen

Dr. med. Christoph Berg
Universitätsklinikum Tübingen
Abteilung für Innere Medizin I
Otfried-Müller-Str. 10
72076 Tübingen

Prof. Dr. med. Michael Bitzer
Universitätsklinikum Tübingen
Abteilung für Innere Medizin I
Otfried-Müller-Str. 10
72076 Tübingen

Dr. med. Holger Hass
Paracelsus-Klinik Scheidegg
Abteilung für Innere Medizin
Kurstr. 5
88175 Scheidegg

Prof. Dr. med. Ulrich M. Lauer
Universitätsklinikum Tübingen
Abteilung für Innere Medizin I
Otfried-Müller-Str. 10
72076 Tübingen

PD Dr. med. Hans-Georg Lamprecht
Universitätsklinikum Tübingen
Abteilung für Innere Medizin I
Otfried-Müller-Str. 10
72076 Tübingen

Dr. med. Oliver Nehls
Klinikum Stuttgart
Krankenhaus Bad Cannstatt
Abteilung für Innere Medizin
Prießnitzweg 24
70374 Stuttgart

Wir danken für die Unterstützung von

Frau Dr. med. Ulrike Baar-Giannakis
Mühlenweg 34
58675 Hemer

Herr Dr. med. Marc Alexander Meinikheim
Plochingerstr. 81
73730 Esslingen am Neckar

Fall 1 1–22
32-jähriger Patient mit Oberbauch- und Gelenksschmerzen – Stationäre Einweisung durch den Hausarzt

Fall 2 23–46
65-jähriger Patient mit Aszites und Ikterus – Stationäre Einweisung durch den Hausarzt

Fall 3 47–70
58-jährige, übergewichtige Frau mit heftigen Oberbauchschmerzen – Selbstvorstellung in der Notaufnahme des Krankenhauses

Fall 4 71–90
47-jähriger Patient mit Schockzeichen – Medizinische Notaufnahme, Einweisung mit Notarzt unter laufender Infusion einer Elektrolytlösung

Fall 5 91–112
68-jähriger Patient mit Schluckschmerzen und Druckgefühl hinter dem Brustbein – Vorstellung in der gastroenterologischen Ambulanz.

Fall 6 113–138
56-jähriger Patient mit Veränderungen der Stuhlgewohnheiten und Verschlechterung des Allgemeinzustands – Stationäre Einweisung durch den Hausarzt

Fall 7 139–160
68-jähriger Patient mit rezidivierendem Erbrechen und Diarrhö – Stationäre Einweisung durch den Hausarzt

Fall 8 161–184
22-jährige Patientin mit Bauchschmerzen und Durchfällen – Stationäre Einweisung durch den Hausarzt

Fall 9 185–208
42-jähriger Patient mit starken Oberbauchschmerzen und rezidivierendem Erbrechen – Stationäre Einweisung durch den ärztlichen Notdienst

Inhaltsverzeichnis II

Fall 1 1–22
Hepatitis C

Fall 2 23–46
Leberzirrhose

Fall 3 47–70
Choledocholithiasis

Fall 4 71–90
Gastrointestinale Blutungen

Fall 5 91–112
Ösophaguskarzinom

Fall 6 113–138
Kolonkarzinom

Fall 7 139–160
Akute Diarrhö

Fall 8 161–184
Chronisch entzündliche Darmerkrankungen

Fall 9 185–208
Akute Pankreatitis

Infoboxverzeichnis

Fall 1 — Hepatitis C
Infobox 1.1	Serologische Marker der Hepatitis C-Infektion	10
Infobox 1.2	Leberbiopsie – Indikationsstellung	12
Infobox 1.3	Leberbiopsie – Wichtige Punkte der Aufklärung und praktische Durchführung	12
Infobox 1.4	Histopathologie der chronischen Hepatitis C	14
Infobox 1.5	Interferone zur antiviralen Therapie chronischer Virushepatitiden	16
Infobox 1.6	Wichtige Unterschiede und Gemeinsamkeiten von Hepatitis B und C	20

Fall 2 — Leberzirrhose
Infobox 2.1	Hepatische Enzephalopathie (HE)	28
Infobox 2.2	Ultraschallbefunde bei Leberzirrhose und hepatozellulärem Karzinom	36
Infobox 2.3	Stadieneinteilung des hepatozellulären Karzinoms (hepatocellular carcinoma – HCC)	38
Infobox 2.4	Stadieneinteilung der Leberinsuffizienz	39

Fall 3 — Choledocholithiasis
Infobox 3.1	Gallensteine – Haupttypen und Risikofaktoren	50
Infobox 3.2	Physiologie des Bilirubinstoffwechsels	55
Infobox 3.3	Differenzialdiagnose des Ikterus	56
Infobox 3.4	Indikationen, Kontraindikationen und Komplikationen von ERC(P) und endoskopischer Papillotomie	62
Infobox 3.5	Cholezystolithiasis	69

Fall 4 — Gastrointestinale Blutung
Infobox 4.1	Nomenklatur gastrointestinaler Blutungskorrelate	75
Infobox 4.2	Schock-Index	76
Infobox 4.3	Diagnostisches Vorgehen bei GI-Blutung	79
Infobox 4.4	Forrest Klassifikation der Ulkusblutung	80
Infobox 4.5	Ulcus ventriculi und duodeni	81
Infobox 4.6	Helicobacter pylori (H. pylori)	83
Infobox 4.7	Untere GI-Blutung - Blutungsquellen, Klinik und Diagnostik	88

Fall 5 — Ösophaguskarzinom
Infobox 5.1	Klinische Einteilung der Schweregrade einer Dysphagie	95
Infobox 5.2	Diagnostische Maßnahmen bei Dysphagie	100
Infobox 5.3	Ösophago-Gastro-Duodenoskopie (ÖGD) bei Verdacht auf Ösophaguskarzinom	100
Infobox 5.4	Endosonografie (EUS - Endoskopischer Ultraschall)	101
Infobox 5.5	Therapie des Ösophaguskarzinoms	103

Fall 6 — Kolonkarzinom
Infobox 6.1	Kolorektale Karzinome – Risikofaktoren und Ursachen	117
Infobox 6.2	Tumormarker	122
Infobox 6.3	Kolonpolypen	124
Infobox 6.4	Kolon-Kontrastmitteleinlauf	127
Infobox 6.5	Moderne bildgebende Verfahren	127

Fall 7 — Akute Diarrhö
Infobox 7.1	Hygiene- und Vorsichtsmaßnahmen bei Norovirus Infektion	151
Infobox 7.2	Funktionelle Formen der chronischen Diarrhö	156
Infobox 7.3	Pathophysiologische Aspekte der chronischen Diarrhö	157
Infobox 7.4	Clostridium difficile Infektionen	159

Infoboxverzeichnis

Fall 8 **Chronisch entzündliche Darmerkrankungen**
Infobox 8.1	Genetische Prädisposition bei Morbus Crohn	166
Infobox 8.2	Psychische Komponenten bei CED	166
Infobox 8.3	Makroskopische und mikroskopische Veränderungen bei Morbus Crohn und Colitis ulcerosa	175
Infobox 8.4	Endoskopische Vorsorge bei Colitis ulcerosa	176

Fall 9 **Akute Pankreatitis**
Infobox 9.1	Ranson-Kriterien zur Einschätzung der Schwere einer akuten Pankreatitis	191
Infobox 9.2	Aussagekraft der bildgebenden Verfahren (Ultraschall, CT) bei der akuten und chronischen Pankreatitis	194
Infobox 9.3	ERCP, MRCP, EUS	196
Infobox 9.4	Chronische Pankreatitis	200
Infobox 9.5	Vor- und Nachteile von Nahrungskarenz und/oder prophylaktischer Antibiose bei akuter Pankreatitis	205
Infobox 9.6	Pankreaspseudozysten	206

Fall 1

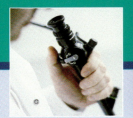 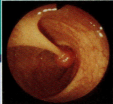 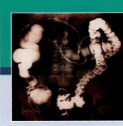

Holger Hass

Fall 1

32-jähriger Patient mit Oberbauch- und Gelenksschmerzen – Stationäre Einweisung durch den Hausarzt

„Ich habe in den letzten Monaten immer wieder so einen Druck und teilweise leichte Schmerzen im Oberbauch. Zusätzlich habe ich immer wieder Gelenkschmerzen, sowohl an den Armen wie auch im Knie und gelegentlich auch in der Hüfte. Meine körperliche Belastbarkeit ist schon seit längerem nicht mehr so gut, unabhängig von diesen Beschwerden und egal, ob ich bei der Arbeit bin oder am Wochenende mit Freunden Sport treibe. Jetzt hat zudem unser Betriebsarzt bei der Routine-Kontrolle erhöhte Leberwerte bei mir festgestellt, obwohl ich so gut wie keinen Alkohol trinke; wirklich nicht!"

An welche möglichen Ursachen der Beschwerden denken Sie? Beachten Sie dabei: Häufiges ist häufig, Seltenes ist selten!

Körperliche Schwäche bzw. reduzierte körperliche Belastbarkeit ist ein häufiges, unspezifisches Symptom vieler (internistischer) Erkrankungen. Neben Erkrankungen des Herz-Kreislauf-Systems, der Lungen und der Blutbildung (Anämie?) können systemische rheumatische Erkrankungen oder Infektionserkrankungen, Hepatopathien, aber auch psychiatrische Erkrankungen (Depressionen) zu einer reduzierten Leistungsfähigkeit führen. Die zusätzlich von dem Patienten angegebenen Gelenkschmerzen könnten auf eine systemische Erkrankung oder eine chronische Infektionserkrankung hindeuten. Eine Erhöhung der Leberwerte wäre damit ebenfalls vereinbar.

Wegen der engen räumlichen Nachbarschaft vieler Organe im Oberbauch muss man durch weitere anamnestische Angaben bzw. Diagnostik eine Vielzahl von Differenzialdiagnosen abgrenzen. Oberbauchschmerzen sind ein häufiges Symptom bei Erkrankungen des oberen Gastrointestinal-Traktes (Refluxerkrankung, Gastritiden, Ulcera ventriculi et duodeni) oder des hepatobiliären Systems (Cholezystitis, Cholangitis, Choledocholithiasis, Hepatitiden unterschiedlicher Ursachen) und der Bauchspeicheldrüse (akute oder chronische Pankreatitis). Des Weiteren sollte man bei Vorliegen entsprechender anamnestischer Hinweise auch an eine nephrogene (Nephrolithiasis, Pyelonephritis), pulmonale (Pleuritis, basale Pneumonie) oder kardiale Genese (Hinterwandinfarkt) denken.

1.1 Anamnese

Was würden Sie jetzt vom Patienten wissen wollen, welche Fragen stellen Sie ihm gezielt zusätzlich zu der normalen internistischen Anamnese?

Wie so oft sind auch hier Anamnese und körperliche Untersuchung der eigentliche Schlüssel zur Diagnosestellung. Die wichtigsten Fragen finden Sie unmittelbar hier im Anschluss, aber überlegen Sie erst mal selber!

1.1 Anamnese

Frage	Hintergrund der Frage	Antwort des Patienten
Wann genau haben die Beschwerden begonnen?	Akute oder chronische Erkrankung?	Diese leichten Bauchschmerzen habe ich schon längere Zeit, ca. 12 Monate lang. Die Gelenkbeschwerden sind mir erstmals vor etwa einem halben Jahr aufgefallen und die körperliche Schlappheit hat ebenfalls mehr oder weniger zu diesem Zeitpunkt begonnen.
Hatten Sie dabei Fieber oder andere Infektzeichen?	Hinweis auf eine chronische Infektion bzw. auf post-infektiöse Arthralgien	Ich kann mich an keine Grippe oder Erkältung mit Fieber vor oder während dieser Beschwerden erinnern.
Haben Sie Beschwerden beim Wasserlassen?	Hinweis auf Nephrolithiasis oder Pyelonephritis	Nein, ich habe keine Beschwerden beim Wasserlassen.
Haben Sie Beschwerden beim Stuhlgang? Neigen Sie zu Durchfall oder Verstopfung?	Hinweis auf Erkrankungen des Dünn- oder Dickdarms (z.B. Colitiden)	Mein Stuhlgang ist auch in Ordnung.
Hatten Sie früher einmal ein Magen- oder Zwölffingerdarmgeschwür? Haben Sie Sodbrennen? Sind die Beschwerden nahrungsabhängig (z.B. nach fetten Speisen)?	Hinweis auf Gastritis, Ulcus ventriculi et duodeni, Refluxerkrankung und akute oder chronische Pankreatitis	Ich hatte nie Magenprobleme und kann eigentlich alles ohne Probleme essen.
Sind bei Ihnen/in Ihrer Familie Gallensteine bekannt? Hat die Stärke der Schmerzen einen wellenartigen Charakter?	Hinweis auf Cholezysto- oder Choledocholithiasis	Meine Mutter hatte Gallensteine. Vor 5 Jahren hat man bei mir einmal eine Ultraschalluntersuchung gemacht, da hat man keine Steine gesehen.
Sind die Schmerzen atemabhängig?	Hinweis auf pulmonale Genese (Pleuritis? Basale Bronchopneumonie?)	Nein.
Hatten Sie früher einmal eine Gelbsucht?	Anhalt für chronische Hepatopathie mit stattgehabtem ikterischem Verlauf	Tja, wenn ich mich richtig erinnere, hatte ich vor ca. 8 Jahren mal etwas gelbe Augen, vorübergehend. Das hat zumindest meine Freundin damals behauptet.
Sind Lebererkrankungen mit oder ohne Gelbsucht in der Familie bekannt?	Hinweis auf hereditär-metabolische Lebererkrankungen (z.B. Hämochromatose)	Nein, in meiner Familie sind keine Lebererkrankungen bekannt.
Hat man früher einmal bei Ihnen erhöhte Leberwerte festgestellt?	Anhalt für chronische Hepatopathie (virale/nicht-virale Genese)	Also, vor 5 Jahren hat mein Hausarzt mal erhöhte Leberwerte festgestellt. Damals wurde auch ein Ultraschall gemacht. Vor 2 und 4 Jahren wurden dann nochmals die Leberwerte kontrolliert, die weiterhin leicht erhöht waren. Mein Hausarzt hat mir empfohlen, keinen Alkohol mehr zu trinken, dann würde sich das alles von selber bessern. Vor kurzem hat jetzt der Betriebsarzt bei der Routine-Kontrolle nochmals erhöhte Leberwerte bei mir festgestellt, daraufhin hat mich der Hausarzt zu Ihnen geschickt.

Fall 1

Frage	Hintergrund der Frage	Antwort des Patienten
Nehmen Sie regelmäßig Medikamente?	Hinweis auf medikamentös-toxische Ursachen einer chronischen Leberschädigung	Nein, ich nehme keine Medikamente, allenfalls ab und zu mal ein leichtes Schmerzmittel, wenn ich Kopfschmerzen habe.
Trinken Sie denn jetzt noch regelmäßig Alkohol?	Alkoholabusus als Ursache der erhöhten Leberwerte	Wie ich schon sagte, seit der Geschichte vor 5 Jahren nur noch sehr sporadisch.
Was sind Sie von Beruf? Arbeiten Sie mit Chemikalien oder Lösungsmitteln?	Hinweis auf toxische Ursachen einer chronischen Leberschädigung, insbesondere Chemikalien	Ich arbeite am Band in der Automobilherstellung. Mit Chemikalien habe ich dabei nichts zu tun.
Hatten Sie früher einmal Blutübertragungen, z.B. bei Operationen? Haben Sie früher Drogen konsumiert? Haben Sie Piercings oder Tattoos?	Hinweis auf chronische Virushepatitis B oder C als Ursache einer chronischen Hepatopathie (verursacht durch Übertragung/Kontakt mit Virus-kontaminiertem Blut)	Außer einer Blinddarm-Operation als Kind hatte ich keine Operationen, ich habe nie Blutübertragungen bekommen. Tja, vor 8 Jahren habe ich mal, aber wirklich nur für ein paar Wochen, Heroin gespritzt. Vor 10 Jahren hab' ich mir ein Tattoo stechen lassen. Das würde ich nie wieder machen.

Fassen Sie die wesentlichen aus der ersten Inspektion und Anamnese gewonnenen Erkenntnisse zusammen! Interpretieren Sie in diesem Zusammenhang die erhobene Risikofaktorenkonstellation!

Der Patient berichtet über unspezifische Oberbauchbeschwerden, laborchemisch sowie anamnestisch besteht der Verdacht auf eine chronische Hepatopathie (dokumentierte Leberwerterhöhung > 6 Monate!), bei bekannten Risikofaktoren (passagerer i.v.-Drogenkonsum!) zunächst am ehesten im Rahmen einer chronisch-viralen Hepatitis (Infektion mit Hepatitis B- oder C-Virus). Dazu könnten auch die unspezifischen Allgemeinsymptome (Abnahme der körperlichen Belastbarkeit) sowie die rezidivierenden Arthralgien (parainfektiös, im Rahmen einer viral-induzierten sog. Kryoglobulinämie (s. Steckbrief, Klinik der Hepatitis C)) passen. Typisch ist auch der diagnostische Verlauf mit Dokumentation/Erstdiagnose im Rahmen einer Routine-Untersuchung (Betriebsarzt!).
Die aus der Anamnese gewonnenen Befunde müssen bewertet werden, um die nachfolgende Diagnostik gezielt zu planen (Vermeidung unnötiger teurer und/oder gefährdender Untersuchungen).

1.2 Körperliche Untersuchung

Wie gehen Sie bei der körperlichen Untersuchung vor, worauf achten Sie besonders und warum?

Der nächste Schritt auf dem Weg zur Diagnosesicherung, zur Einschätzung des Schweregrades der Leberschädigung und zum weiteren Ausschluss möglicher Differenzialdiagnosen ist die körperliche Untersuchung, welche im Folgenden näher erläutert werden soll.

besonders achten auf	mögliche Befunde/Hinweise	Befunde des Patienten
Ikterus	Gelbliche Verfärbung der Skleren und der Haut durch Übertritt von Gallenfarbstoffen (Bilirubin) aus dem Blut in die Körpergewebe bei Hyperbilirubinämie als Folge z.B. von Hämolyse, hepatozellulärer Schädigung oder Galleaufstau.	Kein Skleren- und Hautikterus

1.2 Körperliche Untersuchung

besonders achten auf	mögliche Befunde/Hinweise	Befunde des Patienten
Leberhautzeichen	Aus dem Vorliegen dieser Zeichen kann auf eine chronische Lebererkrankung mit bereits fortgeschrittener Leberschädigung (Zirrhose) geschlossen werden. ■ Spider naevi (Lebersternchen): leicht erhabene, bis stecknadelkopfgroße rote Papeln mit feinen strahlenförmigen Gefäßreisern, v.a. im Gesicht und auf dem Dekolleté ■ Palmarerythem: Rötung der Daumen- und Kleinfingerballen ■ Lackzunge: durch Atrophie der Zungenpapillen ■ Lacklippen, Mundwinkelrhagaden ■ Weißnägel ■ Dupuytren'sche Kontraktur: häufig bds. Beugekontraktur eines oder mehrerer Finger, v.a. der Ellenseite ■ Muskelatrophie	Unauffälliger Untersuchungsbefund
Hautzeichen der fortgeschrittenen portalen Hypertension	■ Caput medusae: sichtbare Erweiterung und Schlängelung der Bauchdeckenvenen als Kollateralkreislauf bei portaler Hypertension ■ Aszites: Ansammlung klarer seröser Flüssigkeit (Bauchfelltranssudat) mit klinisch ausladenden Bauchflanken, Bauchdeckendehnung mit Verstreichen des Nabels und Hautstreifung (Striae cutis)	Klinisch kein Anhalt für eine portale Hypertension
Leberpalpation	■ Größenausdehnung in der rechten mittleren Clavicularlinie (MCL): Vergrößerung z.B. bei Fettleber, akute und chronische Hepatitis, Tumoren. Verkleinerung bei Leberzirrhose ■ Oberflächenbeschaffenheit: grobknotig z.B. Leberzirrhose, Metastasen ■ Konsistenz: weich bei Leberverfettung, hart bei Zirrhose ■ Druckdolenz: z.B. bei Hepatitis	Die Leber hat eine Ausdehnung von 15 cm in der rechten MCL (leicht vergrößert) und ist unter dem rechten Rippenbogen mit glatter, weicher Konsistenz zu tasten. Bei der Palpation klagt der Patient über einen leichten Druckschmerz.
Milzpalpation	■ Die Milz ist in der Regel erst bei deutlicher Vergrößerung tastbar. ■ Mögliche Ursachen einer Splenomegalie: z.B. portale Hypertension, Infektionen, rheumatische Erkrankungen, maligne hämatologische Erkrankungen, Speicherkrankheiten	Die Milz ist nicht tastbar.

Fall 1

besonders achten auf	mögliche Befunde/Hinweise	Befunde des Patienten
Inspektion/Palpation der Gelenke	Zeichen akuter oder chronischer Arthritiden: Druckdolenz, Schwellung, Rötung	Die Extremitätengelenke stellen sich unauffällig und druckindolent dar.
Nierenklopfschmerz	Hinweis auf nephrogene Genese (Pyelonephritis? Nephrolithiasis?)	Beidseits kein Nierenlagerklopfschmerz.
Lungenauskultation	Hinweis auf pulmonale Genese (z.B. Pleurareiben bei Pleuritis, Rasselgeräusche bei basaler Bronchopneumonie)	Unauffälliger pulmonaler Auskultationsbefund.

Bewerten Sie die erhobenen Befunde in der Zusammenschau mit der Anamnese! Welche weitere Diagnostik veranlassen Sie und warum?

Das in der Anamnese festgestellte Leitsymptom „Schmerz im Oberbauch" lässt sich in der körperlichen Untersuchung bestätigen (Druckschmerz bei Palpation des Leberunterrandes). Dagegen stellen sich die Extremitätengelenke aktuell unauffällig dar (somit derzeit klinisch kein Korrelat der wiederholt geklagten Gelenkschmerzen).

Aufgrund der festgestellten Erhöhung der Leberwerte sowie des in der Anamnese erhobenen Risikoprofils (die beim Patienten bekannte Episode mit intravenösem Drogenabusus und einer noch weiter zurück liegenden Anbringung eines Tattoo) ergibt sich der Verdacht auf das Vorliegen einer chronischen Virushepatitis.

Mit der apparativen Diagnostik und Labordiagnostik geht es jetzt darum, diese Verdachtsdiagnose gezielt zu erhärten (oder eben mit negativen Ergebnissen entsprechend auszuschließen) und das weitere Vorgehen zu planen. Wichtig sind jetzt vor allem eine Virusserologie, ggf. ergänzt durch den direkten Nachweise viraler Nukleinsäuren (PCR) sowie bildgebende Verfahren zur Darstellung der Oberbauchorgane (Leber, Milz), wobei zunächst mittels Ultraschall (geringere Patientenbelastung) untersucht wird und erst in zweiter Linie eine Computertomografie (CT) oder Magnetresonanztomografie (MRT) angezeigt ist.

Aufbauend auf den Ergebnissen dieser Diagnostik wird dann entschieden, inwiefern zum jetzigen Zeitpunkt die Indikation für eine Leberbiopsie gestellt wird, mit deren Hilfe der Schädigungsgrad der Leber festgestellt und damit insbesondere die Prognose der zugrunde liegenden Lebererkrankung abgeschätzt werden kann.

1.3 Vorstellung beim Oberarzt und weitere Planung

Nach Zusammentragen aller Befunde und weiterer Planung rufen Sie Ihren Oberarzt zur Besprechung des weiteren Vorgehens in die Ambulanz. Was berichten Sie?

32-jähriger Patient mit rezidivierenden rechtsseitigen Oberbauchbeschwerden und Arthralgien, aktuell vom Hausarzt zur weiteren diagnostischen Abklärung von erhöhten Leberwerten eingewiesen. Anamnestisch schon vor 5 Jahren dokumentierte Leberwerterhöhung sowie vor 8 Jahren kurzzeitige Episode mit Ikterus. Keine familiäre Belastung hinsichtlich Leber- oder Stoffwechselerkrankungen, negative Medikamentenanamnese, in den letzten Jahren nur sporadischer Alkoholgenuss.

Klinisch auffallend ist ein isolierter Leberdruckschmerz bei geringer Organvergrößerung, ansonsten unauffälliger Untersuchungsbefund ohne Zeichen einer fortgeschrittenen chronischen Lebererkrankung (kein Ikterus, keine Leberhautzeichen, kein Aszites, keine verkleinerte Leber, keine vergrößerte Milz). Aufgrund einer anamnestisch bekannten Episode mit intravenösem Drogenabusus und einer noch weiter zurückliegenden Anbringung eines Tattoo Verdachtsdiagnose einer chronischen Virushepatitis.

Aufgrund des vermutlich schon länger bestehenden Verlaufes ist es erforderlich, laborchemische Untersuchungen zum Ausschluss etwaiger zusätzlich vorliegender Ursachen weiterer chronischer Hepatopathien (insbesondere hereditärer oder autoimmuner Genese) durchzuführen. Nach Bestätigung der Leberschädigung durch Laborwerte sollten zur Abschätzung des Ausmaßes der Leberschädigung eine Abdomensonografie sowie eine diagnostische Leberpunktion angemeldet werden.

1.4 Labordiagnostik

Anhand Ihrer Anamnese sowie des körperlichen Untersuchungsbefundes gehen Sie weiterhin von einer chronischen Hepatitis als Ursache der Beschwerden bei unserem Patienten aus. Bevor wir im Folgenden näher auf die Diagnosesicherung mittels laborchemischer sowie apparativer Methoden eingehen, sollten Sie sich selber über die Planung der weiteren diagnostischen Schritte Gedanken machen.

Die folgenden Laborwerte sollten differenzialdiagnostisch bei jeder Erhöhung der Leberwerte, unabhängig von der Verdachtsdiagnose, erhoben werden (s. Abb. 1.1)! In einzelnen Fällen können zwei oder gar mehrere unterschiedliche Erkrankungen der Leber vorkommen. Entsprechend muss bei der Abklärung einer viral-induzierten Hepatopathie grundsätzlich immer auch geprüft werden, ob gleichzeitig andere Lebererkrankungen vorliegen.

Methode	Indikation und Sinn der Untersuchung	Ergebnisse des Patienten
GOT (AST), GPT (ALT)	Transaminasen als Indikatoren einer Leberzellschädigung: ■ Glutamat-Pyruvat-Transaminase (GPT) = Alaninaminotransferase (ALT) ■ Glutamat-Oxalazetat-Transaminase (GOT) = Aspartataminotransferase (AST)	GOT 80 U/l (↑), GPT 95 U/l (↑)
γGT, AP	■ Gamma-Glutamyl-Transferase (γGT): empfindlicher Indikator bei Störungen der Leber und des Gallengangsystems ■ Alkalische Phosphatase (AP): bei intra- und extrahepatischer Cholestase erhöht	γGT und AP im Normbereich
Bilirubin	Parameter, der die Galleexkretionsleistung der Leber anzeigt; bei ausgeprägter akuter oder chronischer Schädigung der Leber, Hämolyse und Galleaufstau erhöht	Gesamt-Bilirubin < 1,0 mg/dl (↔)
INR bzw. Quick-Wert	Sensitiver Parameter der Leberproteinsynthese (Kurzzeit-Verlaufsparameter)	INR 0,9; Quick-Wert 120% (↔)
Albumin	Langzeit-Verlaufsparameter der Leberproteinsynthese	Serum-Albumin 3,8 g/dl (↔)

Methode	Indikation und Sinn der Untersuchung	Ergebnisse des Patienten
Serumelektrophorese	Bei Leberschädigungen verschiedener Ursachen findet sich im Rahmen der gestörten Eiweißsynthese eine verminderte Albuminfraktion. Liegt eine Erhöhung der Immunglobuline vor (z.B. IgA bei alkoholtoxischer Leberzirrhose), kommt es dazu, dass der normalerweise deutlich ausgeprägte β-Gipfel ohne klare Abtrennung in den γ-Bereich übergeht.	Unauffällige Eiweiß-Elektrophorese mit regelrechter Verteilung der Globulin-Fraktionen
Hepatitisserologie	Anhalt für akute bzw. chronische Infektion mit den Hepatitis A-/B-/C-Erregern Merke: abgestufte Diagnostik! Zunächst Screening: Hepatitisserologie (Nachweis virusspezifischer Antigene und Antikörper), erst dann ggf. weitere Diagnostik (molekulare Methoden wie z. B. direkter Virusnachweis mittels RT-PCR) ■ Hepatitis A (Anti-HAV-IgG, Anti-HAV-IgM) ■ Hepatitis B (HBsAg, HBeAg, Anti-HBsAg, Anti-HBc-IgG/-IgM, Anti-HBe) ■ Hepatitis C (Anti-HCV) (s. Infobox 1.1 und 1.6)	Anti-HAV-IgG positiv, Anti-HAV-IgM negativ: ausgeheilte Virushepatitis A HBs-Antigen negativ, Anti-HBs negativ: unauffällige Hepatitis B-Serologie Anti-HCV positiv: Infektion mit Hepatitis C
qualitative HCV-RT-PCR	Direkte Nachweismethode viraler Bestandteile (RNA) Bestätigungstest einer akuten oder chronischen Hepatitis C-Infektion	HCV-RNA-Nachweis positiv
quantitative HCV-RT-PCR	Bestimmung der Viruslast vor antiviraler Therapie	Viruslast: 1.175.000 IE/ml
HCV-Genotypisierung	Bestimmung des HCV-Genotyps (Genotyp 1-6)	Nachweis einer Infektion mit dem Genotyp 3a
Serologie anderer, nicht primär hepatotroper Viren	Im Gegensatz zu den primär hepatotropen Hepatitis A-/B-/C-Viren befallen nicht primär hepatotrope Viren auch andere Organe. Da auch diese Viren eine Ursache für eine Hepatitis sein können, sollten diese, v.a. bei negativer Hepatitis A-/B-/C-Serologie, mit in die Diagnostik einbezogen werden. In erster Linie handelt es sich um folgende Erreger: ■ Herpes simplex-Virus (HSV) ■ Varizella Zoster-Virus (VZV) ■ Cytomegalie-Virus (CMV) ■ Epstein-Barr-Virus (EBV)	Kein Hinweis auf Infektion mit weiteren, primär nicht hepatotropen Viren

1.4 Labordiagnostik

Methode	Indikation und Sinn der Untersuchung	Ergebnisse des Patienten
Screening auf hereditäre Lebererkrankungen	Speichererkrankungen der Leber lassen sich laborchemisch näherungsweise wahrscheinlich bzw. unwahrscheinlich machen (s. Fall 2 Leberzirrhose) ■ Hämochromatose: Transferrinsättigung und Ferritin ■ M. Wilson: Coeruloplasmin im Serum, Kupfer im 24h-Sammelurin ■ α1-Antitrypsinmangel: α1-Antitrypsin	Transferrrinsättigung 40% (normal), Ferritin 35 µg/dl (normal) Coeruloplasmin normwertig, Kupfermenge im 24h-Sammelurin 40 µg/24h (normal) α1-Antitrypsin normwertig
Autoimmunerkrankungen der Leber	Mittels immunpathologischer Laboruntersuchungen lassen sich Marker von Autoimmunerkrankungen der Leber bestimmen (s. Fall 2 Leberzirrhose)	Das immunpathologische Labor ist negativ.

> **Merke**
> Jede akute Virushepatitis vom Typ A, B, C, D oder E ist entsprechend Infektionsschutzgesetz (IfSG) eine meldepflichtige Erkrankung, die durch den behandelnden Arzt bei direktem (PCR) oder indirektem (Serologie) Nachweis der Infektion namentlich gemeldet werden muss (auch wenn der Betroffene zum Meldezeitpunkt keine Krankheitszeichen zeigt).

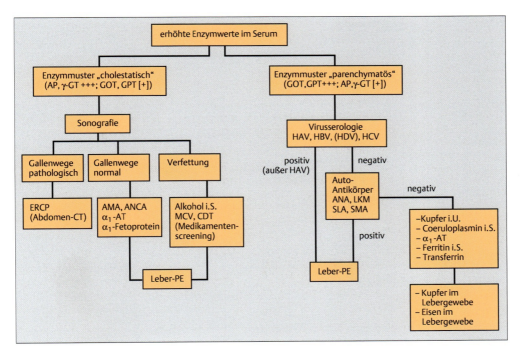

Abb. 1.1 Algorithmus zur Abklärung erhöhter Serumenzymwerte

> **Infobox 1.1**
>
> **Serologische Marker der Hepatitis C-Infektion**
>
> Diese werden v.a. als Screening-Methode eingesetzt, um einen früheren Kontakt mit dem Hepatitis C-Virus oder eine aktuelle Infektion nachzuweisen. Sowohl anti-HCV-IgM als auch anti-HCV-IgG (anti-C100, anti-C22/C33) werden exprimiert. Zu beachten ist, dass es bei immunsupprimierten Patienten sowie bei Patienten mit akuter oder chronischer Infektion mit niedriger Viruslast zu einem negativen Testergebnis kommen kann. Daher sollte bei diesen diagnostisch schwierigen Problempatienten rasch der direkte Virusnachweis mittels molekularbiologischer Methoden (qualitativer HCV-RNA-Nachweis durch RT-PCR) angestrebt werden.

1.5 Apparative Diagnostik

Die folgenden Untersuchungen sollten unabhängig von der Verdachtsdiagnose zur Differenzialdiagnostik einer unklaren Hepatopathie herangezogen werden. Für das Vorgehen bei manifester Leberzirrhose, siehe Fall 2.

diagnostische Methode	Indikation und Sinn der Untersuchung	Ergebnisse des Patienten
Abdomensonografie mit Farb-Duplex-Sonografie der Lebergefäße	Bei Vorliegen einer Lebererkrankung jeglicher Genese stellt die Sonografie eine einfache, aussagekräftige und kostengünstige Methode dar, mit der wesentliche morphologische und funktionelle Fragestellungen beantwortet werden können: ■ Bestimmung von Morphologie und Durchblutung der Leber (V. portae, A. hepatica, Lebervenen) ■ Untersuchung der intra- und extrahepatischen Gallenwege ■ Milzgrößenbestimmung ■ Aszitesdetektion und -quantifizierung ■ Ausschluss einer Rechtsherzbelastung als Ursache des Leberschadens ■ Bestimmung der Nierenmorphologie	Die Leber zeigt eine Ausdehnung von 15 cm in der rechten MCL (Hepatomegalie), die Oberfläche ist glatt, die Parenchymstruktur ist homogen und echoreich (Steatosis hepatis). Raumforderungen sind nicht erkennbar, der Pfortaderfluss ist prograd (in die Leber gerichtet) und mit 17 cm/sec regelrecht, die A. hepatica und die Lebervenen sind frei durchflossen. Die Gallenwege sind weder intra- noch extrahepatisch erweitert, die Milz stellt sich unauffällig dar. Aszites lässt sich nicht nachweisen. Der Durchmesser der V. cava inferior zeigt sich adäquat atemmoduliert; die Nierenmorphologie ist bds. regelrecht (s. Abb. 1.2).
Leberbiopsie und histologische Untersuchung	Zur histologischen Diagnosesicherung und zum Beurteilen des weiteren Verlaufs und der Therapieindikation ist eine ungezielte Leberpunktion dringend zu empfehlen! Verfahren: ■ perkutan: abdominaler oder transthorakaler Zugangsweg ■ transjugulär: über V. jugularis interna rechts und die Lebervenen: bei hochgradigen Gerinnungsstörungen	Histologisch zeigt sich eine Hepatitis vom viralen Typ mit lympho-plasmazellulären Infiltrationen der Portalfelder, einzelnen „Mottenfraßnekrosen", deutlicher Leberzellverfettung und mäßiger Portal(feld)fibrose (s. Abb. 1.3 und Infobox 1.3, 1.4 und 1.5)

1.5 Apparative Diagnostik

diagnostische Methode	Indikation und Sinn der Untersuchung	Ergebnisse des Patienten
Röntgen-Thorax	Vor einer antiviralen Therapie mittels Interferon und Ribavirin sollte immer eine Röntgen-Thorax-Übersichtsaufnahme angefertigt werden: ■ Ausschluss pulmonaler Infiltrate: Vermeiden einer Exazerbation von broncho-pulmonalen Infektionen im Falle des Auftretens einer Interferon-induzierten Leukopenie ■ Ausschluss röntgenologisch nachweisbarer Herzerkrankungen im Falle des Auftretens einer Ribavirin-induzierten hämolytischen Anämie ■ Im konkreten Fall muss zudem eine pulmonale Genese (basale Pneumonie) der von dem Patienten angegebenen Oberbauchbeschwerden ausgeschlossen werden.	Röntgenologisch unauffälliger, altersentsprechender Kardiopulmonalbefund.

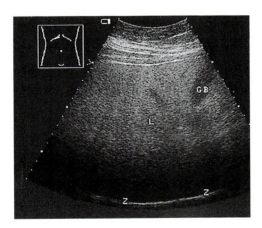

Abb. 1.2 Lebersonografie des Patienten
Auffallend ist ein deutlich vermehrt echoreiches Leberparenchym (Steatosis hepatis) bei zusätzlich leichtgradiger Hepatomegalie. Sonografisch kein Anhalt für Leberumbauzeichen (Oberfläche glatt, keine Gefäßrarefizierung intrahepatisch, Parenchym homogen). Keine Raumforderungen. Pfortaderfluss prograd, mit 17 cm/sec regelrecht. A. hepatica und Lebervenen frei durchflossen. Gallenwege nicht erweitert, Milz unauffällig. Kein Aszites. Durchmesser der V. cava inferior adäquat atemmoduliert. Nierenmorphologie bds. regelrecht.

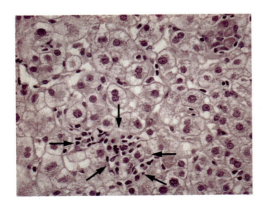 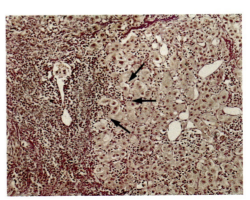

Abb. 1.3 Leberhistologie des Patienten **a** „Mottenfraßnekrosen" **b** Einzelzellnekrosen

Infobox 1.2

Leberbiopsie – Indikationsstellung

Trotz verbesserter nicht-invasiver Diagnostik ermöglicht weiterhin erst die in der Regel perkutan durchzuführende Leberbiopsie eine sichere Zuordnung von primären Leber- und Gallenwegserkrankungen sowie eine frühzeitige (und damit im Hinblick auf eine ggf. durchzuführende Listung zur Lebertransplantation rechtzeitige) Identifizierung von Patienten mit Leberzirrhose.

Besondere Bedeutung erlangt dies bei Patienten mit chronischer HCV-Infektion dadurch, dass eine Bestimmung der Transaminasen (als Serummarker von Leberzerfall und Entzündung) im Gegensatz zu Hepatopathien anderer Genese hier nur einen schlechten Verlaufsparameter darstellt. Die Aktivität der chronischen Hepatitis C und der damit einhergehende Leberumbau korrelieren zuverlässiger mit dem histologischen Bild.

Daher sollte im Rahmen der Indikationsstellung einer antiviralen Therapie immer eine diagnostische Leberpunktion zur genaueren Prognoseabschätzung (Hepatitis? Fibrose? zirrhotischer Leberumbau?) angestrebt werden.

In erster Linie sollen mit einer Leberbiopsie folgende Fragen geklärt werden:
- Diagnose einer Hepatitis und deren Chronizität
- Bestimmung der entzündlichen Aktivität (sog. Grading)
- Bestimmung des Fibroseausmaßes (sog. Staging)
- Aussagen zur Ätiologie, die der Lebererkrankung zugrunde liegt.

In bis zu 30% der Fälle wird aufgrund des histologischen Ergebnisses eine Korrektur der vorab gestellten klinischen Diagnose erforderlich. Interessant ist, dass unter asymptomatischen Patienten mit nur geringgradig erhöhten Leberwerten etwa 10% histologisch einen fortgeschrittenen fibrotischen Umbau der Leber bzw. histologische Kriterien einer Leberzirrhose aufweisen. Dies belegt, dass die Leberzirrhose vor dem Auftreten erster Dekompensationszeichen (z.B. Aszites oder Ersterereignis einer Ösophagusvarizenblutung) asymptomatisch bleiben kann.

Infobox 1.3

Leberbiopsie – Wichtige Punkte der Aufklärung und praktische Durchführung

Wichtige Fragen für das Aufklärungsgespräch – woran sollten Sie vor einer Leberpunktion denken?

Um mögliche Risikofaktoren vor einer Leberpunktion zu eruieren bzw. um mögliche Komplikationen zu verhindern, sollten Sie im Aufklärungsgespräch an folgende Punkte denken und gezielt den Patienten befragen:
- Besteht eine Blutungsneigung oder eine Bluterkrankung? (Anhalt für erhöhtes Blutungsrisiko?)
- Nehmen Sie Medikamente zur Blutverdünnung, z.B. Marcumar® oder Aspirin®, ein? (Anhalt für erhöhtes Blutungsrisiko?)
- Sind bei Ihnen Allergien, v.a. gegen Medikamente, bekannt? (Gefahr einer allergischen Reaktion auf applizierte Medikamente, v.a. Lokalanästhetika)
- Sind Herz-, Kreislauf- oder Lungenerkrankungen bekannt? (Erhöhte Komplikationsrate bei Blutungen oder evtl. Notfalleingriffen nach Komplikationen)
- Ist eine chronische Infektionserkrankung bei Ihnen bekannt? (Abschätzung potenzieller Infektionsgefahren für Patienten und den Untersucher)

Bei Frauen: Könnten Sie schwanger sein? (Zusätzliche Gefährdung des Föten durch den Eingriff bzw. Komplikationen durch evtl. erforderliche Röntgenuntersuchungen)

Vorbereitung und /Durchführung

Vor einem invasiven Eingriff wie einer Leberpunktion muss der Patient mindestens 8 Stunden lang nüchtern sein und, wie bei allen an-

> ## Infobox 1.3

deren elektiven Eingriffen, mindestens 24 Stunden zuvor schriftlich aufgeklärt werden. Um rechtzeitig mögliche Blutungsgefahren zu erkennen, sollten vor jeder Leberpunktion die plasmatische Gerinnung (Quick/INR, PTT), ein Blutbild (Thrombozytenzahl) und bei Bedarf (anamnestisch verlängerte Blutungszeit) die *in-vitro*-Blutungszeit (Thrombozytenfunktion) bestimmt werden.

Nach Desinfektion und örtlicher Betäubung der Haut sowie der Leberkapsel erfolgt die eigentliche Punktion mit einer Hohlnadel (z.B. der sog. Menghini-Nadel, bei der mittels Unterdruck der abgescheerte Lebergewebezylinder in die Punktionsspritze eingesogen wird), entweder als sog. Leberblind- bzw. Lebersekundenpunktion (v.a. zur Abklärung von unklaren Hepatopathien/Hepatitiden) oder durch eine gezielte, „gesteuerte" Punktion (mittels Ultraschall, CT oder MRT; v.a. zur gezielten Histologiegewinnung bei Leberraumforderungen unklarer Dignität).

Bei der Blindpunktion erfolgt die Probeentnahme typischerweise im rechten Leberlappen von intercostal-lateral, bei der gesteuerten Punktion je nach Lokalisation des zu untersuchenden Areals.

Da das Leberparenchym selbst keine Schmerzfasern hat, ist die Punktion intrahepatisch schmerzfrei. Wegen der guten nervalen Versorgung der Leberkapsel sowie als Folge einer Zwerchfellreizung kann es jedoch trotz Analgesierung zu einem kurzen, dumpfen Schmerz, typischerweise im Bereich der rechten Schulter (**Head'sche Zone der Leber!**), kommen.

Nach der Punktion sollten die Patienten für 2 Stunden strenge Bettruhe in Rechtsseitenlage (Punktionsstelle) einhalten. In diesem Zeitraum bzw. bis zum Ergebnis einer nach 2 Stunden postinterventionell durchgeführten Hb-Kontrolle sollte der Patient weiter nüchtern bleiben. Bei stationären Patienten wird zum Ausschluss von Nachblutungen am Folgetag eine Kontrollsonografie empfohlen.

Komplikationen der Leberpunktion

Die Leberpunktion ist heutzutage ein risikoarmes Routineverfahren. Dabei gilt es, vorab solche Patienten zu identifizieren, die ein erhöhtes Blutungsrisiko aufweisen, und a priori geeignete Gegenmaßnahmen (Substitution von Gerinnungsfaktoren, z.B. fresh-frozen plasma (FFP), in Einzelfällen Gabe von Thrombozytenkonzentraten, ggf. Durchführung einer transjugulären Leberbiopsie) zu ergreifen. Dennoch kann es in seltenen Fällen zu folgenden Komplikationen kommen:

- bis zu 3%: sonografisch nachweisbare Blutungen
- < 1%: intraabdominelle Blutung bzw. Galleaustritt in die Bauchhöhle. Dabei kann eine Übertragung von Blut/Blutbestandteilen oder eine Notoperation zur Blutstillung (alternativ eine Angiografie zur Embolisation des blutenden Gefäßes) erforderlich werden. Sehr selten kann es dadurch zu einer Übertragung von nicht-detektierten, kontaminierenden Viruspartikeln kommen (Risiko pro Einheit: HIV < 1:2.000.000, Hepatitis B < 1:500.000, Hepatitis C < 1:15.000.000, Stand 2003, modifiziert nach Eckstein et al., Anästh. Intensivmed. Notfallmed. Schmerzther. 2000; 35:772-773).
- < 1%: Verschleppung von Krebszellen im Rahmen der Punktion bösartiger Tumoren (z.B. beim Hepatozellulären Karzinom), was im ungünstigsten Fall zur Absiedelung von Metastasen (z.B. im Bereich der Bauchwand) führen kann.
- < 0,5%: Verletzungen der benachbarten Organe, z.B. Pneumo- oder Hämatothorax, Darmperforation, Nierenverletzung mit Makrohämaturie oder Verletzung der subcostal verlaufenden Nerven bzw. Blutgefäße. Diese Organverletzungen heilen jedoch meist selbstständig ab und erfordern nur selten eine operative Behandlung.
- selten: allergische Reaktionen auf die lokal applizierten Anästhetika, welche sich jedoch nur sehr selten systemisch (Anaphylaxie) mit Herz-Kreislaufstörungen manifestieren.
- < 1%: tödliche Komplikationen

> **Infobox 1.4**
>
> ### Histopathologie der chronischen Hepatitis C
>
> Eine Hepatitis wird histologisch definiert als eine Entzündung der Leber, die durch eine variable Kombination von rundzelliger, vorwiegend lymphozytärer entzündlicher Infiltration, hepatozellulärer Schädigung sowie Regeneration der Hepatozyten charakterisiert ist. Morphologische Kriterien der Chronizität sind portale Prädominanz der entzündungszelligen Infiltration und jeweils fakultativ portale Faservermehrung und die sog. Grenzzonen-("Interface")-Hepatitis.
> Relativ typische Merkmale der Hepatitis C sind
> - lymphozytäre noduläre Infiltrationen der Portalfelder, bei aggressiverem Verlauf mit Übergreifen auf das Leberparenchym,
> - bevorzugt grobtropfige Zellverfettung und
> - lymphozytäre Gallengangsläsionen.
>
> Man darf jedoch nicht vergessen, dass diese Merkmale in unterschiedlich starker Ausprägung bei einer Vielzahl weiterer Hepatitiden anderer Ätiologie zu beobachten sind!
> Zur Standardisierung der histologischen Parameter wurde eine Beurteilung anhand eines Skalierungs-Systems (Score) etabliert. Ein Beispiel ist der Ishak-Score, der (ähnlich der TNM-Klassifikation maligner Tumoren) eine Beurteilung der entzündlichen Aktivität mittels eines „Grading-Scores" (Kategorie A–D, maximal 18 Punkte) und eines „Staging-Scores" der Fibrosierung bzw. des zirrhotischen Umbaus (maximal 6 Punkte) ermöglicht.

1.6 Abschließende Bewertung und Diagnosestellung

Fassen Sie abschließend die Ergebnisse der Diagnostik zusammen!
Die Verdachtsdiagnose hat sich bestätigt - der Patient hat eine chronische Virushepatitis C (aufgrund der Anamnese ist von einer Erkrankungsdauer > 6 Monate auszugehen):
- Es zeigte sich ein positiver Nachweis von HCV-Antikörpern, weswegen eine HCV-Diagnostik mittels RT-PCR zur Klärung der Frage „ausgeheilte vs. chronische Infektion" (positiver Erregernachweis) und im Anschluss eine Genotypisierung eingeleitet wurden. Dabei bestätigte sich die Verdachtsdiagnose: es zeigte sich eine HCV-Infektion mit dem Genotyp 3a und einer Viruslast von 1.175.000 I.E./ml Serum.
- Weiterhin wurden eine mittelgradige Leberinflammation und ein beginnender Leberumbau histologisch gesichert (Leberbiopsie-Ergebnis: Hepatitis vom viralen Typ mit lympho-plasmazellulären Infiltrationen der Portalfelder, einzelnen „Mottenfraßnekrosen", deutlicher Leberzellverfettung und mäßiger Portalfibrose; Grading: 8 Punkte (von max. 18 Punkten), Staging: 2 Punkte (von max. 6 Punkten).

1.7 Therapeutisches Vorgehen

Welche grundsätzlichen Therapieansätze gibt es?
- **Meiden aller hepatotoxischen Stoffe**: Vermeiden aller potenziell hepatotoxischen Medikamente, darüber hinaus absolute Alkoholkarenz. In mehreren Studien konnte gezeigt werden, dass es unter vermehrter Alkoholzufuhr bei bestehender chronischer Virushepatitis zu einem deutlich aggressiveren Verlauf der Erkrankung und damit zu einer rascheren Progredienz des zirrhotischen Leberumbaus kommt.
- **Antivirale Therapie**: Antivirale Kombinationstherapie mit α-Interferonen (pegy-

lierte Interferone, z.B. PegIntron® bzw. Pegasys® 1×/Woche s.c. und dem Nukleosidanalogon Ribavirin (Rebetol® bzw. Copegus®) 800–1200 mg/d p.o., zu Nebenwirkungen und Kontraindikationen s. Infobox 1.5.
- Die Therapiedauer richtet sich nach dem nachweisbaren Genotyp (Genotyp 1: 48 Wochen; Genotyp 3a: 24 Wochen) sowie der Höhe der Viruslast. Details zu den Genotyp-spezifischen Algorithmen finden sich in den entsprechenden Leitlinien; eine Kurzfassung findet sich unter http://www.hepatitisandmore.de/fortbildung/Hep2_08_FoBiLeitlinie.pdf). Anhand einer zu definierten Zeitpunkten unter Therapie bestimmten Viruskinetik (Bestimmung der Viruslast mittels quantitativer RT-PCR) kann man Patienten mit frühzeitigem Ansprechen („Rapid-Responder", „Standard-Responder") bzw. mit verzögertem („Slow-Responder") oder gänzlich fehlendem therapeutischen Ansprechen („Non-Responder") ermitteln. In der Konsequenz muss dann die Therapiedauer verlängert werden oder die Therapie wegen Unwirksamkeit vorzeitig beendet werden.
- Als Kriterium für ein Therapie-Ansprechen gilt ein Abfall der initialen Viruslast innerhalb der ersten 12 Wochen antiviraler Therapie um mindestens 2 log-Stufen. Sog. „Non-Responder" sollten aufgrund des gegenwärtigen Kenntnisstandes und der noch fehlenden definitiven Therapieempfehlungen für diese klinische Situation ausschließlich innerhalb klinischer Studien retherapiert werden.

Bei schon fortgeschrittener Leberschädigung mit zirrhotischem Leberumbau sollten mögliche Komplikationen der Erkrankung (z.B. hepatische Enzephalopathie, Ösophagusvarizen; s. Fall 2 Leberzirrhose) diagnostisch frühzeitig erfasst werden und so früh als möglich einer adäquaten Behandlung zugeführt werden.
- Ein direktes onkogenes Potenzial des Hepatitis C-Virus wird kontrovers diskutiert. Eine viral-induzierte Leberzirrhose stellt jedoch per se eine Präkanzerose dar. Patienten mit zirrhotischem Leberumbau sollten daher halbjährlich eine Vorsorgeuntersuchung (Abdomensonografie; ggf. AFP-Bestimmung) erhalten.
- Lebertransplantation als ultima ratio: Patienten mit fortgeschrittener HCV-induzierter Leberzirrhose stellen aufgrund der weltweiten HCV-Epidemie das Hauptpatientenkollektiv für eine Lebertransplantation dar. Aufgrund der Optimierung der chirurgischen Techniken und der postoperativen Versorgung sowie hervorragender Fortschritte auf dem Gebiet der Immunsuppression können sehr gute Erfolge erzielt werden (Überlebensraten nach 1 Jahr: 80–90%; nach 5 Jahren: um 70%). Näheres hierzu bei Fall 2 Leberzirrhose oder auf der Internetseite der Deutschen Stiftung Organtransplantation (DSO): http://www.dso.de.

Welche Therapie kommt bei Ihrem Patienten in Frage? Begründen Sie Ihre Entscheidung!

Bei dem Patienten wurde eine chronische Hepatitis C-Infektion mit schon beginnendem fibrotischem Leberumbau und deutlicher Entzündungsaktivität nachgewiesen. Daher besteht die Indikation für eine antivirale Kombinationstherapie. Bei Genotyp 3a und nachgewiesener mittlerer Viruslast (> 1.175.000 I.E./ml Serum) besteht bei einer Behandlungsdauer von 24 Wochen eine Heilungsaussicht im Bereich von 70–90%.

Wie geht es weiter? Ist eine ambulante Behandlung gerechtfertigt?

Theoretisch kann eine antivirale Therapie ambulant begonnen werden. Wegen den jedoch v.a. initial häufig als schwerwiegend empfundenen Interferon-induzierten Nebenwirkungen, der langen Gesamtdauer der Therapie sowie den nicht unerheblichen Kosten sind eine sehr enge Zusammenarbeit mit dem behandelnden Arzt und eine sehr gute Compliance des Patienten für den Therapieerfolg unerlässlich. Da der Patient in der sachgemäßen Applikation des Interferons (subkutane Injektionen!) unterrichtet werden muss, ist initial ein kurzzeitiger stationärer Aufenthalt (3–4 Tage) gerechtfertigt, auch um etwaig auftretende schwerwiegende Nebenwirkungen sofort zu erkennen und umgehend zu behandeln. Die weitere Therapie erfolgt ambulant. Wichtig sind jedoch engmaschige klinische Verlaufsbeobachtungen sowie regelmäßige Blutbildkontrollen (anfangs wöchentlich, ab Woche 4 alle 2 Wochen; Cave: Interferon-induzierte hochgradig ausgeprägte Panzytopenien, s. Infobox 1.5).

Infobox 1.5

Interferone zur antiviralen Therapie chronischer Virushepatitiden

Interferone (IFN) gehören zu den sog. Zytokinen, worunter zahlreiche körpereigene Substanzen (Peptide) zusammengefasst werden, die von aktivierten T-Zellen und anderen Zellen während der natürlichen und spezifischen Immunantwort freigesetzt werden.

Das im Rahmen der antiviralen Therapie eingesetzte Interferon-α wird natürlicherweise von Monozyten gebildet. Weitere natürlich vorkommende Interferon-Gruppen (β-Interferone: von Fibroblasten gebildet, γ-Interferone: von T-Lymphozyten gebildet) haben z.Zt. keine Bedeutung bei der Therapie chronischer Virusinfektionen. Diese 3 Hauptgruppen sind wiederum in sich nicht homogen und können mehrere verschiedene Interferon-Molekülarten enthalten. So wurden bisher allein 14 genetisch verschiedene humane α-Interferone identifiziert. Die Herstellung von Interferonen erfolgt synthetisch mittels gentechnischer Methoden (rekombinante Interferone). Da es nach oraler Gabe zu einer Hydrolyse der Proteinmoleküle kommt, muss die Applikation von Interferonen zwingend parenteral (subkutan) erfolgen.

Wirkprinzip

Die IFN binden an spezifische Rezeptoren der Zielzellen (Typ I und II) und wirken - ohne selbst in Zellen einzudringen - indirekt. Dabei kommt es über eine Aktivierung zellulärer Botenstoffe und Induktion der Expression definierter zellulärer Gene zu folgenden Wirkungen, die zur Hemmung der Virusreplikation beitragen:

- Immunmodulatorische Aktivität durch Stimulierung natürlicher Killerzellen und Aktivierung von Makrophagen
- Antivirale Aktivität durch vermehrte Translation und Bildung spezifischer intrazellulärer Proteine mit antiviraler Aktivität (z.B. IFN-induzierbare PKR (RNA-activated protein kinase)). Diese v.a. durch IFN-α induzierbaren zellulären Abwehrmechanismen führen zu einer intrazellulären Hemmung der Virusreplikation.
- Antitumorale Aktivität: antiproliferative, zytotoxische und differenzierungsinduzierende Wirkung. Diese Eigenschaften von IFN werden bei der Therapie von myeloproliferativen Erkrankungen, dem Kaposi-Sarkom, der Haarzell-Leukämie, kutanen T-Zell-Lymphomen und beim Melanom angewandt.

Nebenwirkungen und Kontraindikationen:

Eine Vielzahl der typischen klinischen Beschwerden bei Patienten mit viralen bzw. grippalen Infekten (Fieber, Glieder-, Gelenk- und Kopfschmerzen, etc.) sind direkte Folge der im Rahmen der viralen Abwehr vermehrt gebildeten IFN. Zu den **typischen Interferon-induzierten Nebenwirkungen** gehören:

- Grippale Beschwerden
  - Cephalgien
  - Fieber
  - Schüttelfrost
  - Arthralgien und Myalgien
- Gastrointestinaltrakt
  - Übelkeit/Erbrechen
  - Gewichtsverlust
  - Diarrhoe
  - abdominelle Beschwerden
- Psychiatrische Erkrankungen
  - Depressionen
  - Schlaflosigkeit
  - Angstzustände
- Haut und Anhangsgebilde
  - Pruritus
  - Sicca-Symptomatik
  - Alopezie
- Lokale Reizungen/entzündliche Veränderungen an der Injektionsstelle
- Sehstörungen
- Husten und Dyspnoe
- Induktion autoimmuner Prozesse
  - autoimmun-induzierte Hyper-/Hypothyreosen
  - Exazerbation einer latenten, autoimmunen Hepatitis
  - Induktion/Verschlechterung einer Sarkoidose
- Blutbildveränderungen
  - Leuko- und Thrombopenien

Aus diesen Nebenwirkungen lassen sich folgende **Kontraindikationen für eine Interferon-Therapie** ableiten:

- Autoimmune Hepatitis oder Autoimmunkrankheiten
- dekompensierte Leberzirrhose (Stadium Child-Pugh C)
- akute Psychose, manifestes zerebrales Krampfleiden, schwere Depression
- Thrombozytopenie (< 40.000/μl)
- Leukozytopenie (< 1.500/μl)
- fehlende Compliance, fortbestehende schwere Suchterkrankung

Steckbrief

Hepatitis C

Frühere Bezeichnung: Non-A-Non-B-Hepatitis
Englische Bezeichnung: Hepatitis C

Definition
Die Hepatitis C ist eine durch das Hepatitis C-Virus verursachte Infektionskrankheit beim Menschen. Sie zeichnet sich durch eine hohe Rate der Chronifizierung aus (bis 80%), die im Verlauf zu schweren Leberschädigungen wie Leberzirrhose und Leberzellkarzinom führen kann

Epidemiologie
- Weltweit: mindestens 170 Millionen chronische HCV-Träger (ca. 3% der Weltbevölkerung!)
- Europa: ca. 5 Millionen chronische HCV-Träger

Übertragung
- Parenteral über Blut:
  - Bluttransfusionen, Dialyse: Vor Einführung diagnostischer Tests hat dies zu der schnellen, weltweiten Ausbreitung der Erkrankung geführt. Nach der aktuellen Etablierung von Testsystemen der sog. „3. Generation" liegt das Transfusions-assoziierte Übertragungsrisiko einer chronischen Hepatitis C bei < 1:15.000.000.
  - Verletzungen/Unfälle im medizinischen Bereich, z.B. Nadelstichverletzungen
  - i.v. Drogenabusus („*needle-sharing*"!): Höchstes Infektionsrisiko! 60–80% aller i.v. Drogenkonsumenten sind chronische HCV-Träger.
- Sexuelle Übertragung: nur in Ausnahmefällen (genitale Verletzungen)
- Geburt: Übertragung in ca. 5% der Fälle. Das Risiko korreliert mit der Aktivität der Virusreplikation bzw. Höhe der Viruslast oder möglichen Koinfektionen (HIV).
- Unklar: Bei bis zu 40% der Patienten konnte der ursächliche Übertragungsweg nicht nachgewiesen werden. Ev. existiert ein weiterer, bisher nicht bekannter Übertragungsweg.

Hepatitis C-Virus
- Einzelstrang-(+-Strang) RNA-Virus aus der Gruppe der *Flaviviridae*
- Hohe Sequenzvariabilität
- Verschiedene Genotypen (1–6) mit weltweit unterschiedlicher Verteilung

Pathophysiologie
- Kein direkter zytopathischer Effekt des Hepatitis C-Virus
- Schädigung infizierter Zellen über die körpereigene Immunabwehr, die infizierte Zellen erkennt und eliminiert (häufig allerdings nicht komplett, woraus sich der hohe Anteil chronischer Verläufe nach Primärinfektion erklärt).

Klinik
Akute Hepatitis C
- Inkubationszeit: variabel, im Mittel 6–12 Wochen
- Prodromalstadium: Grippe-artige Symptome
- Akute Erkrankung: Bei ca. 30% der Patienten ikterischer Verlauf, in den meisten Fällen jedoch asymptomatisch und anikterisch, deshalb werden akute Verläufe nur selten diagnostiziert!
- Fulminante Verläufe mit Entwicklung eines akuten Leberversagens: extrem selten (< 1%)
- Verlauf: Komplette Ausheilung nur in 20–30% der Fälle. Patienten mit symptomatischer Hepatitis und höheren Transaminasenverläufen weisen Ausheilungsraten bis zu 50% auf. Weitere prognostisch positive Faktoren: niedriges Alter, weibliches Geschlecht, genetische Veranlagung (bestimmte Histokompatibilitätskomplex-Gene).

Chronische Hepatitis C
- Fehlende HCV-Elimination ≥ 6 Monate
- Ausmaß der Leberschädigung und deren zeitliche Entstehung sehr variabel
- Einflussfaktoren: Viruslast, Genotyp, wirtsspezifische Kofaktoren (z.B. Immunschwäche der Patienten, virale Koinfektion, hoher Alkoholkonsum, zusätzliche Lebererkrankungen anderer Ätiologie wie Hämochromatose oder Fettleber)
- Entwicklung einer Leberzirrhose: Bei 10–30% aller Patienten innerhalb von 20–30 Jahren. Diese kann nach weiteren 10 Jahren in eine Dekompensation der Leberfunktion sowie deren Folgeerkrankungen (s. Fall 2 Leberzirrhose) übergehen.

Steckbrief

- Hepatozelluläres Karzinom: Eine der gefährlichsten Komplikationen der HCV-induzierten Leberzirrhose, Häufigkeit von 1–7%/Jahr. Bei betroffenen Patienten müssen daher regelmäßige Vorsorgeuntersuchungen (alle 6 Monate Abdomensonografie, ggf. Tumormarker-Bestimmung (AFP)) erfolgen.

Extrahepatische Manifestationen der chronischen HCV-Infektion

- Pathomechanismus: In den meisten Fällen noch unzureichend verstanden. Man geht von einer Mitbeteiligung der extrahepatischen Organe durch zirkulierende Immunkomplexe aus, v.a. im Rahmen einer häufig nachweisbaren Kryoglobulinämie.
- Betroffene Organe: siehe Tabelle
- Kryoglobulinämie: häufiger bei Frauen. Hierbei treten Komponenten des Blutserums auf, die im Reagenzglastest bei niedrigen Temperaturen (0–30°C) ausfallen (daher die Bezeichnung Kryoglobuline). Krankheitserscheinungen werden dadurch hervorgerufen, dass diese Komponenten unterhalb der normalen Körpertemperatur gelartig werden und dadurch zu erhöhter Blutviskosität, Störungen der Mikrozirkulation und Gefäßwandirritationen führen. Es besteht Neigung zu vorübergehenden oder irreversiblen, insbesondere akralen Durchblutungsstörungen (Akrozyanosis, Raynaud-Krankheit mit Gangrän der Akren, Infarkte innerer Organe, Thrombosen der Netzhautgefäße, Purpura-ähnliche Haut- und Schleimhautblutungen) und Kälteüberempfindlichkeit.

Diagnostik

Es ist immer zu beachten, dass (1.) durch keine auch noch so umfangreiche Labordiagnostik eine eindeutige Diagnose gestellt werden kann und dass (2.) immer auch damit gerechnet werden muss, dass gleichzeitige mehrere Ursachen für eine festgestellte Hepatopathie vorliegen können! Die Bestätigung der Diagnose kann nur durch die Histopathologie erfolgen, die auch entscheidend für das therapeutische Vorgehen und die Beurteilung des weiteren Verlaufs ist.

- Anamnese (s. Abschnitt 1.1)
- Körperliche Untersuchung (s. Abschnitt 1.2)
- Laborparameter (s. Abschnitt 1.4):
  - GOT, GPT, γGT, AP, Bilirubin, INR (Quick-Wert), Albumin, Serumelektrophorese
  - Hepatitisserologie (s. Infobox 1.1)
  - Qualitative und quantitative HCV-RT-PCR, HCV-Genotypisierung
  - Screening auf andere hepatotropen Viren
  - Ferritin, Transferrin, Serumeisen
  - α1-Antitrypsin
  - Coeruloplasmin, Kupfermenge im 24h-Sammelurin
  - Immunpathologisches Labor
- Bildgebung: Sonografie, Röntgen-Thorax, CT, MRT (s. Abschnitt 1.5)
- Leberbiopsie und Histopathologie (s. Abschnitt 1.5 und Infoboxen 1.2, 1.3 und 1.4)

Differenzialdiagnose

Über einen längeren Zeitraum erhöhte Leberwerte können vielfältige Ursachen haben. Neben anderen Virushepatitiden (in erster Linie Hepatitis A und B) kommen auch zahlreiche weitere Differenzialdiagnosen in Frage, die systematisch abgeklärt werden müssen:

- Toxische Hepatopathien: Alkohol, Medikamente, Phytotherapeutika (Heilkräuter), Drogenabusus, Chemikalien
- Alkoholische und nicht-alkoholische Fettleber (ASH und NASH)
- Cholestatische Lebererkrankungen: Primär biliäre Zirrhose (PBC), Primär sklerosierende Cholangitis (PSC)
- Autoimmunhepatitis (AIH)

Typische mit einer chronischen HCV-Infektion assoziierte Erkrankungen
Kryoglobulinämie (in milder Form in 30–90%) mit Vaskulitis
Glomerulonephritis (membranoproliferativer Typ)
Autoimmune Erkrankungen (Autoimmunthyreoiditis, Sjögren-Syndrom, autoimmune Hepatitis, idiopathische thrombozytopenische Purpura (ITP))
Periphere Neuropathie
B-Zell-Non-Hodgkin-Lymphome

Steckbrief

- Verschlussikterus
- Genetische Erkrankungen: Hämochromatose, Morbus Wilson, α_1-Antitrypsinmangel
- Tumoröse Lebererkrankungen: gutartig; bösartig: primäres Leberzellkarzinom, Metastasen
- Stauungsleber bei Herzinsuffizienz
- Hepatopathien in der Schwangerschaft

Therapie
Allgemeinmaßnahmen:
- Meiden aller hepatotoxischen Medikamente und Stoffe
- Alkoholkarenz

Antivirale Therapie der akuten HCV-Infektion
- 24-wöchige Interferon-α-Monotherapie
- Ausheilungsraten: > 90%

Antivirale Therapie der chronischen HCV-Infektion

Das Ziel der Therapie ist eine Eradikation des Hepatitis C-Virus, um dadurch einen Progress der Lebererkrankungen sowie Folgeerkrankungen und deren Komplikationen zu verhindern.
- Wirkstoffe:
  - (pegyliertes) Interferon α-2a oder α-2b (s.c.), s. Infobox 1.5
  - Nukleosidanalogon Ribavirin (p.o.)
- Prognostisch ungünstige Faktoren: hohe Viruslast, Genotyp 1, männliches Geschlecht (vermehrter Alkoholkonsum), schon bestehender zirrhotischer Leberumbau, höheres Patientenalter
- Threapieschemata:
  - Genotyp 1 und/oder hohe Viruslast (> 2 Mio I.E./ml): Kombinationstherapie über 48 Wochen
  - Genotyp 3 und niedrige Viruslast: Kombinationstherapie über 24 Wochen
- Ausheilungsraten:
  - insgesamt: ca. 50%
  - Genotyp 1, 48-wöchige Therapie: 35–45%
  - Genotyp 3, 24-wöchige Therapie: 65–80%

Lebertransplantation
- Ultima ratio bei fortgeschrittener HCV-induzierter Leberzirrhose

Prophylaxe
- Sorgfältige Handhabung von Blut und Blutprodukten (z.B. Handschuhe, kein Re-Capping)
- Korrekte Testung von Blutspendern und Blutkonserven
- Eine Impfung existiert wegen der hohen genetischen Variabilität des Virus (noch) nicht.
- Nach ausgeheilter Erkrankung besteht keine Immunität!
- Postexpositionsmaßnahmen: s. Abschnitt „Ihr Alltag"

Infobox 1.6

Wichtige Unterschiede und Gemeinsamkeiten von Hepatitis B und C

	Hepatitis B	Hepatitis C
Epidemiologie		
Chronische Virusträger weltweit	350 Millionen	170 Millionen
Ätiologie		
Virusart	DNA-Virus	RNA-Virus
Übertragungsweg	v.a. sexuell und parenteral	parenteral (Blutprodukte), sexuelle Übertragung sehr selten
Akute Erkrankung		
Inkubationszeit	2–6 Monate	6–12 Wochen
Serologie	■ HBs-Antigen + ■ HBe-Antigen + ■ Anti-HBc-IgM + ■ Anti-HBc-IgG +	Anti-HCV-Antikörper
Initial ikterischer Verlauf	Häufiger	30%
Therapie	Bettruhe, Alkoholabstinenz, Vermeidung hepatotoxischer Substanzen	(pegyliertes) α-Interferon über 24 Wochen
Akutes Leberversagen mit Todesfolge	< 0,5%	< 1%
Chronische Erkrankung		
Chronifizierungsrate	~ 10%	~ 70–80%
Serologie	■ HBs-Antigen + ■ HBe-Antigen +/- ■ Anti-HBe +/- ■ Anti-HBc-IgG +	Anti-HCV-Antikörper
Extraintestinale Manifestationen (s. Tab 1.3)	10–20% der Patienten	s. Steckbrief
Therapeutische Wirkstoffe (Näheres zu Interferonen, s. Infobox 1.5)	α-Interferone: (Pegyliertes) Interferon α-2a, Interferon α-2b Nukleosid-Analoga: Lamivudin, Entecavir, Telbivudin Nukleotid-Analoga: Adefovir, Tenofovir	α-Interferone: (Pegyliertes) Interferon α-2a, Interferon α-2b Nukleosid-Analogon: Ribavirin
Leberzirrhose nach jahrelangem Verlauf	ja	ja
Direkte Auslösung von hepatozellulären Karzinomen durch die Viren	ja	umstritten

Infobox 1.6

	Hepatitis B	Hepatitis C
Prophylaxe und Immunität		
Impfung	Aktive Impfung mit gutem Impferfolg	(Noch) kein Impfstoff vorhanden
Postexpositionsprophylaxe	Gleichzeitige passive (Hyperimmunglobulin) und aktive Immunisierung	Derzeit keine spezifischen Maßnahmen möglich
Immunität nach Ausheilung	Nach ausgeheilter Infektion langjährige Immunität	Nach ausgeheilter Infektion keine Immunität aufgrund der hohen genetischen Variabilität des Virus

Ihr Alltag

Eine 24-jährige Arzthelferin kommt zu Ihnen am späten Nachmittag in die Notaufnahme und berichtet, dass sie sich kurz zuvor eine Nadelstichverletzung am rechten Handgelenk mit einer Spritze zugezogen hat, über die sie kurze Zeit vorher Blut von einem Patienten mit bekannter Hepatitis C abgenommen hat.

Fragen

1. Welche Fragen stellen Sie der Patientin?
2. Welches weitere Vorgehen schlagen Sie vor?

Lösungen

1. Sie befragen zunächst die Patientin, welche Erstmaßnahmen sie noch in der Praxis getroffen hat:
Die junge Frau hat als Erstmaßnahme in korrekter Weise über 2 Minuten den Blutfluss aus der Wunde durch zentrifugales Auspressen der Gefäße oberhalb der Verletzung gefördert. Nachfolgend hat sie die Wunde desinfiziert („satte Tränkung mit alkoholischem Desinfektionsmittel über 10 Minuten"). Dann hat eine ihrer Kolleginnen zusätzlich nach dokumentierter Einwilligung des Patienten 2 Serumröhrchen vom Patienten asserviert und eines der Röhrchen zur virologischen Diagnostik (HCV, HBV, HIV) eingeschickt. Der Patient hat auf Nachfrage ausgesagt, dass er beim letzten Virustest vor 4 Wochen „lediglich" eine chronische HCV-Infektion mit Genotyp 3 und niedriger Viruslast gehabt hätte. Die aktuelle Untersuchung auf HBV habe seinen ausreichenden Impftiter bestätigt, die HIV-Bestimmung sei negativ ausgefallen. Der Patient hat eingewilligt, Einsicht in seine diesbezüglichen Untersuchungsergebnisse zu gewähren.
2. Sie bestätigen der Patientin, dass ihr Verhalten nach Exposition (Durchführung der erforderlichen Postexpositionsmaßnahmen) vollständig und korrekt war. Sie nehmen der Patientin Blut ab, das sie auf HCV, HBV und HIV testen lassen. Damit können Sie beweisen, dass sie *zum Zeitpunkt des Unfalls* nicht bereits vorinfiziert war. Sie weisen die Patientin darauf hin, dass sie diesen Arbeitsunfall noch umgehend beim zuständigen D-Arzt der Unfallkasse melden muss und ein sog. D-Arzt-Bericht erstellt werden muss.
Die Patientin berichtet nun ergänzend,

Ihr Alltag

dass sie die Angaben des Patienten hinsichtlich seiner aktuellen virologischen Untersuchungsergebnisse geprüft und für korrekt befunden habe. Daraufhin klären Sie die Patientin wie folgt auf:
- Eine Übertragung des Hepatitis B-Virus ist ausgeschlossen, da der Patient einen aktuell bestätigten positiven Impftiter aufweist.
- Eine Übertragung des HIV-Virus ist nicht vollständig ausgeschlossen. Die Wahrscheinlichkeit, dass sich der Patient in den letzten Wochen eine akute HIV-Infektion zugezogen hat, kann als gering eingeschätzt werden. Entsprechend wird im Ergebnis der Risiko-Nutzen-Abwägung keine Empfehlung zu einer medikamentösen HIV-Postexpositionsprophylaxe erteilt.
- Eine stattgehabte Übertragung des Hepatitis C-Virus muss als möglich erachtet werden. Es steht derzeit jedoch keine medikamentöse HCV-Postexpositionsprophylaxe zur Verfügung (weder passive noch aktive Impfung möglich).

Sie informieren die Patientin über das weitere Vorgehen: Nach 4 und 12 Wochen muss jeweils eine HCV-RT-PCR durchgeführt werden, wodurch frühzeitig eine tatsächlich erfolgte akute HCV-Infektion diagnostiziert werden kann. Zusätzlich sollen Kontrollserologien (anti-HCV) nach 6, 12 und 24 Wochen erfolgen und die Transaminasen bestimmt werden.

Bei positivem HCV-RNA Nachweis würde unter Berücksichtigung der bekannten Kontraindikationen ggf. eine Interferon α-2b-Therapie durchgeführt werden (in den ersten 4 Wochen täglich 5 Mio IE IFN-α-2b; dann für weitere 20 Wochen 3 ×/Woche 5 Mio I.E. IFN-α-2b s.c.). Unter diesem Regime besteht nach gegenwärtigen Studienergebnissen eine nahezu 100%ige Chance, die Entstehung einer chronischen Hepatitis C zu verhindern.

Fall 2

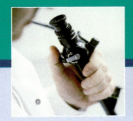 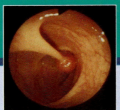 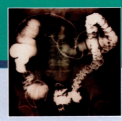

Ulrich M. Lauer

Fall 2

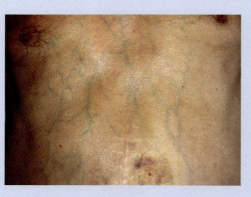

Abb. 2.1 65-jähriger Patient mit Aszites und Ikterus

65-jähriger Patient mit Aszites und Ikterus – Stationäre Einweisung durch den Hausarzt

„Mein Bauch wird seit etwa 3 Wochen immer dicker, obwohl ich fast gar nichts mehr esse. Zusätzlich bin ich in letzter Zeit immer so müde und bekomme schlecht Luft, kann nur schwer tief durchatmen. Meine Frau hat mir außerdem gesagt, dass meine Augen und meine Haut in den letzten Tagen so richtig gelb geworden sind."

An welche möglichen Ursachen der Beschwerden denken Sie? Beachten Sie dabei: Häufiges ist häufig, Seltenes ist selten!

Die häufigste Ursache dieses Beschwerdekomplexes ist eine fortgeschrittene Leberschädigung (terminale Leberinsuffizienz). Der in diesem Zusammenhang erfolgte Leberumbau mit den vom Patienten geklagten Folgeerscheinungen stellt die gemeinsame Endstrecke verschiedenartiger, die Leber schädigender Noxen dar.

In der Differenzialdiagnose sind andere Erkrankungen zu berücksichtigen, die ebenfalls zu Ikterus, Aszites und Müdigkeit führen können: z.B. akute und chronische Virushepatitiden, toxische Hepatitiden (Alkohol, Medikamente, Phytotherapeutika (Heilkräuter), Drogenabusus, Chemikalien), Durchblutungsstörungen der Leber (Pfortaderthrombose), Fettleberhepatitis (ASH/NASH), cholestatische Lebererkrankungen (Primär biliäre Zirrhose (PBC), Primär sklerosierende Cholangitis (PSC)), Autoimmunhepatitis (AIH), Verschlussikterus, genetische Erkrankungen (Hämochromatose, M. Wilson, α1-Antitrypsinmangel), gutartige oder bösartige tumoröse Lebererkrankungen, Stauungsleber bei Herzinsuffizienz.

2.1 Anamnese

Was würden Sie jetzt vom Patienten wissen wollen, welche Fragen stellen Sie ihm gezielt zusätzlich zur normalen internistischen Anamnese?

Wie so oft sind auch hier Anamnese und körperliche Untersuchung der eigentliche Schlüssel zur Diagnosestellung. Die wichtigsten Fragen finden Sie unmittelbar hier im Anschluss, aber überlegen Sie erst mal selber!

Frage	Hintergrund der Frage	Antwort des Patienten
Wann genau ist Ihr Bauch dicker geworden?	Hinweis zur Unterscheidung einer akuten (z.B. bei akuter Fettleberhepatitis) von einer chronischen hydropischen Dekompensation (Aszitesbildung).	Vor etwa 3 Wochen ist mein Bauch langsam immer dicker geworden. Am Anfang habe ich gedacht, das kommt vom Essen, obwohl ich eigentlich viel weniger als zuvor gegessen habe, mir hat es einfach nicht mehr geschmeckt. Getrunken habe ich auch viel weniger als zuvor.
Wie viel wiegen Sie aktuell und wie viel haben Sie vor 1 Monat, vor 3 und vor 6 Monaten gewogen?	Erfassung der Dynamik und des Ausmaßes der Gewichtszunahme.	Jetzt wiege ich 85 kg, vor 1 Monat waren das noch ungefähr 78 kg. Das ist eigentlich mein Gewicht, das ich auch über die letzten Jahre mal mehr und mal weniger hatte.
Hatten Sie dabei Fieber und Bauchschmerzen, evtl. einhergehend mit Rötung und Schwellung der Bauchhaut?	Hinweis auf eine spontan-bakterielle Peritonitis, die in eine Bauchwandphlegmone übergehen kann.	Ich hatte kein Fieber und auch keine Bauchschmerzen, ich war immer nur so müde und hatte zu gar nichts mehr Lust.
Haben Sie Veränderungen beim Stuhlgang und Wasserlassen bemerkt?	Hinweis auf eine Störung der Galle-Exkretion als Ausdruck der chronischen Leberschädigung mit konsekutivem Leberumbau.	Ja, mein Stuhl hat so eine fahlgraue Farbe bekommen, Blut war aber nicht im Stuhl. Mein Urin war auch verändert, er war immer so dunkel in letzter Zeit.
Sind Lebererkrankungen mit oder ohne Gelbsucht in der Familie bekannt?	Hinweis auf hereditär-metabolische Lebererkrankungen (z.B. Hämochromatose) als Ursache der terminalen Leberschädigung.	Nein, in meiner Familie sind keine Lebererkrankungen bekannt. Nur bei meiner Mutter wurde nach einer Gelbsucht die Gallenblase entfernt.
Hatten Sie stechende Schmerzen beim Atmen, hatten Sie ein Druckgefühl über der Brust oder das Gefühl einer Herzenge oder bekommen Sie insbesondere unter Belastung (z.B. beim Treppensteigen) einfach nicht mehr so viel Luft wie früher?	Hinweise hinsichtlich evtl. zusätzlich vorliegender, nicht-hepatischer Ursachen der geklagten Luftnot (z.B. Lungenarterienembolie, koronare Herzerkrankung) und Abgrenzung gegenüber den Folgen eines möglichen Aszites-bedingten, beidseitigen Zwerchfellhochstandes; Hinweise auf relevante Pleuraergüsse im Rahmen der hydropischen Dekompensation.	Also, wenn ich mich nicht angestrengt habe und z.B. auf dem Sofa gelegen bin, war das nicht so schlimm mit der Luft. Aber wenn ich dann etwas schaffen wollte, hat mir der dicke Bauch schon richtige Probleme gemacht und war im Weg.
Trinken Sie Alkohol? Wenn ja, seit wann, welche Art von Alkohol und wie viel?	Alkoholabusus als Ursache der terminalen Leberschädigung.	Ja, seit Jahren so etwa 3-4 Flaschen Bier/Tag, bei Familienfeiern auch mal Schnaps, Wein eher selten. Aber Alkoholiker bin ich nicht, das kann meine Frau bestätigen.
Ist eine Virushepatitis bekannt? Hatten Sie Blutübertragungen, z.B. bei Operationen?	Hinweis auf chronische Virushepatitis B oder C als Ursache der terminalen Leberschädigung.	Nein, mit Viren hatte ich bisher nichts zu tun. Außer einer Blinddarm-Operation als Kind hatte ich keine Operationen.
Was sind Sie von Beruf?	Hinweis auf toxische Ursachen der chronischen Leberschädigung, insbesondere Chemikalien.	Also ich arbeite ja nicht mehr, ich bin jetzt Rentner. Früher war ich als Schlosser beschäftigt.
Nehmen Sie regelmäßig Medikamente?	Medikamentös-toxische Ursachen der chronischen Leberschädigung.	Nein, ich nehme keine Medikamente, allenfalls mal ein leichtes Schmerzmittel, wenn es mir nicht gut geht.

Fall 2

Frage	Hintergrund der Frage	Antwort des Patienten
Was könnte Ihrer Meinung nach Auslöser der aktuellen Probleme sein?	Einsichtsfähigkeit bzgl. der vorliegenden Alkoholkrankheit; zukünftiges Meiden jeglicher Lebernoxen.	Also, vielleicht schon der Alkohol; aber ich trinke ja eigentlich gar nicht so viel und seit Jahren habe ich keine Schädigung gemerkt. Warum soll das auf einmal schädlich sein - andere trinken ja viel mehr als ich!

Fassen Sie die wesentlichen aus der ersten Inspektion (Abb. 2.1) und Anamnese gewonnenen Erkenntnisse zusammen und interpretieren Sie die erhobene Risikofaktorenkonstellation!

Der Patient bietet Zeichen der terminalen Leberinsuffizienz (hydropische Dekompensation mit Aszites und vermutlich konsekutivem Zwerchfellhochstand sowie Ikterus). Die vom Patienten und seinem Umfeld als überraschend empfundene, relativ rasch in den letzten 3 Wochen eingetretene Dekompensation bei langjährigem Alkoholabusus zeigt auf, über welche Regenerationsfähigkeit die Leber grundsätzlich verfügt. Gleichzeitig wird aber deutlich, dass es bei Überschreiten dieser Kompensationsfähigkeit zu einer hochgradigen Einschränkung bis zum kompletten Ausfall der lebenswichtigen Organfunktionen der Leber (Eiweißsynthese, Entgiftung, Galle-Exkretion) kommt. Anamnestisch sind chronische Virushepatitiden und hereditäre Erkrankungen eher unwahrscheinlich, sollten jedoch trotzdem laborchemisch ausgeschlossen werden.

Gibt es Fragenbereiche, die Sie noch nicht (ausreichend) berücksichtigt haben?

Ergänzend wäre eine ausführliche Drogenanamnese zu erheben. Explizit ist auch die Einnahme pflanzlicher Medikamente oder Zubereitungen (wie z.B. chinesischer Kräutertees) zu erfragen, die vom Patienten zunächst nicht als relevant angesehen und deshalb nicht benannt wird. Pflanzliche Wirkstoffe (z.B. Schöllkraut (Chelidonium majus), Senna (Senna angustofolia)) können eine ausgeprägte Lebertoxizität entfalten, die schwerste chronische Lebererkrankungen bis hin zum Leberversagen nach sich ziehen kann. Zusätzlich ist im Verdachtsfall eine arbeitsmedizinische Anamnese zu erheben, um ggf. in die Ursachenforschung auch die Lebertoxizität von Arbeitsstoffen (z.B. Halogenkohlenwasserstoffe) einzubeziehen.

Die aus der Anamnese gewonnenen Befunde müssen verwendet werden, um die nachfolgende Diagnostik gezielt zu planen.

2.2 Körperliche Untersuchung

Wie gehen Sie bei der körperlichen Untersuchung vor, worauf achten Sie besonders und warum?

besonders achten auf	mögliche Befunde/Hinweise	Befunde des Patienten
Leberhautzeichen, die auf trophische Störungen/Mangelernährung hinweisen	▪ Lackzunge (durch Atrophie der Zungenpapillen) und Lacklippen ▪ Mundwinkelrhagaden ▪ Weißnägel ▪ Dupuytren'sche Kontraktur: häufig bds. Beugekontraktur eines oder mehrerer Finger v.a. der Ellenseite ▪ Muskelatrophie	Rote, glatte und glänzende Zunge und Lippen, kleine Hautrisse in den Mundwinkeln, Weißfärbung der Fingernägel, angedeutet bds. Dupuytren'sche Kontraktur.

besonders achten auf	mögliche Befunde/Hinweise	Befunde des Patienten
Ikterus	Gelbliche Verfärbung der Skleren und der Haut durch Übertritt von Gallenfarbstoffen (Bilirubin) aus dem Blut in die Körpergewebe bei Hyperbilirubinämie als Folge von Hämolyse, hepatozellulärer Schädigung oder Galleaufstau.	Ausgeprägter Skleren- und Hautikterus, der *prima vista* beim Erstkontakt mit dem Patienten auffällt und prompt eine gravierende Leberschädigung/Gallenwegsproblematik annonciert.
Zeichen eines gestörten Sexualhormonhaushalts (Androgenmangel, Östrogenüberschuss)	■ Gynäkomastie (meist beidseitige Hypertrophie des männlichen Brustdrüsenkörpers) ■ Bauchglatze (weiblicher Behaarungstyp beim männlichen Geschlecht) ■ Hodenatrophie	Wenig ausgeprägte Gynäkomastie und allenfalls angedeutete Bauchglatze.
Zeichen der vermehrten Neigung zur arteriovenösen Shuntbildung	■ Spider naevi (Lebersternchen): bis stecknadelkopfgroße, leicht erhabene, rote Papeln mit feinen strahlenförmigen Gefäßreisern, v.a. im Gesicht und auf dem Dekolleté ■ Palmarerythem: Rötung der Daumen- und Kleinfingerballen	Zahlreiche Spider naevi im Gesicht, die bereits beim Erstkontakt ins Auge fallen; typische Palmarerytheme bds.
Hautzeichen der fortgeschrittenen portalen Hypertension	Caput medusae: sichtbare Erweiterung und Schlängelung der Bauchdeckenvenen in der Form eines Strahlenhauptes als Kollateralkreislauf bei Behinderung des Pfortaderabflusses.	Deutlich erweiterte Bauchdeckenvenen, allerdings ohne die typische Venensternzeichnung.
Aszites	Ansammlung klarer, seröser Flüssigkeit (Bauchfelltranssudat) im normalerweise kapillären Peritonealspalt.	Ausladende Bauchflanken, Bauchdeckendehnung mit Verstreichen des Nabels und Hautstreifung (Striae cutis), auskultatorisch und perkutorisch Zwerchfellhochstand. Perkussion in Rückenlage mit lageverschieblicher Flankendämpfung, was größere Mengen Aszites anzeigt; gleichzeitig deutliches Anschlagen einer Flüssigkeitswelle an der tastenden Hand von der auf der Gegenseite schlagenden Hand spürbar (Undulationsphänomen).
Foetor hepaticus	Charakteristischer stechender Atemgeruch bei akuter Leberdystrophie und Leberkoma; Zeichen einer hochgradigen Leberschädigung.	Nicht vorliegend.
orientierende neuropsychiatrische Untersuchung	Hinweis auf hepatische Enzephalopathie (s. Infobox 2.1).	Im Gespräch fallen keine Besonderheiten auf, die Gedanken wirken geordnet. Psychometrische Testverfahren zur Quantifizierung einer ggf. vorliegenden subklinischen hepatischen Enzephalopathie müssen sich anschließen. Bei genauer Inspektion des Patienten fällt ein feinschlägiges Händezittern auf.

besonders achten auf	mögliche Befunde/Hinweise	Befunde des Patienten
Leberpalpation	■ Größenausdehnung in der rechten mittleren Clavicularlinie (MCL): Lebervergößerung z.B. bei Fettleber, akuter und chronischer Hepatitis, Tumoren. Verkleinerung bei Leberzirrhose. ■ Oberflächenbeschaffenheit: grobknotig z.B. Leberzirhose, Metastasen. ■ Konsistenz: weich bei Leberverfettung, hart bei Zirrhose. ■ Druckdolenz: z.B. bei Hepatitis.	Ausdehnung der Leber von 9 cm in der rechten MCL (verkleinert), unter dem rechten unteren Rippenbogen mit einer feinhöckrigen, harten Konsistenz tastbar, keine Druckdolenz.
Milzpalpation	■ Milz in der Regel erst bei deutlicher Vergrößerung linksseitig posterolateral tastbar. ■ Mögliche Ursachen einer Splenomegalie: z.B. portale Hypertension, Infektionen, rheumatische Erkrankungen, maligne hämatologische Erkrankungen, Speicherkrankheiten.	Milzunterrand bis in die Mitte der Distanz linker unterer Rippenbogen/Beckenoberkante reichend; Milz gut tastbar und damit deutlich vergrößert.
rektale Untersuchung	■ Stuhlfarbe: Entfärbung als Hinweis auf verminderte Gallesekretion, Teerstuhl als Hinweis auf eine obere gastrointestinale Blutung. ■ Prostata vergrößert? ■ Rektaler Tumor tastbar?	Hell gefärbter Stuhl am Fingerling, keine Blutauflagerungen, kein Teerstuhl. Prostata nicht vergrößert, kein Hinweis auf einen rektal lokalisierten Tumor.

Infobox 2.1

Hepatische Enzephalopathie (HE)

Definition

Syndrom verschiedener neurologischer und psychischer Symptome als Folge einer metabolischen, potenziell reversiblen Funktionsstörung im Gehirn bei akuten und chronischen Lebererkrankungen.

Pathomechanismus

- multifaktoriell
- gestörte Neurotransmission: endogene Neurotoxine (Ammoniak, Mercaptane, kurz- und mittelkettige Fettsäuren, Phenolderivate) gelangen infolge eingeschränkter Leberfunktion und Ausbildung portokavaler Anastomosen vermehrt in die systemische Zirkulation und damit auch in das Gehirn.

Merke: Ammoniak gilt als Messparameter für Einschränkungen der Leberfunktion. Da die Substanz flüchtig ist, müssen entsprechende Proben auf Eis gelagert werden und zügig ins Labor gebracht und gemessen werden. Aber: Etwa 10% aller HE-Patienten weisen normale Blutammoniakspiegel auf! Es besteht keine eindeutige Korrelation zwischen dem Blutammoniakspiegel und dem Auftreten und Schweregrad der HE.

Risikopatienten

- Patienten mit „natürlichen"/spontan entstandenen portokavalen Anastomosen (z.B. bei Leberzirrhose)
- Patienten mit „iatrogen" herbeigführter portokavaler Anastomose (sog. TIPS - transjugulärer intrahepatischer portosystemischer Stent-Shunt)

Infobox 2.1

Auslöser einer HE
- Infektionen (z.B. spontane bakterielle Peritonitiden): Der infektgetriggerte Hypermetabolismus führt zu einer Steigerung der Proteolyse und Katabolie mit vermehrtem Anfall stickstoffhaltiger Substrate. Durch die infektgetriggerte Hypoxie und Hyperthermie werden die Wirkungen der endogenen Neurotoxine verstärkt.
- Überhöhter Eiweißkonsum (z.B. üppige Fischmahlzeit).
- Gastrointestinale Blutungen (z.B. ausgeprägte Ösophagusvarizenblutungen): massiver intestinaler Eiweißanfall (Hämoglobin) führt zu verstärkter bakterieller Ammoniakbildung und -aufnahme.

Hepatische Enzephalopathie – Stadieneinteilung

- 0: keine klinische Symptomatik: psychometrischer Test erforderlich (z.B. Zahlenverbindungstest)
- I: Geistesabwesenheit, Stimmungsschwankungen, Fehler bei der Lösung einfacher Rechenaufgaben
- II: schläfrig, fehlende zeitliche Orientierung
- III: schlafend, jedoch erweckbar, Sprache unzusammenhängend
- IV: Coma hepaticum: Anstieg des Hirndruckes mit irreversibler Druckläsion des Gehirns

> **Merke:** Bei Vorliegen einer HE ist eine Einschränkung der Fahrtauglichkeit und beim Arbeiten mit Maschinen gegeben. Auf diese Tatsache muss der Patient in dokumentierter Form aufmerksam gemacht werden. Berufliche Tätigkeiten, die ein Minimum an Konzentrationsfähigkeit und/oder Feinmotorik erfordern, können nicht mehr ausgeübt werden, so dass eine Berufsunfähigkeit gegeben sein kann.

Zahlenverbindungstest – einfaches Testverfahren zur Erkennung und Quantifizierung einer HE

Auf einem DIN A4-Blatt sind Zahlen von 1–25 platziert, die der Patient mit Strichen so schnell wie möglich in korrekter Reihenfolge verbinden muss. In Abhängigkeit von der für diese Aufgabe benötigten Zeit sowie der korrekten Ausführung (korrekte Reihenfolge) erfolgt eine Zuordnung zu den verschiedenen HE-Stadien.

Therapie der HE

Allgemeine Maßnahmen – Erkennung und Beseitigung auslösender Faktoren
- Rasches Erkennen und Therapie von gastrointestinalen Blutungen, ggf. Ausgleich von Gerinnungsstörungen; möglichst rasche Entfernung des eiweißreichen Blutes aus dem Darm, um die übermäßige Resorption der bakteriell entstehenden Abbauprodukte zu reduzieren.
- Kalorienadäquate, eiweißreduzierte Ernährung je nach Bewusstseinszustand (oral, partiell oder vollständig parenteral).
- Antibiotische Therapie von Infektionen (z.B. spontane bakterielle Peritonitiden).
- Pausierung von Diuretika bei zu starker, die Nierenfunktion verschlechternder Dehydratation, die eine Steigerung der renalen Ammoniakbildung zur Folge hat.

Spezifische Maßnahmen
- Reduktion der täglichen Proteinzufuhr auf 1 g/kg Körpergewicht: Bei akut ausgelöster Enzephalopathie passagere Beschränkung der Proteinzufuhr auf 20–30 g/d. Cave: zur Deckung der Kalorienzufuhr muss kompensatorisch die Kohlenhydratzufuhr gesteigert werden!
- Verabreichung von Laktulose: Dies führt zu Veränderungen des Bakterienstoffwechsels, zur Ansäuerung des Darminhaltes und zur Erhöhung der Stuhlfrequenz, wodurch die Produktion von Ammoniak verringert und dessen Aufnahme durch die Darmschleimhaut behindert wird. Anzustreben sind Laktulose-Dosierungen, die zu 2-3 weichen Stühlen/Tag führen.
- Enterale Antibiotikatherapie gegen ammoniakbildende Darmbakterien: in erster Linie Paromomycin oder Metronidazol.
- Steigerung der körpereigenen Ammoniakentgiftungsleistung: Gabe von Ornithin-Aspartat, das als natürliches Stoffwechselprodukt des Harnstoffzyklus gilt und somit den Einbau von Ammoniak in diesen Entgiftungskreislauf der Leber fördert.
- i.v.-Verabreichung verzweigtkettiger Aminosäuren: nicht sicher mittels klinischer Studien belegt.
- Lebertransplantation: ultima ratio bei fortgeschrittener Leberinsuffizienz und höhergradigen Stadien der hepatischen Enzephalopathie

Bewerten Sie die erhobenen Befunde in der Zusammenschau mit der Anamnese! Welche weitere Diagnostik veranlassen Sie und warum?

Anamnese und die Ergebnisse der körperlichen Untersuchung sprechen sehr für eine terminale Leberinsuffizienz auf Boden einer alkoholinduzierten Leberzirrhose mit Ikterus und Zeichen der portalen Hypertension (Aszites, Splenomegalie, Caput medusae) sowie geringgradigen Zeichen einer hepatischen Enzephalopathie.

Ziel der Labordiagnostik und der apparativen Diagnostik ist es, diese Verdachtsdiagnose gezielt zu erhärten und das weitere Vorgehen zu planen.

Laboruntersuchungen dienen zur Objektivierung der vermuteten Lebersynthesestörung (erhöhter INR-Wert, erniedrigtes Albumin), zur Quantifizierung und Differenzierung des erhöhten Bilirubins sowie Prüfung der Nierenretentionswerte und der Elektrolyte. Eine Aszitespunktion mit nachfolgender Analyse des Punktats ist erforderlich zum Ausschluss einer spontan bakteriellen Peritonitis. Darüber hinaus muss nach möglichen Ko-Noxen gefahndet werden, die neben dem Alkoholabusus zusätzlich zur Hepatopathie beitragen (chronische Virushepatitiden, genetisch vererbte Stoffwechselerkrankungen der Leber, Autoimmunhepatitis, primär cholestatische Lebererkrankungen (PBC, PSC)). Entsprechend sind bildgebende Verfahren erforderlich (Abdomensonografie, Computertomografie (CT) oder Magnetresonanztomografie (MRT)), zusätzlich sollte eine Ösophago-Gastro-Duodenoskopie (ÖGD) zur Abklärung ev. vorliegender Ösophagus-/Magenfundusvarizen erfolgen. Abschließend ist eine diagnostische Leberpunktion erforderlich, mit der die vermutete Leberzirrhose histologisch bewiesen werden muss.

2.3 Labordiagnostik

Siehe auch Fall 1, Abb. 1.1 Algorithmus zur Abklärung erhöhter Leberwerte

Methode	Indikation und Sinn der Untersuchung	Ergebnisse des Patienten
GOT (AST), GPT (ALT)	Transaminasen als Indikatoren einer Leberzellschädigung: ■ Glutamat-Pyruvat-Transaminase (GPT) = Alaninaminotransferase (ALT) ■ Glutamat-Oxalazetat-Transaminase (GOT) = Aspartataminotransferase (AST) Bei leichten Leberzellschäden liegt der Quotient GOT/GPT < 1 (De Ritis-Quotient), bei schweren Leberzellschäden verschiebt er sich zugunsten der GOT (GOT/GPT > 1).	GOT 65 U/l (↑), GPT 83 U/l (↑), De Ritis-Quotient < 1; somit Aspekt des chronischen Leberzelluntergangs, aktuell liegt keine akute Exazerbation vor, bei der der De Ritis-Quotient > 1 betragen würde (wie z.B. bei Alkoholexzess oder zusätzlicher Virushepatitis).
γGT, AP	■ γ-Glutamyl-Transferase (γGT): empfindlichster Indikator bei Störungen der Leber und des Gallengangssystems. Die höchsten Werte finden sich bei Cholestasen und alkoholtoxischer Hepatitis. ■ Alkalische Phosphatase (AP): Anstieg bei intra- und extrahepatischer Cholestase, gering erhöhte Werte bei Hepatitis (Leber-AP), hohe Werte bei Cholestase-Syndrom (Gallengangs-AP).	γGT 156 U/l (↑), AP 297 U/l (↑)

Methode	Indikation und Sinn der Untersuchung	Ergebnisse des Patienten
INR (Quick-Wert)	Prothrombinzeit (Angabe als International Normalized Ratio (INR)): aufgrund der kurzen Halbwertszeit der global erfassten Blutgerinnungsfaktoren II, VII, IX und X (sog. Prothrombinkomplex) und der Proteine C und S sensitiver, schnell ansprechender Verlaufsparameter der Leber-Proteinsynthese.	INR 2,2 (↑) (Quick-Wert 36%)
Albumin und Gesamteiweiß	■ Albumin: aufgrund der Halbwertszeit von ca. 20 Tagen Langzeit-Verlaufsparameter der Leber-Proteinsynthese. ■ Gesamteiweiß: Gesamtheit der Proteinsynthese, bei terminaler Leberinsuffizienz in der Regel ebenfalls erniedrigt.	Serum-Albumin 2,6 g/dl (↓↓), Gesamteiweiß 5,9 g/dl (↓)
Elektrolyte (Na$^+$, K$^+$)	■ Serum-Natrium: häufig bei Aszitesausbildung im Sinne einer Verdünnungshyponatriämie erniedrigt, der durch Einschränkung der Flüssigkeitszufuhr (auf 1–1,5 Liter/Tag) gegengewirkt werden muss. ■ Serum-Kalium: des öfteren Entgleisung durch Diuretika, die zur Aszitesmobilisation eingesetzt werden.	Serum-Natrium mit 135 mmol/l, Serum-Kalium mit 3,6 mmol/l gerade noch im unteren Normbereich
Serumelektrophorese	Verminderte Albuminfraktion im Rahmen der gestörten Eiweißsynthese bei Leberzirrhosen verschiedener Ursachen. Aufgrund einer Erhöhung der Immunglobuline (z.B. IgA bei alkoholtoxischer Leberzirrhose) kommt es dazu, dass der β-Gipfel ohne klare Abtrennung in den γ-Bereich übergeht (IgA verläuft bei der Elektrophorese im Übergangsbereich zwischen β- und γ-Gipfel).	Albuminfraktion 45% (↓↓), γ-Globulinfraktion 24% (↑)
quantitative Bestimmung der Immunglobuline	Immunglobuline sind bei verschiedenen Lebererkrankungen erhöht (z.B. IgA-Erhöhung bei alkoholtoxischer Leberzirrhose; IgM (+/- IgG)-Erhöhung bei primär-biliärer Zirrhose; IgG-Erhöhung bei autoimmuner Hepatitis).	IgG- und IgM-Immunglobuline normwertig, IgA-Immunglobuline geringgradig erhöht. Diese Erhöhung ist nicht beweisend für die Genese, findet sich aber gehäuft bei äthyltoxischer Leberschädigung.
Bilirubin	Parameter, der bei fortgeschrittenem Leberumbau (z.B. Leberzirrhose) erhöht ist und damit eine verminderte Galle-Exkretionsleistung der Leber anzeigt. Eine Differenzierung in direktes und indirektes Bilirubin ist bei der hier vorliegenden Gesamtkonstellation nicht notwendig (kein Hinweis auf Hämolyse, kein Hinweis auf mechanische Gallenabflussbehinderung).	Gesamt-Bilirubin 4,5 mg/dl (↑)
Kreatinin, Harnstoff	Hinweise auf eine Nierenfunktionsstörung oder ein hepatorenales Syndrom.	Kreatinin 0,9 mg/dl (↔), Harnstoff 43 mg/dl (↔)

Fall 2

Methode	Indikation und Sinn der Untersuchung	Ergebnisse des Patienten
Urin-Natrium	Hinweis auf Nierenfunktionsstörungen oder ein hepatorenales Syndrom (Urin-Natrium < 30 mmol/l, Oligurie < 500 ml/24 Std.). Diese Untersuchung wird bei normaler Urinausscheidung und normwertigen Retentionsparametern nicht durchgeführt!	Urin-Natrium 82 mmol/l (↔)
Ferritin, Serum-Eisen, Transferrin, Transferrinsättigung	Ausschluss einer Hämochromatose, verdächtig wären: ■ Transferrinsättigung > 70% ■ Ferritin > 200 µg/dl Bei dieser Konstellation empfiehlt sich die Durchführung einer Genanalyse. Zusätzlich kann in einer Leberbiopsie der Eisengehalt quantifiziert werden.	Transferrinsättigung 45% (↔) Ferritin 30 µg/dl (↔)
Coeruloplasmin, Kupfer im 24h-Sammelurin	Ausschluss eines M. Wilson, verdächtig wären: ■ Coeruloplasmin < 10 mg/dl ■ Kupfer im 24h-Sammelurin > 10-60 µg/24h	Coeruloplasmin normwertig, Kupfermenge im 24h-Sammelurin 100 µg/24h (↑). Dieser Befund kann durch die im Rahmen der ausgeprägten Leberzirrhose insgesamt eingeschränkte biliäre (Kupfer-) Ausscheidung erklärt werden.
α1-Antitrypsin	Ausschluss eines α1-Antitrypsin-Mangels, der auch Ursache einer Leberzirrhose sein kann.	α1-Antitrypsin normwertig
Hepatitisserologie	Hinweis auf eine akute/chronische Virushepatitis. Zunächst einfache Suchstrategie, die in Abhängigkeit vom Befund ggf. ergänzt werden muss: ■ Hepatitis A: Anti-HAV-IgG, Anti-HAV-IgM ■ Hepatitis B: HBsAg, Anti-HBsAg; Anti-HBc (IgG+IgM) ■ Hepatitis C: Anti-HCV Siehe Fall 1 Hepatitis C	Anti-HAV-IgG positiv, anti-HAV-IgM negativ: Hinweis auf durchgemachte und ausgeheilte Virushepatitis A. Hepatitis B- und C-Serologie komplett negativ: kein Kontakt mit Hepatitis B- oder C-Virus
Serologie anderer, nicht primär hepatotroper Viren	In erster Linie: Herpes simplex-Virus (HSV), Varizella Zoster-Virus (VZV), Cytomegalie-Virus (CMV).	Kein Hinweis auf akute Infektion mit anderen, nicht primär hepatotropen Viren.
immunpathologisches Labor	Zur Detektion von Autoimmunerkrankungen der Leber: ■ Antimitochondriale Antikörper (AMA): IgM erhöht bei primär-biliärer Zirrhose. ■ Auto-Antikörper gegen charakteristische Strukturen neutrophiler Granulozyten (c-ANCA gegen Proteinase 3, p-ANCA gegen Myeloperoxidase): Diagnose einer primär-sklerosierenden Cholangitis (PSC). ■ ANA (antinukleäre Antikörper), SMA (Antikörper gegen glatte Muskulatur), LKM-1-Antikörper (Antikörper gegen Nieren- und Lebermikrosomen): IgG bei Autoimmunhepatitis erhöht.	Das immunpathologische Labor ist negativ.

Methode	Indikation und Sinn der Untersuchung	Ergebnisse des Patienten
Tumormarker	Alpha-Fetoprotein (AFP): Embryonales Tumorantigen, dessen Bildung nach der Geburt durch Repression des zugeordneten Gens stark gedrosselt wird. Tumormarker für hepatozelluläres Karzinom (HCC). AFP ist bei Patienten mit Virushepatitis oder alkoholischer Lebererkrankung häufig auch ohne HCC leicht bis mittelgradig erhöht. Sehr hohe AFP-Werte bei gleichzeitig nachgewiesener Leberzirrhose sind nahezu beweisend für ein HCC (> 332 kU/l bzw. > 400 ng/ml).	AFP 95 kU/l (↑)

2.4 Vorstellung beim Oberarzt und weitere Planung

Nach Zusammentragen aller Befunde und weiterer Planung rufen Sie Ihren Oberarzt zur Besprechung des weiteren Vorgehens in die Ambulanz. Was berichten Sie?

65-jähriger Patient, eingewiesen vom Hausarzt, mit seit ca. 3 Wochen bestehendem schmerzlosen Ikterus, progredienter Bauchumfangszunahme und bei der körperlichen Untersuchung festgestellter Splenomegalie. Es liegen somit Zeichen der Leberinsuffizienz und der portalen Hypertension vor, anamnestisch am ehesten auf dem Boden eines chronischen Alkoholabusus. Es ist keine familiäre Belastung hinsichtlich Leber- oder Stoffwechselerkrankungen bekannt. Die Medikamentenanamnese ist negativ, laut Aussage des Patienten gibt es keine Hinweise auf Virushepatitis oder Blutübertragung. Eine Indexblutung (Varizenblutung) ist nicht bekannt. Der Patient gibt an, dass er im letzten Monat trotz vermindertem Appetit etwa 7 kg Gewicht zugelegt habe, sein Urin dunkel verfärbt und sein Stuhl fast farblos sei.

Klinisch auffallend sind typische Leberhautzeichen, eine kleine, druckindolente Leber mit feinhöckriger, harter Konsistenz, Splenomegalie, ein mittelgradig ausgeprägter Aszites und flapping Tremor (Zeichen der hepatischen Enzephalopathie) bei sonst unauffälligem psychischem Zustand. Die rektale Untersuchung ist bis auf einen entfärbten Stuhl am Fingerling (Zeichen verminderter Exkretionsleistung) unauffällig, kein Teerstuhl, kein Frischblut am Fingerling, Prostata nicht vergrößert, rektal kein Tumor tastbar.

Laborchemisch zeigten sich GOT, GPT, γGT, AP und Bilirubin im Sinne einer Leberschädigung erhöht. Die Lebereiweißsynthese ist eingeschränkt: Die INR ist erhöht, Serum-Albumin und Gesamteiweiß sind erniedrigt. In der Elektrophorese ist die Albuminfraktion deutlich verringert, die γ-Fraktion vermehrt. Passend zu einer äthyltoxischen Leberschädigung sind die IgA-Immunglobuline erhöht. Die Nierenretentionswerte sind normal, es liegt also kein hepatorenales Syndrom vor. Zum Ausschluss hereditärer Ursachen wurden der Eisenhaushalt, der Kupferstoffwechsel und α1-Antitrypsin untersucht, hier gab es keine Auffälligkeiten. Die serologischen Untersuchungen ergaben keinen Hinweis auf derzeit akute oder chronische Infektionen mit Hepatitis A, B und C, VZV, HSV und CMV. Das immunpathologische Labor ist unauffällig. Alpha-Fetoprotein ist leicht erhöht, was sowohl durch den Leberschaden als auch durch ein hepatozelluläres Karzinom verursacht sein kann.

Als weitere Untersuchungen sind zunächst vorgesehen: Abdomensonografie mit der Frage nach Leberumbauzeichen und hepatischen Raumforderungen (ggf. zusätzlich MRT), Aszitespunktion mit nachfolgender Analyse des Punktats und Zahlenverbindungstest zur Quantifizierung der hepatischen Enzephalopathie; im weiteren Verlauf ÖGD zum Ausschluss oder Nachweis von Ösophagus-/ Magenfundusvarizen (Gefahr lebensbedrohlicher Blutungen, die umgehend der Einleitung einer prophylaktischen Therapie bedürfen) sowie diagnostische Leberpunktion.

2.5 Apparative Diagnostik

diagnostische Methode	Indikation und Sinn der Untersuchung	Ergebnisse des Patienten
Abdomensonografie mit Farb-Duplex-Sonografie der Lebergefäße	einfache, sehr aussagekräftige und kostengünstige Methode, hervorragend zur Verlaufskontrolle geeignet. ■ Bestimmung von Morphologie (Oberfläche, Parenchymstruktur, Rundherde) und Durchblutung der Leber (V. portae, A. hepatica, Lebervenen). ■ Untersuchung der intra- und extrahepatischen Gallenwege. ■ Bestimmung der Milzgröße. ■ Aszitesdetektion und -quantifizierung. ■ Ausschluss einer Rechtsherzbelastung als Ursache des Leberschadens. ■ Bestimmung der Nierenmorphologie. (s. Infobox 2.2)	Ausdehnung der Leber 9 cm in der rechten MCL, Oberfläche höckrig, Parenchymstruktur inhomogen mit Rarefizierung der Gefäßstrukturen. Es findet sich ein Leberrundherd von 1,5 cm Durchmesser im rechten Leberlappen (Segment V). Pfortaderfluss prograd (in die Leber gerichtet) mit 10 cm/sec deutlich reduziert. A. hepatica und Lebervenen frei durchflossen. Gallenwege intra- und extrahepatisch nicht erweitert. Größenausdehnung der Milz: 17 × 6 cm (Splenomegalie). Um Leber/Milz sowie insbesondere im Unterbauch große Mengen Aszites (ca. 7 l). Durchmesser der V. cava inferior adäquat atemmoduliert. Nierenmorphologie beidseits normal.
diagnostische Aszitespunktion	Differenzialdiagnose des Aszites, Ausschluss einer spontan bakteriellen Peritonitis	Leukozyten 250/µl, Gesamteiweiß 0,8 g/dl (somit Transsudat); zytologische Untersuchung ohne Hinweis auf maligne Zellen; bakteriologische Untersuchung ohne Anzüchtung von Keimen.
Zahlenverbindungstest	Psychometrischer Test, mit dem eine latente hepatische Enzephalopathie abgeschätzt werden kann (s. Infobox 2.1). ■ Vorteil: kann innerhalb von 5 Minuten absolviert werden. ■ Nachteil: weniger zuverlässig (Objektivität, Reproduzierbarkeit, Trainingseffekte) im Vergleich zu wesentlich aufwendigeren computergestützten psychometrischen Tests bzw. der Bestimmung der sog. kritischen Flimmerfrequenz.	Alle 25 Zahlen werden in der richtigen Reihenfolge verbunden, allerdings werden dazu 55 s benötigt (Normkollektiv < 40 s): Stadium I, latente hepatische Enzephalopathie.

diagnostische Methode	Indikation und Sinn der Untersuchung	Ergebnisse des Patienten
Ösophago-Gastro-Duodenoskopie (ÖGD)	Eine lebensbedrohliche Manifestation der portalen Hypertension ist die Ausbildung von Varizensträngen im Bereich des unteren Ösophagus, der Kardia und des Magenfundus, die sich bei > 50% der Patienten mit Leberzirrhose findet. Die Letalität der ersten Blutung beträgt etwa 30%. Zur Einschätzung des Schweregrades der Varizenausbildung und einer darauf basierenden medikamentösen/ endoskopischen Primär-Blutungsprophylaxe muss in jedem Fall eine ÖGD durchgeführt werden. ■ Varizen I°: Varizen im oder knapp über dem Schleimhautniveau ■ Varizen II°: ragen in das Ösophaguslumen hinein und sind auch nach maximaler Luftinsufflation nicht komprimierbar ■ Varizen III°: Varizen ragen weit in das Lumen, berühren sich	Ösophagus: Auf das untere Drittel beschränkte Varizen II° Magen: Portal-hypertensive Gastropathie: Charakteristisches Mosaikmuster der geschwollenen Schleimhaut (Nähere Informationen siehe Fall 4 Gastrointestinale Blutung.)

2.6 Weiterführende Diagnostik

diagnostische Methode	Indikation und Sinn der Untersuchung	Ergebnisse des Patienten
MRT der Leber (inkl. dynamischer Eisenoxidverstärkter MRT)	Bildgebendes Verfahren, mit dem Umbauvorgänge der Leber sowie Durchblutungsstörungen der zu- und abführenden Gefäße sichtbar gemacht werden können [Detektion und Differenzierung von Leberraumforderungen (hepatozelluläres Karzinom, Lebermetastasen, Leberhämangiome und -zysten)]. **Cave:** Die MRT-basierte Detektion von Umbauvorgängen der Leber erlaubt keine sichere Diagnose einer Leberzirrhose. Die Diagnose einer Leberzirrhose basiert alleine auf einem histologischen Befund, so dass zur Diagnosestellung einer Leberzirrhose immer eine Leberbiopsie erforderlich ist!	Zusätzlich zu den bereits sonografisch gesicherten Leberumbauzeichen findet sich ein Leberrundherd von 1,5 cm Durchmesser im rechten Leberlappen (Segment V), der in charakteristischer Weise früharteriell eine starke Kontrastmittel (KM)-Aufnahme, in der Spätphase jedoch keine KM-Verstärkung zeigt (somit V.a. HCC). Alle Lebergefäße sind frei durchflossen, keine intra- oder extrahepatische Cholestase.

diagnostische Methode	Indikation und Sinn der Untersuchung	Ergebnisse des Patienten
Leberbiopsie und Histologie	Ungezielte Punktion (sog. Blindpunktion): - perkutan (abdominaler oder transthorakaler Zugangsweg) - transjugulär (über rechte V. jugularis interna und die Lebervenen: dieser Zugang muss bei hochgradigen Gerinnungsstörungen gewählt werden) Gezielte Punktion (zur Untersuchung umschriebener Veränderungen, z.B. bei Tumorverdacht): - ultraschallgesteuert: Zugangsweg in Abhängigkeit von der Lage des zu untersuchenden Herdes - laparoskopisch: unter direkter Sicht (Zur Leberbiopsie s. auch Fall 1 Hepatitis C) Anschließend mikroskopische und immunhistochemische Beurteilung des gewonnenen Lebergewebes.	In dem per ultraschallgesteuerter Punktion entnommenen Gewebe aus dem oben beschriebenen Rundherd finden sich Anteile eines hochdifferenzierten hepatozellulären Karzinoms. Im gleichen Punktionszylinder findet sich zusätzlich umgebendes, nicht-malignes Gewebe, das Zeichen des hochgradigen Leberumbaus (vollständige Leberzirrhose) mit mittelgradiger Entzündungskomponente aufweist.
CT Thorax	Eine extrahepatische Metastasierung findet überwiegend erst beim intrahepatisch weit fortgeschrittenen HCC statt (TNM Stadium IVA, s. Infobox 2.2). Sie ist insgesamt selten, aber relevant für die Indikationsstellung einer Leberteilresektion bzw. -transplantation, welche nur im M0-Stadium indiziert ist. Etwas mehr als 50% der extrahepatischen HCC-Metastasen finden sich in der Lunge, weshalb vor den genannten operativen Maßnahmen ein hochauflösendes CT der Lunge indiziert ist.	Im hochauflösenden CT der Lunge findet sich kein Hinweis auf eine extrahepatische Metastasierung des unilokulären HCCs.

Infobox 2.2

Ultraschallbefunde bei Leberzirrhose und hepatozellulärem Karzinom

Indirekte morphologische Zeichen einer Leberzirrhose

- Verkleinertes, in seiner Parenchymstruktur ausgesprochen inhomogenes Organ mit erhöhter Echodichte.
- Nicht mehr glatte, sondern unruhige, z.T. buckelige Leberoberfläche.
- Rarefizierung der Lebergefäße (im fortgeschrittenen Stadium keine kleinen und mittleren Lebergefäße mehr darstellbar).

Morphologische Korrelate einer portalen Hypertension

- Aszites
- Splenomegalie
- wiedereröffnete Umbilikalvene
- Caput medusae
- Splenorenale Shunts
- Varizen, die zur Magenwand und in Richtung Ösophagus ziehen.

> **Infobox 2.2**

Bei der Screening-Untersuchung auf das Vorliegen hepatozellulärer Karzinome (HCC) stellt die Sonografie die primäre Untersuchungsmodalität dar (gängiges Zeitintervall für Patienten mit Leberzirrhose: 6 Monate). Ziel der Screening-Sonografie ist es, HCC-Herde so frühzeitig wie möglich zu erkennen (Anzahl/Größe/Lokalisation der Hepatome), um entsprechende Patienten nach Möglichkeit einer kurativen Therapie zuführen zu können. Ist in der nativen B-Bild-Sonografie eine pathologische Raumforderung in der Leber nachweisbar, sollte ergänzend eine farbkodierte Duplexsonografie erfolgen. Mittels einer zusätzlichen Kontrastmittelsonografie ist es in vielen Fällen möglich, zwischen benignen und malignen Leberraumforderungen zu unterscheiden. Die diagnostische Genauigkeit kann durch den Einsatz der farbkodierten Duplex-Sonografie und durch die Verwendung von Ultraschall-Kontrastmitteln erhöht werden.

Mittels Ultraschall werden Offenheit, Flussrichtung und Flussgeschwindigkeit der Pfortader bestimmt. Die Suche nach ggf. vorliegenden Pfortaderthrombosen ist erforderlich zum Staging von HCC-Patienten. Dabei kann unterschieden werden zwischen einer HCC-induzierten Thrombose, die in einer Okklusion einer Lebervene oder eines Pfortarastes resultiert, und einem in eine Vene (Lebervene/Pfortader) einwachsenden Tumorthrombus (weist ein eigenständiges arterielles Signal auf).

Weiterhin wird mittels Ultraschall die Offenheit eines therapeutisch angelegten sog. TIPS (transjugulärer intrahepatischer portosystemischer Shunt) bestimmt (Frage: TIPS-Verschluss/TIPS-Stenose). Zusätzlich erlaubt der Ultraschall die Detektion spontan entstandener portosystemischer Shunts.

Vor einer Parazentese erfolgt in der Regel eine orientierende Sonografie zur Auswahl der Punktionsstelle und Vermeidung einer Fehlpunktion in Organe wie Milz oder Darmschlingen.

2.7 Abschließende Bewertung und Diagnosestellung

Fassen Sie abschließend die Ergebnisse der Diagnostik zusammen!

Die Verdachtsdiagnose hat sich bestätigt – der Patient hat eine histologisch gesicherte vollständige Leberzirrhose mit mittelgradiger Entzündungskomponente. Zusätzlich wurde der feingewebliche Nachweis eines unilokulären hochdifferenzierten HCC-Herdes von 1,5 cm Durchmesser im rechten Leberlappen geführt (TNM-Stadium I, Infobox 2.3). Der Tumormarker AFP ist nur geringgradig erhöht, was insbesondere bei hochdifferenzierten HCCs häufiger vorkommt. Derartige geringgradige AFP-Erhöhungen finden sich aber auch bei fortgeschrittenem zirrhotischem Leberumbau in Abwesenheit von HCC-Herden! Laborchemisch liegt eine fortgeschrittene Leberinsuffizienz vor (INR deutlich erhöht, Albumin deutlich erniedrigt, Gesamt-Bilirubin deutlich erhöht). Zusammen mit dem massiven Aszites und dem verlängerten Zeitbedarf im Zahlenverbindungstest liegt ein Child-Pugh-Stadium C vor (14 von 15 Punkten, s. Infobox 2.4), was unabhängig vom HCC-Befund eine sehr schlechte Prognose des Patienten anzeigt.

Bezüglich der Ursachenforschung konnten die meisten Differenzialdiagnosen für das Vorliegen einer Leberzirrhose durch die vorangegangenen Untersuchungen ausgeschlossen werden. Bei dem Patienten liegt nachgewiesenermaßen ein langjähriger, hochgradiger Alkoholabusus vor, der in der Gesamtschau der Befunde als ursächlich für die diagnostizierte terminale Leberinsuffizienz und das auf dem Boden der Leberzirrhose entstandene HCC angesehen werden muss (nutritiv-toxische Leberzirrhose). **Cave:** In bis zu 10 % der Fälle kann trotz intensiver Diagnostik und Anamneseerhebung keine Ursache für eine Leberzirrhose gefunden werden (kryptogene Leberzirrhose)!

Infobox 2.3

Stadieneinteilung des hepatozellulären Karzinoms (hepatocellular carcinoma – HCC)

Die in Frage kommenden therapeutischen Optionen zur Behandlung des HCCs werden sowohl vom Tumorstadium als auch insbesondere von der zum Zeitpunkt der Diagnosestellung noch verfügbaren funktionellen Leberreserve bestimmt. Diese besonderen Umstände müssen einen adäquaten Eingang in die Stadieneinteilung finden.

TNM-Stadien bei HCC

Primärtumor (Ausmaß des Primärtumors mit dem Ausmaß seiner lokalen Ausbreitung)	
TX	Primärtumor kann nicht beurteilt werden
T0	kein Anhalt für Primärtumor
T1	solitärer Tumor ≤ 2 cm im größten Durchmesser ohne Gefäßinvasion
T2	solitärer Tumor ≤ 2 cm im größten Durchmesser mit Gefäßinvasion **oder** multiple Tumoren auf 1 Lappen begrenzt, ≤ 2 cm im größten Durchmesser ohne Gefäßinvasion **oder** Solitärtumor > 2 cm im größten Durchmesser ohne Gefäßinvasion
T3	Solitärtumor > 2 cm im größten Durchmesser mit Gefäßinvasion **oder** multiple Tumoren begrenzt auf 1 Lappen, kein Tumor > 2 cm im größten Durchmesser mit Gefäßinvasion **oder** multiple Tumoren begrenzt auf 1 Lappen, mindestens einer > 2 cm im größten Durchmesser mit oder ohne Gefäßinvasion
T4	multiple Tumoren in mehr als einem Lappen **oder** Tumor involviert einen größeren Ast der portalen oder hepatischen Vene(n) **oder** Tumor mit direkter Invasion angrenzender Organen (außer Gallenblase) **oder** Tumor mit Perforation des viszeralen Peritoneums
Befall regionärer Lymphknoten	
NX	regionäre Lymphknoten können nicht beurteilt werden
N0	keine regionären Lymphknotenmetastasen
N1	regionäre Lymphknotenmetastasen
Fernmetastasen	
MX	Fernmetastasen können nicht beurteilt werden
M0	keine Fernmetastasen
M1	Fernmetastasen

Anmerkung: Für die TNM-Klassifizierung wird die Leber durch eine Linie zwischen Gallenblasenbett und Vena cava inferior in einen rechten und einen linken Lappen unterteilt.

2.7 Abschließende Bewertung und Diagnosestellung

> ### Infobox 2.3

Stadiengruppierung bei HCC

	TNM-Äquivalent	3-Jahres-Überlebenswahrscheinlichkeit nach Resektion
Stadium I	T1 N0 M0	83%
Stadium II	T2 N0 M0	70–75%
Stadium IIIA Stadium IIIB	T3 N0 M0 T1-3 N1 M0	45–50%
Stadium IVA	T4 jedes N M0	10–25%
Stadium IVB	jedes T jedes N M1	< 10% (HCC-Resektion nicht indiziert)

> ### Infobox 2.4

Stadieneinteilung der Leberinsuffizienz

Die 1964 von Child und Turcotte entwickelte und 1973 von Pugh modifizierte Child-Turcotte-Pugh-Klassifikation ist der bekannteste der Leber-Scores und wird zur allgemeinen Prognoseabschätzung von Patienten mit Leberzirrhose herangezogen. Nachteilig an diesem Score ist die subjektive Einschätzung des Schweregrades des Aszites und der Enzephalopathie.
Der MELD (Model for End-Stage Liver Disease)-Score hingegen ist ein objektiver Score zur Prognoseabschätzung von Patienten mit Leberzirrhose und stellt die Basis für die Leberallokation bei Lebertransplantation dar.

Child-Turcotte-Pugh (CTP)-Score (kurz: Child-Score) zur Einteilung des Schweregrades einer Leberzirrhose

	1 Punkt	2 Punkte	3 Punkte
Albumin i.S. (g/dl)	> 3,5	3,0 - 3,5	< 3,0
Bilirubin i.S. (mg/dl)	< 2,0	2,0 - 3,0	> 3,0
Quick (%)	> 70	40 - 70	< 40
Aszites (Sonografiebefund)	fehlend	leicht-mittel	massiv
Enzephalopathie	0	I°-II°	III°-IV°

Stadieneinteilung und 1-Jahres-Überlebensrate nach Child-Score:

Stadium	Punkte	1-Jahres-Überlebensrate
A	5-6	100%
B	7-9	80%
C	10-15	45%

> ### Infobox 2.4

Model for End-Stage Liver Disease (MELD)-Score (kurz MELD-Score) - Der objektive Prognosefaktor bei Patienten mit Leberzirrhose

Der Vorteil des MELD-Scores ist ein prospektiv evaluiertes Modell und die Verwendung von nur drei Parametern, die im Gegensatz zum Child-Score keinen Raum für eine subjektive (Fehl-) Einschätzung lassen. Die in den MELD-Score eingehenden Parameter INR, Bilirubin und Kreatinin sind alle Serumparameter. Entsprechend besteht keinerlei Interpretationsspielraum, wie das im Gegensatz dazu beim Child-Score bei den Parametern Aszites und Enzephalopathie der Fall ist.
Der MELD-Score eignet sich insbesondere für die **Einschätzung der kurzfristigen Prognose** und ist nach gegenwärtiger Datenlage in dieser Hinsicht dem Child-Score überlegen. Der MELD-Score korreliert gut mit der Mortalität von Patienten mit terminalen Lebererkrankungen und wird deshalb in den USA und den EUROTRANSPLANT Ländern, zu denen auch Deutschland zählt, für die **Priorisierung der Organ-Allokation** von Patienten verwendet, die für eine Lebertransplantation gelistet sind. Etwas umständlich ist die Berechnung des MELD-Scores, die mit einer Excel-Tabelle oder einem Internet-basierten MELD-Score-Rechner durchgeführt werden muss. Der Internet-basierter MELD-Score-Rechner ist unter http://www.mayoclinic.org/gi-rst/mayomodel6.html abrufbar. Die PTZ (Prothrombinzeit, auch Quick-Wert in %) geht in Form der INR in die Rechnung ein.

2.8 Therapeutisches Vorgehen

Welche grundsätzlichen Therapieansätze und Behandlungsmöglichkeiten gibt es?

- **Meiden aller hepatotoxischen Stoffe:** Absolute Alkoholkarenz, professionelle (psychiatrische) Behandlung der Suchtkrankheit Alkoholabhängigkeit. Eine umgehende und damit frühzeitige Elimination der Noxe kann die Progression der Leberinsuffizienz vermeiden helfen! Meiden aller potenziell hepatotoxischen Medikamente.
- **Diätetische Therapie:** Beschränkung der Natrium- (auf 3 g Kochsalz/d) und Flüssigkeitszufuhr (auf 1,5 l/d); Eiweißrestriktion (auf 60 g/d); ggf. Substitution von Vitamin K und Vitamin B1.
- **Diuretische Therapie:** Aldosteronantagonisten (Spironolacton) sind die Diuretika der ersten Wahl, die Anfangsdosis liegt bei 50–100 mg/d, die Maximaldosis bei 400 mg/d. Zur Vermeidung tendenziell hoher Kaliumspiegel und zur effizienteren Aszitesausschwemmung ist die Kombination mit einem Schleifendiuretikum sinnvoll. Aufgrund der längeren Halbwertszeit und damit gleichmäßigeren Wirkung bietet sich Torasemid an (10-40 mg/d). Über eine tägliche Bestimmung des Körpergewichtes (Körpergewichts-Tagebuch!) wird der Erfolg der diätetischen/diuretischen Kombinationstherapie kontrolliert. Dabei ist eine gleichmäßige Abnahme des Körpergewichtes von 0,5-1,0 kg/d anzustreben. Unter diuretischer Therapie müssen die Retentionsparameter inkl. Urin-Natrium kontrolliert werden. Unter Kombinationstherapie mit Aldosteronantagonist und Schleifendiuretikum können ausgeprägte Hyponatriämien (< 125 mmol/l) induziert werden. In einem solchen Fall ist die Fortführung der Diuretikatherapie kontraindiziert, da deren Wirkung nur noch gering, die Gefahr der Induktion eines prärenalen Nierenversagens aber hoch ist. Relative Kontraindikationen für eine intensive diuretische Therapie sind eine eingeschränkte Nierenfunktion (Kreatinin > 1,5 mg/dl, Kreatinin-Clearance < 40 ml/min) und eine sich unter diuretischer Therapie deutlich verschlechternde hepatische Enzephalopathie.
- **Abdominelle Parazentese** (therapeutische Aszitesentlastung): Patienten, die auf Diuretika schlecht ansprechen, und/oder einen massiven Aszites aufweisen, sind Kandidaten für therapeutische Aszitespunktionen. Auch große Entnahme-

volumina (z.B. 4-6 l/d) werden in der Regel problemlos vertragen. Gegen Ende großvolumiger Parazentesen sollte die Gabe von Plasmaexpandern erfolgen (z.B. Human-Albumin: 6-10 g/l Aszitespunktat), damit kann ein intravaskulärer Volumenmangel (mit dadurch verursachter prärenaler Verschlechterung der Nierenleistung) vermieden werden und ein im Rahmen der Lebersynthesestörung vorbestehender Eiweißmangel ausgeglichen werden, was auch die Aszitesneubildung verlangsamt. Zu bedenken ist darüber hinaus, dass bei häufigen großvolumigen Aszitespunktionen die Patienten auch an Komplementfaktoren und Immunglobulinen verarmen, was den bei Leberzirrhose bestehenden Immundefekt verstärken kann. Blutungskomplikationen einer abdominellen Parazentese sind selten.
- **TIPS** (transjugulärer intrahepatischer portosystemischer Shunt): Seit-zu-Seit-Shunt eines intrahepatischen Pfortaderastes mit einer Lebervene, der mittels Stent-Implantation dauerhaft offen gehalten wird. Bei therapierefraktärem Aszites bzw. anderweitig nicht beherrschbaren Varizenblutungen.
- **Lebertransplantation als ultima ratio:** In Deutschland werden > 800 Patienten/Jahr lebertransplantiert. Aufgrund der Optimierung der chirurgischen Techniken und der postoperativen Versorgung sowie hervorragender Fortschritte auf dem Gebiet der Immunsuppression können sehr gute Erfolge erzielt werden (Überlebensraten nach 1 Jahr: 80-90%; nach 5 Jahren: um 70%). Allerdings hat angesichts der globalen Hepatitis C-Epidemie der Bedarf an Spenderorganen rasant zugenommen, so dass ein nicht unerheblicher Anteil an Patienten noch während der Wartezeit (nach erfolgter Listung) verstirbt, da nicht rechtzeitig ein Organ verfügbar ist (die Warteliste in Deutschland umfasst > 1700 Patienten). Die Indikationsstellung zur Lebertransplantation kann nur im Zusammenwirken mit einem Transplantationszentrum erfolgen. Anzustreben ist eine rechtzeitige Kontaktaufnahme; das heißt, dass eine Listung in der Regel dann erfolgen sollte, wenn Patienten bereits Komplikationen der Zirrhose erlitten haben, es jedoch noch nicht zu einer therapierefraktären dekompensierten Situation mit deutlicher Verschlechterung des Allgemeinzustandes gekommen ist.
- Der Mangel an Spenderorganen setzt den wünschenswerten Zahlen an Lebertransplantationen leider immer noch enge Grenzen und führt zu teilweise erheblichen Wartezeiten. Deshalb sollte bei jedem potenziellen Organspender Kontakt mit einem Transplantationszentrum aufgenommen werden, um frühzeitig die Frage einer Organentnahme zu klären. Ausführliche Information zu allen Fragen der Lebertransplantation finden sich auf der Internetseite der Deutschen Stiftung Organtransplantation (DSO): http://www.dso.de.

Welche Therapie kommt bei Ihrem Patienten in Frage? Begründen Sie Ihre Entscheidung!

Aufgrund der schlechten Prognose des Patienten (Child-Pugh-Stadium C mit 14 von max. 15 Punkten, s. Infobox 2.4) bedarf der Patient einer möglichst raschen kausalen Therapie sowohl seiner terminalen Leberinsuffizienz als auch des histologisch gesicherten, sich gegenwärtig unilokulär manifestierenden HCC (TNM-Stadium I, s. Infobox 2.3). Die Therapie der Wahl stellt in dieser Situation – neben den oben beschriebenen diätetischen und diuretischen Maßnahmen – die Lebertransplantation dar. Voraussetzung hierfür ist ein positives psychiatrisches Gutachten, das eine dauerhafte Alkohol-Abstinenz und damit eine positive Bewertung der Alkoholerkrankung bescheinigt. Die Compliance des Patienten muss sichergestellt sein und er darf keine Kontraindikationen für eine Operation aufweisen.

Vor der Lebertransplantation müssen umfangreiche, z.T. invasive vorbereitende Untersuchungen durchgeführt werden, die in der Regel unter stationären Bedingungen (Zeitfaktor: Die Befunde müssen zügig erhoben werden!) erfolgen. Nach Listung des Patienten kann dieser in der Regel ambulant weiter geführt werden. Noch während des stationären Aufenthaltes gilt es zu entscheiden, ob der detektierte HCC-Herd im Vorfeld der angestrebten Lebertransplantation ablativ behandelt wird (im Sinne eines sog. Bridging-Verfahrens (überbrückend) zur Lebertransplantation). Hierfür bieten sich lokal-ablative Verfahren wie z.B. die Radiofrequenzablation (RFA) bzw. regionalisierte Verfahren wie die transarterielle Chemoembolisaton (TACE) an. Zur Primärprophylaxe einer oberen gastrointestinalen Blutung wird bei endoskopisch diagnostizierten Ösophagusvarizen II° im unteren Ösophagusdrittel eine Primärprophylaxe mit einem nicht-selektiven β-Blocker (Propranolol) eingeleitet.

Wie geht es weiter? Ist eine ambulante Behandlung gerechtfertigt?

Bei der ambulanten Führung des Patienten müssen insbesondere Komplikationen der terminalen Leberinsuffizienz wie z.B. Manifestationen der portalen Hypertension behandelt werden (z.B. diätetische Therapie in Kombination mit einer diuretischen Therapie zur Vermeidung bzw. Beherrschung einer Aszitesentwicklung). Darüber hinaus muss der Patient in regelmäßigen Abständen am für die Lebertransplantation zuständigen Zentrum gesehen werden (z.B. in 3-Monats Intervallen). Bei weiterer Verschlechterung der Leberfunktion mit krisenhaftem Verlauf (z.B. Episode mit einer hochgradigen hepatischen Enzephalopathie, Ösophagusvarizenblutung, Entwicklung eines hepatorenalen Syndroms) ist eine umgehende stationäre Einweisung erforderlich. Hierbei ist unbedingt Kontakt mit dem Transplantzentrum aufzunehmen, da der Patient u.U. vorübergehend nicht transplantabel sein kann und dieser Sachverhalt unbedingt an die Organallokationszentrale gemeldet werden muss.

Steckbrief

Leberzirrhose

Englische Bezeichnung: liver cirrhosis.

Definition
Die Leberzirrhose ist gemeinsame Endstrecke einer Vielzahl chronischer Leberschädigungen, die eine Wundheilung in der Leber induzieren, die mit progressiv verlaufendem bindegewebigen Umbau des Organs und Entstehung von Regeneratknoten einhergeht. Somit handelt es sich um eine rein histologische Diagnose. Labor und Bildgebung allein erlauben die Diagnosestellung nicht.

Ätiologie und Risikofaktoren
- Häufig
  - chronische Virusinfektionen der Leber (Hepatitis B und C)
  - toxische Ursachen: nutritiv (Alkohol), medikamentös, Chemikalien
- Selten
  - Autoimmunerkrankungen der Leber
  - metabolisch-hereditäre Lebererkrankungen (Hämochromatose, M. Wilson, α1-Antitrypsinmangel)
  - Gefäßveränderungen (Pfortader-/Vena cava-Thrombosen)
  - andere infektiöse Ursachen

Pathophysiologie
Die Leberzirrhose ist charakterisiert durch eine Schädigung der Architektur der Leber und die Ausbildung von Leberregeneratknoten. Nach gegenwärtigem Kenntnisstand stellt sie in der Regel einen irreversiblen Zustand dar, für den als therapeutische Perspektive nur eine Lebertransplantation in Frage kommt. Patienten mit Leberzirrhose entwickeln zahlreiche lebensbedrohliche Komplikationen ihrer Grundkrankheit und weisen eine deutlich eingeschränkte Lebenserwartung auf.

Klinik
Unspezifische Symptome, die auch bei vielen anderen Erkrankungen vorkommen, die nicht von der Leber ausgehen. Cave: Bei vielen Patienten wird die Diagnose Leberzirrhose nicht oder erst sehr spät gestellt!
- Schwächegefühl, Müdigkeit/Antriebslosigkeit
- Appetitlosigkeit und Gewichtsverlust
- erhöhte Körpertemperatur (z.B. im Rahmen der mit Leberzellnekrosen verbundenen Abbauvorgänge)

Leberhautzeichen (äußerlich sichtbare Zeichen) weisen direkt auf das Vorliegen einer Leberzirrhose hin, ohne dass diese jedoch als spezifische Zeichen einer Leberzirrhose angesehen werden können.
- Spider naevi, Palmarerythem
- Lackzunge (Atrophie der Zungenpapillen) und Lacklippen
- Mundwinkelrhagaden, Weißnägel
- Dupuytren'sche Kontraktur: häufig bds. Beugekontraktur eines oder mehrerer Finger v.a. der Ellenseite
- Muskelatrophie
- Männer: Gynäkomastie, Hodenatrophie, Bauchglatze
- Ikterus

Steckbrief

Körperliche Untersuchung
- Verhärtete Leber mit nodulärer (knotiger) Oberfläche.
- Leber initial vergrößert (Hepatomegalie), später verkleinert.
- Portale Hypertension: Splenomegalie, Aszites und Caput medusae.
- Foetor hepaticus.
- Hepatische Enzephalopathie: Asterixis (beidseitige asynchrone feinschlägige Zitterbewegungen der ausgestreckten nach dorsal angewinkelten Hände), Bewusstseinsstörungen, psychiatrische Auffälligkeiten.

Komplikationen
- Hepatische Enzephalopathie (s. Infobox 2.1).
- Hepatozelluläres Karzinom: Aggressiv wachsender Tumor, der auf dem Boden chronisch verlaufender Lebererkrankungen in der Regel mit, selten aber auch ohne begleitende Leberzirrhose entsteht. Typischerweise wird das HCC erst spät im Verlauf dieser Erkrankungen erkannt. Der mittlere Überlebenszeitraum nach Diagnosestellung liegt zwischen 6 und 20 Monaten (Stadien s. Infobox 2.3).
- Spontan bakterielle Peritonitis: Bakterielle Infektion eines Aszites bei Ausschluss umschriebener intestinaler Läsionen, die operativ saniert werden könnten (dann definiert als sekundär bakterielle Peritonitis). Ursache: Erhöhte Rate an bakteriellen Translokationen von Darmbakterien in die Peritonealhöhle. Diagnose: Kultureller Nachweis von Keimen (am häufigsten E. coli) oder erhöhte Neutrophilenzahl (> 250/µl) oder Leukozytenzahl (> 500/µl) im Aszites. Komplikationen: Hepatorenales Syndrom bei 30-40% der Patienten. Therapie: Breitspektrumantibiotika, ggf. antibiotische Rezidivprophylaxe. Prognose eingeschränkt, Rezidivraten hoch (um 40% nach 6, um 70% nach 12 Monaten).
- Ösophagusvarizenblutung (s. Fall 4 Gastrointestinale Blutung).
- Hepatorenales Syndrom: Funktionelles Nierenversagen bei Patienten mit Leberzirrhose. Auslöser: Forcierte Diurese, spontan bakterielle Peritonitis, hochvolumige Parazentese ohne Volumenersatz, Sepsis, gastrointestinale Blutungen, nephrotoxische Medikamente. Letalität etwa 90%!
- Hepatopulmonales Syndrom: Pulmonale Gasaustauschstörung mit arterieller Hypoxämie und Reduktion des pulmonalen Gefäßwiderstandes bei Leberzirrhose. Symptome: Dyspnoe im Stehen, Zyanose, Trommelschlegelfinger.

Diagnostik
- Anamnese (s. Abschnitt 2.1)
- Inspektion und körperliche Untersuchung (s. Abschnitt 2.2)
- Laborparameter (s. Abschnitt 2.3)
  - INR, Gesamteiweiß, Albumin, GOT, GPT, AP, γGT, Eiweißelektrophorese, Gesamt-Bilirubin
  - Kreatinin, Harnstoff, ggf. Urin-Natrium
  - Hepatitisserologie und Screening auf andere hepatotrope Viren
  - quantitative Immunglobuline
  - immunpathologisches Labor
  - α1-Antitrypsin
  - Serum-Eisen, Ferritin, Transferrin, Transferrinsättigung
  - Coeruloplasmin, 24-Stunden-Sammelurin auf Kupferausscheidungsmenge
  - AFP
- apparative Diagnostik (s. Abschnitt 2.5 und 2.6)
  - Abdomensonografie mit Farb-Duplex-Sonografie der Lebergefäße (s. Infobox 2.2)
  - diagnostische Aszitespunktion
  - MRT
  - Zahlenverbindungstest
  - Ösophago-Gastro-Duodenoskopie
  - Leberbiopsie und Histologie

Stadieneinteilung der Leberinsuffizienz s. Infobox 2.4

Differenzialdiagnosen
Akutes Leberversagen
- Akuter Ausfall der Leberfunktion bei Patienten, die vorher keine chronische Leberkrankheit hatten.
- Klinische Trias: Ikterus, Gerinnungsstörung, Bewusstseinsstörung.
- Vorkommen:
  - Akute Virushepatitiden: Meist asymptomatischer Verlauf; teilweise extrahepatische Manifestationen (z.B. Arthralgien, Vaskulitiden, Pankreatitis, neurologische Syndrome). Selten (< 1%) fulminante Verläufe einer Hepatitis A/B/C. Histologisch: Brückenbildende

Steckbrief

und multilobuläre Nekrosen, infolge derer die Leber kleiner und schlaff wird. Fulminante Verläufe stellen eine klassische Indikation zur Lebertransplantation dar.
- Hepatotoxine, Medikamente oder Chemikalien: z.B. Paracetamol, Isoniazid (INH), Methyldopa, Halothan, Tetrachlorkohlenstoff, Drogen (u.a. Ecstasy), Knollenblätterpilz). Cave: genaue Medikamenten-, Arbeits- und Drogenanamnese!
- Schockleber bei Kreislaufversagen.
- Toxische Krise bei Morbus Wilson.
- Lebervenenverschluss: Budd-Chiari-Syndrom.
- Schwangerschaft: akute Schwangerschaftsfettleber, HELLP-Syndrom.

Chronische Virushepatitiden B und C (s. Fall 1 Hepatitis C)

Bakterielle Infektionen: z.B. Brucellose, Q-Fieber, Leptospirose

Fettleberhepatitis
- Klinik:
  - Appetitlosigkeit, Übelkeit, Gewichtsverlust
  - schmerzhafte Hepatomegalie, Splenomegalie
  - Ikterus, Fieber
- Auslöser
  - häufig in Folge einer Alkoholintoxikation
  - Arzneimittelhepatitis

Autoimmune Hepatitis (AIH) und primär cholestatische Lebererkrankungen (PBC, PSC)
- Klinik der chronischen Lebererkrankungen
- gehäuftes Vorkommen extrahepatischer Autoimmunerkrankungen, z.B. Autoimmunthyreoiditis, rheumatoide Arthritis, Vaskulitis, Vitiligo

- Labor:
  - Erhöhung der quantitativen Immunglobuline
  - immunpathologisches Labor: z.B. Nachweis von AMA, c-ANCA, p-ANCA, ANA, SMA.

Cholestatischer (Verschluss-) Ikterus
- Folge eines gestörten Galleabflusses
- Klinik: Ikterus, helle (acholische) Stühle, bierbrauner Urin, Pruritus
- Labor: Anstieg der cholestaseanzeigenden Enzyme: AP, γGT, Bilirubin

Therapie
- Maßnahmen bei allen Formen der Leberzirrhose:
  - Absolute Alkoholkarenz, Meiden hepatotoxischer Medikamente.
  - Beschränkung der Flüssigkeits-, Natrium- und Eiweißzufuhr.
  - Aszites: Diuretische Therapie und Parazentese, bei Therapieresistenz Anlage eines transjugulären intrahepatischen portosystemischen Shunts (TIPS).
  - Spontan-bakterielle Peritonitis: Antibiotikatherapie.
  - Varizen im oberen Gastrointestinaltrakt: pharmakologische oder endoskopische Primärblutungsprophlaxe.
  - Lebertransplantation als ultima ratio.
- Spezielle Maßnahmen, je nach Ätiologie:
  - Chronische HBV- oder HCV-Infektion: antivirale Therapie (s. Fall 1 Hepatitis C).
  - Hämochromatose: Entleerung der Eisenspeicher mittels Aderlässen.
  - Morbus Wilson: Chelatbildner.
  - α1-Antitrypsin-Mangel: Enzymsubstitution, Lungen- oder Lebertransplantation.

Prognose
Siehe Infobox 2.4.

Ihr Alltag

Ein 63-jähriger Patient kommt zu Ihnen in die Notfallambulanz und klagt über Schwäche, Schwindel, Luftnot und Herzrasen. Diese Symptome hätten vor 2 Tagen begonnen und sich zunehmend verstärkt. Zudem sei sein Stuhl weich und klebrig geworden und hätte einen komischen Geruch angenommen. Solche Symptome seien bei ihm noch nie aufgetreten. Er sei heute Morgen für kurze Zeit ohnmächtig gewesen. Dabei habe er eingestuhlt, seine Unterhose sei mit pechschwarzem Stuhl verschmiert gewesen. Alkohol würde er regelmäßig trinken (2 Flaschen Bier/Tag).
Körperliche Untersuchung: Haut blass, leichter Sklerenikterus, zahlreiche Spider naevi, Palmarerythem, Aszites in mittlerer Ausprägung, Leber palpatorisch klein und knotig verhärtet, in der rektalen Untersuchung Teerstuhl am Fingerling, Foetor hepaticus, Puls 120/min, regelmäßig, RR systolisch 70 mmHg, Lunge auskultatorisch unauffällig.
Labordiagnostik: Hb 6,7 g/dl, Leukozyten 4300/µl, Thrombozyten 47000/µl, INR 2,5, PTT 53 sec, Kreatinin 1,7 mg/dl, Gesamteiweiß 5 g/dl, Albumin 1,7 g/dl, Gesamt-Bilirubin 3,6 mg/dl, GOT 117 U/l, GPT 97 U/l, AP 269 U/l, γGT 1347 U/l, Natrium 122 mmol/l, Kalium 2,7 mmol/l.

Fragen

1. Wie lautet Ihre Verdachtsdiagnose?
2. Welche Diagnostik schlagen Sie vor, um die Diagnose zu sichern?
3. Handelt es sich aus Ihrer Sicht hier um einen Notfall mit dringlicher Handlungsindikation?
4. Was tun Sie jetzt bei gesicherter Diagnose?

Lösungen

1. Verdacht auf hämodynamisch relevante obere Gastrointestinalblutung bei vermutlich äthyltoxisch bedingter Leberzirrhose
2. Ösophago-Gastro-Duodenoskopie
3. Ja, dies ist eine lebensbedrohliche Komplikation! Der Patient sollte möglichst sofort endoskopiert und intensivmedizinisch überwacht werden. Es sollten notfallmäßig mindestens 4 Erythrozytenkonzentrate bestellt werden.
4. In der Ösophago-Gastro-Duodenoskopie zeigt sich eine Sickerblutung aus einem Varizenstrang im unteren Ösophagusdrittel bei Ösophagusvarizen III°. Es erfolgt eine primäre Blutstillung der blutenden Varize durch endoskopische Gummibandligatur. Der Patient wird intensivmedizinisch überwacht und erhält eine Antibiose mit einem Gyrasehemmer (Therapie der Bakteriämie bei oberer Gastrointestinalblutung). Er erhält über die nächsten 6 Stunden insgesamt 4 Erythrozytenkonzentrate und erreicht daraufhin einen Hb-Wert von 10,0 g/dl. Nach Kreislaufstabilisierung wird eine Sekundärblutungsprophylaxe eingeleitet: ß-Blockertherapie und (in mehreren Sitzungen) Ligatur der verbliebenen Re-Blutungs-gefährdeten Varizen. Der Aszites wird punktiert. Es findet sich kein Anhalt für eine spontan bakterielle Peritonitis. Der Patient erhält eine Diätberatung. Eine Alkoholentzugstherapie wird aufgrund einer erstmalig festgestellten Alkoholkrankheit vermittelt.

Fall 3

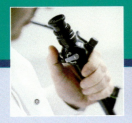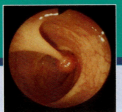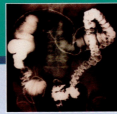

Christoph Berg

Fall 3

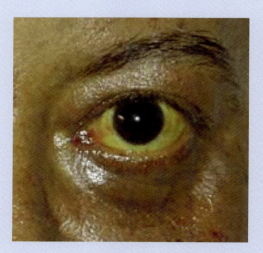

58-jährige, übergewichtige Frau mit heftigen Oberbauchschmerzen – Selbstvorstellung in der Notaufnahme des Krankenhauses

„Seit 2 Tagen habe ich immer wieder heftigste Schmerzen im Oberbauch, mir ist übel und ich musste mich auch schon übergeben. Jetzt habe ich Schüttelfrost und fühle mich ganz heiß im Kopf. Mein Mann sagt, dass meine Augen plötzlich ganz gelb aussehen würden."

Abb. 3.1 Patientin mit ausgeprägtem Haut- und Sklerenikterus

An welche möglichen Ursachen der Beschwerden denken Sie? Beachten Sie dabei: Häufiges ist häufig, Seltenes ist selten!

Die häufigste Ursache dieses Beschwerdekomplexes ist ein Steinleiden im Bereich der Gallenblase (Cholezystolithiasis) und/oder der Gallengänge (Choledocholithiasis). Die Angabe einer Gelbfärbung der Augen lenkt den Verdacht auf einen mechanischen Verschluss des Gallenganges (Ductus hepatocholedochus) durch ein Konkrement (Gallenstein). Der dadurch behinderte Abfluss der Galle in das Duodenum führt nicht selten zu einer Infektion der Gallengänge mit Fieber (Cholangitis). Der Schüttelfrost kann hinweisend auf eine Bakteriämie (Erregerausschwemmung ins Blut) sein, welche zu der lebensbedrohlichen Komplikation eines septischen Schocks führen kann (Cholangiosepsis). Zu den möglichen Differenzialdiagnosen gehören u.a. Galleabflusshindernisse durch Tumore (z.B. Gallengangs- oder Pankreaskopfkarzinom), Papillen- bzw. Gallengangsstenosen in Folge chronischer Gallenwegsentzündungen (z.B. primär sklerosierende Cholangitis) oder auch seltene Ursachen wie eine durch Parasiten hervorgerufene Obstruktion der Gallenwege (z.B. Askaridiasis oder Fasziolosis).

3.1 Anamnese

Was würden Sie jetzt von der Patientin wissen wollen, welche Fragen stellen Sie ihr gezielt zusätzlich zu der normalen internistischen Anamnese?

Die geschilderten Beschwerden sind sehr charakteristisch für ein Gallensteinleiden. Anamnese und körperliche Untersuchung sollten dazu dienen, die Verdachtsdiagnose einer Cholezysto-/Choledocholithiasis weiter einzugrenzen, Risikofaktoren für ein Gallensteinleiden zu erheben und mögliche Komplikationen frühzeitig zu erkennen. Die wichtigsten Fragen finden Sie unmittelbar hier im Anschluss, aber überlegen Sie erst mal selber!

Frage	Hintergrund der Frage	Antwort der Patientin
Hatten Sie früher schon Episoden mit Oberbauchschmerzen? Wenn ja – wann und wobei traten diese auf?	Zeitliche Eingrenzung des Beschwerdekomplexes. Häufig besteht das Steinleiden schon über längere Zeit (Jahre) und könnte bereits früher passager Beschwerden hervorgerufen haben. Eine Gallensteinsymptomatik kann typischerweise nach voluminösen, hochkalorischen Mahlzeiten auftreten.	Vor allem wenn ich viel und fette Sachen esse, bemerke ich gelegentlich einen Druck im Oberbauch.
Sind bei Ihnen Gallensteine bekannt? Bestehen andere Vorerkrankungen? Nehmen Sie Medikamente ein? Haben Sie Kinder? Wie groß und wie schwer sind Sie?	Abklärung von Risikofaktoren, die Gallensteinleiden begünstigen: ■ Fettstoffwechselstörungen ■ Adipositas ■ chronisch entzündliche Darmerkrankungen ■ Einnahme von Medikamenten, die vermehrt zur Gallensteinbildung führen können (Östrogene oder Fibrate) ■ Zahl der Schwangerschaften (s. Infobox 3.1)	Von Gallensteinen weiß ich nichts, hat noch nie jemand untersucht. Mein Hausarzt sagt mir, dass ich etwas erhöhte Blutfette habe. Ich wiege 85 kg und bin 168 cm groß, ich weiß, das ist zu viel. Sonst bin ich immer gesund gewesen. Ich nehme nur die „Pille" wegen Beschwerden nach der Menopause. Ich habe 2 Kinder, die sind gesund. (BMI [Body Mass Index] = 30, damit deutliches Übergewicht)
Haben Sie Veränderungen beim Stuhlgang und Wasserlassen bemerkt?	Hinweis auf eine Galleabflussbehinderung, die zu einem Galleaufstau und nachfolgend zu einem Übertritt der Gallenflüssigkeit in das Blut und damit zu einer Ausscheidung der Galle vorwiegend über die Niere führt.	Heute war mein Urin ganz dunkel, meinen Stuhlgang habe ich nicht beobachtet.
Sind in der Familie Gallensteinleiden oder Lebererkrankungen bekannt?	Abklärung des Risikofaktors familiäre Belastung Hinweise auf andere in der Differenzialdiagnose abzugrenzende familiär auftretende Lebererkrankungen (z.B. Gallengangsatresie, Choledochuszysten, familiäre Hyperbilirubinämiesyndrome)	Bei meiner Mutter und meiner Schwester wurde die Gallenblase wegen Steinen entfernt. Sonst sind in meiner Familie keine Lebererkrankungen bekannt.
Sind die Schmerzen nur im Oberbauch oder noch an anderer Stelle lokalisiert?	Häufig bestehen im Rahmen eines akuten Gallensteinleidens auch Schmerzen mit Ausstrahlung in den Rücken und die rechte Schulter. Dies kann auch auf eine nicht-hepatische Ursache der geklagten Beschwerden (z.B. Herzinfarkt bzw. Lungenembolie) oder auf Komplikationen im Rahmen des Gallensteinleidens (z.B. Pankreatitis mit charakteristischen Rückenschmerzen!) durch zusätzliche Verlegung des Pankreasganges hindeuten.	Die Schmerzen sind am schlimmsten im rechten Oberbauch, sie strahlen jetzt aber zunehmend auch in den Rücken aus.
Wie lange dauern die Schmerzepisoden an?	Kolikschmerzen dauern meist 15 Minuten bis 5 Stunden (selten länger). Unter einer Kolik versteht man eine krampfhafte Kontraktion der Muskulatur eines Bauchorgans mit wehenartigen Schmerzen, ev. mit Übelkeit, Erbrechen, Schweißausbruch, Schock; z.B. als Gallen-, Darm-, Nieren-, oder Harnleiterkolik.	Die Schmerzen treten immer wieder auf und halten für ca. 2–3 Stunden an.

Frage	Hintergrund der Frage	Antwort der Patientin
Sind die Schmerzen aktuell von der Nahrungsaufnahme abhängig gewesen?	Differenzialdiagnose Magen- oder Duodenalerkrankung: Magenulcus = postprandialer Schmerz, Duodenalulcus = Nüchternschmerz	Nein, die Schmerzen traten jetzt unabhängig vom Essen auf. Ich habe ohnehin seit 24 Stunden nichts mehr gegessen.

Fassen Sie die wesentlichen aus der ersten Inspektion und Anamnese gewonnenen Erkenntnisse zusammen! Interpretieren Sie die erhobene Risikofaktorenkonstellation!

Sie haben eine 58-jährige Patientin vor sich, die die typischen Zeichen eines akuten Gallensteinleidens („Gallenkolik") mit der Charcot-Trias (Schmerzen im rechten Oberbauch, Fieber, Ikterus) aufweist. In Ihrer Anamnese haben Sie mehrere Risikofaktoren für diesen Formenkreis von Erkrankungen bei der Patientin festgestellt (weibliches Geschlecht, Übergewicht, Alter > 40 Jahre, mehrfache Mutter, Fettstoffwechselstörung, familiäre Belastung, Einnahme eines Östrogenpräparates). Die Angabe von Fieber, Schüttelfrost sowie der Ikterus weisen auf einen Gallengangsstein (Choledocholithiasis) hin, der den Galleabfluss behindert und zu einer Gallengangsentzündung (Cholangitis) geführt hat.

Gibt es Fragenbereiche, die Sie noch nicht (ausreichend) berücksichtigt haben?

Die meisten Ursachen eines Gallensteinleidens haben Sie erfragt bzw. erkannt. Zum jetzigen Zeitpunkt können Sie aber nicht mit Sicherheit festlegen, ob und an welcher Stelle im Bereich der Gallengänge ein Abflusshindernis besteht. Auch können Sie zum Beispiel angeborene Veränderungen im Bereich der Gallengänge (z.B. Choledochuszysten), Veränderungen an der Papilla Vateri (z.B. Divertikel) oder andere vorbestehende Erkrankungen der Gallengänge (z.B. primär sklerosierende Cholangitis (PSC)), die zu einem Galleabflusshindernis führen können, nicht mit Sicherheit ausschließen. Die Schmerzsymptomatik könnte auch an eine Magen- oder Duodenalerkrankung (z.B. Ulcus) denken lassen. Sie fragen sich, ob bei der Patientin auch eine Gallenblasenentzündung (akute Cholezystitis bei Cholezystolithiasis) vorliegen könnte und beachten die möglichen und schwerwiegenden Komplikationen einer Choledocholithiasis (akute biliäre Pankreatitis, Cholangiosepsis). Die aus der Anamnese gewonnenen Befunde können nun verwendet werden, um die nachfolgende Diagnostik gezielt zu planen. Zur Abklärung symptomatisch sehr ähnlicher Beschwerden durch einen parasitär bedingten Verschluss der Gallenwege sollte nach Auslandsaufenthalten gefragt werden.

Infobox 3.1

Gallensteine – Haupttypen und Risikofaktoren

	Cholesterinsteine	schwarze Pigmentsteine	braune Pigmentsteine
Häufigkeit	75%	5%	20%
Hauptbestandteile			
Cholesterin	82% (50-90%)	2%	20%
Pigment (Bilirubinat)	3,5%	48% (polymerisiert)	53%
Fettsäuren (Palmitat)	2%	0,5%	10%

> **Infobox 3.1**

	Cholesterinsteine	schwarze Pigmentsteine	braune Pigmentsteine
Kalzium	2%	8%	3%
Restkomponenten	10,5%	41,5%	14%
Farbe	gelb	dunkelbraun-schwarz	braun-schwarz
Lokalisation	Gallenblase und -gänge	Gallenblase und -gänge	Gallengänge
Gallenwegsinfektion	selten	selten	fast immer
Röntgenverhalten	15% positiv	50-60% positiv	negativ

	endogene Risikofaktoren	exogene Risikofaktoren
Cholesterinsteine	■ Alter (> 30. Lebensjahr) ■ Geschlecht (m:w = 1:2-3) ■ Zahl der Schwangerschaften ■ ethnische Gruppe	■ Ernährung: hochkalorische, faserarme Kost, langfristige parenterale Ernährung, rascher Gewichtsverlust ■ Vorerkrankungen: Adipositas, Hyperlipoproteinämie, Morbus Crohn, Vagotomie ■ Medikamente: Clofibrat, Östrogene, Somatostatinanaloga
schwarze Pigmentsteine	■ Alter (> 30. Lebensjahr) ■ weibliches Geschlecht (tendenziell)	■ chronische Hämolyse ■ Leberzirrhose ■ Erkrankung oder Resektion des terminalen Ileums
braune Pigmentsteine	■ Alter (> 30. Lebensjahr) ■ weibliches Geschlecht (tendenziell)	■ chronische biliäre Infektionen ■ biliäre anatomische Abnormalitäten, z.B. Caroli-Syndrom (= angeborene segmentale Erweiterungen der intrahepatischen Gallenwege)

3.2 Körperliche Untersuchung

Wie gehen Sie bei der körperlichen Untersuchung vor, worauf achten Sie besonders und warum?

Der nächste Schritt auf dem Weg zur Diagnosesicherung ist die körperliche Untersuchung. Entscheidend ist hierbei eine Objektivierung bezüglich der angegebenen Schmerzlokalisation, wie auch der Ausprägung der Schmerzen und des Ikterus.

Die wichtigsten Untersuchungsschritte finden Sie unmittelbar hier im Anschluss, aber überlegen Sie erst einmal selber!

besonders achten auf	mögliche Befunde/Hinweise	Befunde der Patientin
Lokalisation und Ausprägung der Schmerzen	Typischerweise finden sich, je nach Ausprägung, ein mehr oder weniger heftiger Druckschmerz im Epigastrium sowie eine druckdolente Region unterhalb des rechten Rippenbogens. Bei geringer Beschwerde-Symptomatik kann als Hinweis für eine Cholezystolithiasis in Exspiration durch tiefe Palpation in die Gallenblasenregion ein schmerzbedingtes Stoppen der tiefen Inspiration auftreten (Murphy' Zeichen).	Heftiger Druckschmerz im mittleren und rechten Oberbauch. Klopfschmerzhaftigkeit über Leber, Gallenblasenregion und Lendenwirbelsäule.
Ikterus	Gelbliche Verfärbung der Lederhaut der Augen (Skleren) und der Haut, durch Übertritt von Gallenfarbstoffen (Bilirubin) aus dem Blut in die Körpergewebe bei Hyperbilirubinämie. (Differenzialdiagnose des Ikterus s. Infobox 3.3)	Gelbfärbung der Skleren und der Haut
Pruritus	Juckreiz als typisches Zeichen der Cholestase. Kann dem Ikterus über längere Zeit vorausgehen. Bevorzugte Lokalisation an den Extremitäten: Suche nach Kratzspuren an der Haut (Exkoriationen).	kein Juckreiz, keine Exkoriationen
Fieber	Fieber als Zeichen einer Entzündung z.B. bei Cholangitis und Cholezystitis.	38,9°C (febril)
Leber-Hautzeichen	Hinweise auf Vorliegen einer chronischen Lebererkrankung (z.B. Spider naevi, Palmarerythem, Teleangiektasien, Dupuytren´sche Kontrakturen, Xanthelasmen als Zeichen einer Fettstoffwechselstörung, graubraunes Hautkolorit als Zeichen einer Hämochromatose) (s. auch Fall 2 Leberzirrhose)	Ikterus (s.o); sonst keine weiteren Leberhautzeichen
Form, Größe und Konsistenz der Leber	Vergrößerte Leber (Hepatomegalie): bei Fettleber, Alkoholhepatitis oder chronisch entzündlichen Lebererkrankungen Eher kleine Leber mit derber und höckriger Oberfläche: Hinweis auf einen zirrhotischen Leberumbau	Leber bei tiefer Inspiration am rechten Rippenbogen tastbar, Organ mit normaler Konsistenz und Oberfläche, perkutorisch nicht vergrößert
Form, Größe und Konsistenz der Milz	Vergrößerte Milz (Splenomegalie): Hinweis auf eine chronische Lebererkrankung mit portaler Hypertension (= Pfortaderhochdruck); geringgradige Splenomegalie auch bei prähepatischem Ikterus durch Hämolyse	Milz auch bei tiefer Inspiration nicht tastbar

3.2 Körperliche Untersuchung

besonders achten auf	mögliche Befunde/Hinweise	Befunde der Patientin
Gallenblase	Gallenblasenhydrops z.B. durch Verschluss des Ductus zysticus durch ein Konkrement. In ausgeprägten Fällen kann die Gallenblase als tumoröse Raumforderung am rechten Rippenbogen tastbar sein. Schmerzen im Bereich der Gallenblase sind Zeichen einer Cholezystitis.	Gallenblase nicht tastbar, deutlicher Druckschmerz im Bereich der Gallenblasenregion am rechten Rippenbogen
Aszites	Ansammlung klarer seröser Flüssigkeit im normalerweise kapillären Peritonealspalt. (s. auch Fall 2 Leberzirrhose)	kein Hinweis für Aszites
Hämatome, Petechien (punktförmige Haut- und Schleimhauteinblutungen), Sugillationen (flächenhafte Hauteinblutungen)	Hinweise für eine Blutgerinnungsstörung, z.B. bei fortgeschrittener Lebererkrankung mit eingeschränkter Leberfunktion und Bildungsstörung von Gerinnungsfaktoren oder als Folge einer Thrombozytopenie bei Hypersplenismus im Rahmen einer portalen Hypertension	keine Hämatome, Petechien oder Sugillationen

Bewerten Sie die erhobenen Befunde in der Zusammenschau mit der Anamnese! Welche weitere Diagnostik veranlassen Sie und warum?

58-jährige übergewichtige Patientin, die sich in unserer Notaufnahme selbst vorstellt mit seit 2 Tagen auftretenden kolikartigen Schmerzen im rechten und mittleren Oberbauch mit Zeichen der Cholangitis (Fieber) und einem Haut- und Skleren-Ikterus. Anamnestisch kein Hinweis auf Cholezystolithiasis, allerdings Vorliegen mehrerer Risikofaktoren wie familiäre Belastung, Adipositas, Fettstoffwechselstörung, mehrfache Mutter, höheres Alter sowie Einnahme eines Östrogenpräparates.

Bei der körperlichen Untersuchung typische Schmerzlokalisation im rechten Ober- und Mittelbauch, Schmerzen in den Rücken ausstrahlend, Sklerenikterus, aktuell Fieber von 38,9 °C.

Als weitere Untersuchungen sind zunächst vorgesehen: Blutentnahme inkl. Leber- und Cholestaseparametern, Gerinnungswerten (im Hinblick auf eine möglicherweise kurzfristig erforderliche Intervention), Pankreaswerten und Entzündungswerten. Anlage von Blutkulturen. Apparative Diagnostik: Sonografie, im Verlauf ev. Röntgen-Abdomen-Übersicht; ggf. ERC zum Nachweis von Konkrementen im Ductus hepatocholedochus (DHC) und deren Entfernung nach Papillotomie (= transduodenaler Erweiterungsschnitt an der Papilla vateri).

3.3 Labordiagnostik

Methode	Indikation und Sinn der Untersuchung	Ergebnisse der Patientin
GOT (AST), GPT (ALT)	Transaminasenerhöhung als Indikator einer Leberzellschädigung (hier im Rahmen einer Cholangitis): Glutamat-Oxalazetat-Transaminase (GOT) = Aspartataminotransferase (AST) Glutamat-Pyruvat-Transaminase (GPT) = Alaninaminotransferase (ALT) Bei leichten Leberzellschäden liegt der sog. De Ritis-Quotient GOT/GPT < 1, bei schweren Leberzellschäden verschiebt er sich zugunsten der GOT (GOT/GPT > 1).	GOT 55 U/l (↑), GPT 73 U/l (↑)
γGT, AP	<ul><li>γ-Glutamyl-Transferase (γGT): empfindlichster Indikator bei Störungen der Leber und des Gallengangssystems. Höchste Werte bei Cholestase und alkoholtoxischer Hepatitis.</li><li>Alkalische Phosphatase (AP): Anstieg bei intra- und extrahepatischer Cholestase; gering erhöhte Werte bei Hepatitis (Leber-AP), hohe Werte bei Cholestase (Gallengangs-AP).</li></ul>	γGT 320 U/l (↑↑), AP 536 U/l (↑↑↑)
Bilirubin gesamt und Bilirubin direkt	Parameter, die die Galle-Exkretionsleistung der Leber anzeigen (s. Infobox 3.2 und 3.3)	Gesamt-Bilirubin 7,2 mg/dl (↑↑↑), direktes Bilirubin 5,8 mg/dl (↑↑↑)
Lipase, Amylase	Markerenzyme für das Vorliegen einer Pankreatitis	Lipase 540 U/l (↑↑↑), Amylase 220 U/l (↑↑)
INR (Quick-Wert)	Prothrombinzeit (Angabe als International Normalized Ratio, INR): aufgrund der kurzen Halbwertszeit der global erfassten Blutgerinnungsfaktoren II, VII, IX und X (Prothrombinkomplex) und der Proteine C und S sensitiver, schnell ansprechender Verlaufsparameter der Leber-Proteinsynthese	INR (Quick-Wert) im Normbereich In diesem Fall erfolgte die Bestimmung zum Ausschluss einer Gerinnungsstörung vor evtl. erforderlicher endoskopischer oder operativer Intervention.
Albumin	Verlaufsparameter der Leber-Proteinsynthese: Aufgrund der Halbwertszeit von ca. 20 Tagen Langzeit-Verlaufsparameter, träge Reaktion auf Veränderungen in der Lebersyntheseleistung	Serum-Albumin im Normbereich
kleines Blutbild	Bestimmung von <ul><li>Leukozyten: Hinweis auf Entzündung</li><li>Hämoglobin: Hinweis auf Anämie, z.B. bei Blutung oder Hämolyse</li><li>Thrombozyten: Hinweis auf eine Thrombozytopenie als Ursache einer hämorrhagischen Diathese</li></ul>	Leukozyten 16.500/µl (↑↑), Hämoglobin und Thrombozyten im Normbereich
C-reaktives Protein (CRP)	CRP ist ein klassisches „Akute-Phase-Protein", das als unspezifische Antwort auf entzündliche Prozesse gebildet wird.	CRP 13 mg/dl (↑↑)

Methode	Indikation und Sinn der Untersuchung	Ergebnisse der Patientin
Anlage von Blutkulturen	Eine Blutkultur ist eine mikrobiologische Untersuchung des Blutes, bei der versucht wird, Krankheitserreger (meist Bakterien), die sich im Blut befinden, kulturell anzuzüchten	Nach 48 Stunden liegt das Ergebnis aus den unmittelbar nach stationärer Aufnahme angelegten Blutkulturen vor: es wird massenhaft Escherichia coli nachgewiesen; diese gramnegativen Stäbchenbakterien stellen den häufigsten Erreger der bakteriellen Cholangitis dar.

Infobox 3.2

Physiologie des Bilirubinstoffwechsels

Bilirubin ist ein Zwischenprodukt beim Abbau des Hämoglobins bzw. des Häms. Beim Abbau des Hämoglobins entstehen ca. 80% des Bilirubins, der Rest wird beim Abbau von Myoglobin, Zytochromen und anderen hämenthaltenden Enzymen gebildet.

Die zweischrittige Umwandlung von Häm in Bilirubin findet in fast allen Geweben statt, vor allem aber in Milz, Leber und Nieren. Das lipophile Bilirubin wird an das Blut abgegeben und an Albumin gebunden zur Leber transportiert. Nach Aufnahme des freien Bilirubins wird dieses mit Glukuronsäure „konjugiert". Das Konjugat ist gut wasserlöslich.

Die Ausscheidung („Exkretion") des Bilirubins in die Gallenkanalikuli ist der begrenzende Schritt im Bilirubinstoffwechsel. Das nicht resorbierbare Bilirubindiglukuronid wird durch ein aktives Transportsystem aus der Leberzelle eliminiert und über die Galle in den Darm ausgeschieden. Im terminalen Ileum und im Dickdarm wird es durch Glukuronidasen enteraler Bakterien gespalten und das entstehende unkonjugierte Bilirubin durch bakterielle Reduktasen in Urobilinogen umgewandelt. Urobilinogen wird im terminalen Ileum und im Dickdarm resorbiert, über die Pfortader der Leber zugeführt und erneut über die Galle ausgeschieden (enterohepatischer Kreislauf). Dabei können kleine Mengen an Urobilinogen auch in den großen Kreislauf gelangen und über die Niere eliminiert werden.

Direktes (konjugiertes) und indirektes (unkonjugiertes) Bilirubin sind für die klinische Diagnostik von entscheidender Bedeutung. Über Bestimmung der Serumkonzentration von Gesamtbilirubin und direktem Bilirubin kann durch Subtraktion die Konzentration des indirekten Bilirubins ermittelt werden. Bei Vorliegen eines Ikterus können so Hinweise auf den Ort der Störung des Bilirubinstoffwechsels gewonnen werden. So ist z.B. bei einer Hämolyse (gesteigerte Bilirubinproduktion) der Anteil des indirekten Bilirubins stark erhöht, wohingegen bei einem Galleabflusshindernis (z.B. Choledocholithiasis) der Anteil des direkten Bilirubins deutlich überwiegt (s. Infobox 3.3).

Infobox 3.3

Differenzialdiagnose des Ikterus

- Definition: Gelbfärbung von Geweben und Körperflüssigkeiten durch Zunahme der Bilirubinkonzentration
  - normal: Gesamtbilirubin < 1 mg/dl, direktes Bilirubin < 0,2 mg/dl
  - Gesamtbilirubin > 2–2,5 mg/dl: Sklerenikterus
  - Gesamtbilirubin > 3–4 mg/dl: generalisierter Hautikterus
- Pathogenese: Störungen des Bilirubinstoffwechsels (s. Infobox 3.2)
- Ursachen
  - gesteigerte Bilirubinproduktion
  - Störungen von Aufnahme, Speicherung, Konjugation und Exkretion von Bilirubin in der Leberzelle
  - Abflussbehinderung im Bereich der Gallenwege
- Hauptformen
  - prähepatischer Ikterus durch Hämolyse
  - intrahepatischer Ikterus
  - funktionelle Hyperbilirubinämie
  - posthepatischer Ikterus

Anhand folgender Tabelle soll ein Überblick über diese 4 Hauptformen des Ikterus, dem jeweiligen Leitsymptom und den wichtigsten zugrunde liegenden Erkrankungen gegeben werden.

laborchemische Leitsymptome	Erkrankungen (Beispiele)
prähepatischer Ikterus	
Ikterus bei Hämolyse (gesteigerte Bilirubinproduktion) - v.a. indirektes Bilirubin ↑ - Haptoglobin ↓ - LDH ↑ - Retikulozyten ↑	- **hämolytische Anämien** - **Zieve-Syndrom:** Fettleber, Hyperlipoproteinämie und hämolytische Anämie bei alkoholbedingten Lebererkrankungen - **Schwangerschaftstoxikose (HELLP-Syndrom):** Hämolyse, erhöhte Leberenzyme, Thrombozytopenie - **hämolytisch-urämisches Syndrom (HUS):** Folge einer Darminfektion mit E. coli-Stamm O157:H7: Hämolyse, blutige Diarrhöen, akutes Nierenversagen
intrahepatischer Ikterus	
Ikterus bei hepatozellulärer Schädigung (Störung der Bilirubinsekretion aus der Leberzelle) - v.a. direktes Bilirubin ↑ - Transaminasen betont ↑	- **Virushepatitiden (A, B, C, D, E)** - **autoimmune Hepatitis** - **Alkoholhepatitis** - **nicht-alkoholische Steatohepatitis (NASH)** - **Leberzirrhose** - **Arzneimittelhepatitis:** direkt toxische oder allergische Reaktion auf eine Vielzahl verschiedener Medikamente - **Stauungsleber:** bei Rechtsherzinsuffizienz, kardiogenem Schock, Lungenembolie - **Budd-Chiari-Syndrom:** thrombotischer Verschluss der Lebervenen unterschiedlicher Ursachen - **bakterielle Infektionen mit Begleithepatitis:** z.B. Morbus Weil (Leptospirose), Q-Fieber (Coxiella burneti), Miliartuberkulose, im Rahmen von Septikämien durch unterschiedliche Erreger

Infobox 3.3

laborchemische Leitsymptome	Erkrankungen (Beispiele)
intrahepatische Cholestase als Ursache des Ikterus ■ v.a. direktes Bilirubin ↑ ■ AP und γGT ↑	■ **primär biliäre Zirrhose (PBC):** Gallenwegserkrankung an den kleinen Gallengängen unklarer Ätiologie, Nachweis von antimitochondrialen Antikörpern (AMA) nahezu beweisend, Frauen : Männer ca. 9:1, bei ca. 20% Entwicklung einer Leberzirrhose ■ **Arzneimittelschaden der Leber** ■ **idiopathische Schwangerschaftscholestase:** meist im letzten Trimenon, verschwindet wenige Tage nach Entbindung ■ **akute Schwangerschaftsfettleber:** Auftreten nach der 30. SSW, schweres Krankheitsbild mit hoher Letalität (zum Glück sehr selten!)
funktionelle Hyperbilirubinämien	
genetische Störungen der Bilirubin-Konjugation und -Exkretion Je nach genetischem Defekt: ■ indirektes Bilirubin ↑ ohne Hämolysezeichen ■ oder direktes Bilirubin ↑	■ **Gilbert-Syndrom (Morbus Meulengracht):** Harmlose Bilirubinkonjugationsstörung mit leicht erhöhtem indirektem Bilirubin (meist < 3 mg/dl), durch verminderte Expression der Bilirubin-UDP-Glukuronyltransferase ■ **Crigler-Najjar-Syndrom:** Schwere Bilirubinkonjugationsstörung Typ I: Genetischer Defekt der Bilirubin-Glukuronyltransferase mit fehlender Enzymaktivität, indirekte Hyperbilirubinämie, Kernikterus, letal meist im 2. Lebensjahr; Typ II: verminderte Aktivität der Bilirubin-Glukuronyltransferase, indirekte Hyperbilirubinämie (10-25 mg/dl), meist ohne schwere klinische Symptome ■ **Dubin-Johnson-Syndrom:** Störung der Bilirubinexkretion durch einen Transportdefekt, leichtgradige direkte Hyperbilirubinämie, meist ohne schwere Symptome ■ **Rotor-Syndrom:** Störung der Bilirubinexkretion an der kanalikulären Membran, leichtgradige direkte Hyperbilirubinämie, meist ohne schwere Symptome

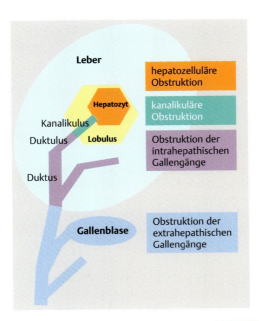

Abb. 3.2 Schematische Klassifikation der Cholestasen

Infobox 3.3

laborchemische Leitsymptome	Erkrankungen (Beispiele)
posthepatischer Ikterus **cholestatischer Ikterus mit Erweiterung der intra- und/oder extrahepatischen Gallenwege (biliäre Obstruktion)** ■ v.a. direktes Bilirubin ↑ ■ AP, γGT ↑	■ **Choledocholithiasis:** steinbedingter Choledochusverschluss ■ **akute eitrige Cholangitis** ■ **chronisch bakterielle Cholangitis:** entzündlich bedingtes Galleabflusshindernis ■ **primär sklerosierende Cholangitis (PSC):** seltene Erkrankung der intra- und extrahepatischen Gallenwege unklarer Ursache mit typischen „perlschnurartigen" Veränderungen der Gallenwege durch segmentale Stenosen; Männer : Frauen ca. 3:1; bei ca. 60% gleichzeitig Colitis ulcerosa, signifikant erhöhtes Risiko für die Entwicklung eines cholangiozellulären Karzinoms ■ **Papillenstenose:** meist nach entzündlichen Prozessen an den Gallengängen oder dem Pankreas oder z.B. nach endoskopischer Papillotomie ■ **Mirizzi-Syndrom:** Steinbedingter Verschluss des Ductus zysticus mit Kompression des Ductus choledochus und auf diesen übergreifender Entzündung ■ **Gallengangs-, Papillen- und Gallenblasentumoren** ■ **akute Pankreatitis** ■ **chronische Pankreatitis und Pankreaspseudozyste** ■ **Pankreaskopfkarzinom** ■ **Leberraumfordernde Prozesse (maligne und benigne)** ■ **Caroli-Syndrom:** angeborene segmentale Erweiterungen der intrahepatischen Gallenwege ■ **Choledochozele/Choledochuszysten**

3.4 Vorstellung beim Oberarzt und weitere Planung

Nach Zusammentragen aller Befunde und weiterer Planung rufen Sie Ihren Oberarzt zur Besprechung des weiteren Vorgehens in die Ambulanz. Was berichten Sie?

Die 58-jährige Patientin stellte sich in unserer Notaufnahme selbst vor mit seit 2 Tagen bestehenden kolikartigen Schmerzen im rechten und mittleren Oberbauch mit Ikterus und Zeichen der Cholangitis. Bezüglich einer Cholezystolithiasis liegen anamnestisch mehrere Risikofaktoren vor: Familiäre Belastung, Adipositas, Fettstoffwechselstörung, mehrfache Mutter, Alter über 40 Jahre und Einnahme eines Östrogenpräparates.

Bei der körperlichen Untersuchung präsentiert die Patientin eine Symptomatik, die für eine Cholezystitis oder Choledocholithiasis typisch ist, mit Schmerzlokalisation im rechten Ober- und Mittelbauch sowie einem Haut- und Sklerenikterus. Die Schmerzen strahlen in den Rücken aus, was an eine Begleitpankreatitis denken lässt. Aktuell hat sie 38,9 °C Fieber, so dass wahrscheinlich auch eine Cholangitis vorliegt. Die Abnahme von Blutkulturen wurde durchgeführt.

Laborchemisch zeigen sich leichte Erhöhungen von GOT und GPT und deutliche Erhöhungen von γGT, AP, Gesamtbilirubin und direktem Bilirubin sowie Amylase und Lipase.

Die Lebersyntheseparameter sind im Normbereich. Im Blutbild zeigt sich eine deutliche Leukozytose. Das CRP ist im Sinne einer entzündlichen Reaktion erhöht. Gerinnung und Thrombozytenzahl sind im Normalbereich. Obwohl eine derartige cholestatische Symptomatik durch ein Gallengangs- oder Pankreaskopfkarzinom ausgelöst werden kann, wurden keine Tumormarker (CA 19-9) bestimmt, da klinisch kein Hinweis auf eine Tumorerkrankung vorlag. Sollte sich in der anschließenden bildgebenden Diagnostik ein in diese Richtung gehender Verdacht ergeben, kann diese Bestimmung nachgeholt werden.

Im Rahmen der bildgebenden Diagnostik erfolgt nun als erster Schritt die Abdomensonografie mit Farb-Duplex-Sonografie der Lebergefäße. Sollten hier nicht alle wichtigen Strukturen ausreichend zu erkennen sein (z.B. bei sehr adipösen Patienten oder Darmgasüberlagerungen der zu beurteilenden Organe), kann eine Computertomografie angeschlossen werden. Zum Ausschluss einer Darmperforation oder eines Ileus sollte eine Röntgen-Abdomen-Übersichtsaufnahme angefertigt werden. Bei sonografischem Verdacht auf raumfordernde Prozesse (z. B. im Bereich des Pankreas) sollte sich eine Magnetresonanztomografie (MRT) des Oberbauchs (inkl. dynamischer eisenoxidverstärkter MRT) anschließen. Bei Verdacht auf eine maligne Gallengangsobstruktion wäre eine endosonografische Untersuchung indiziert. Sollte sich in der Folge kein ausreichender Anhalt für ein Steinleiden als Ursache der Cholestase ergeben, kann eine MRC(P) (MR-Cholangiopankreatikografie) angefordert werden, die sich als ein sehr sensitives, nicht invasives Verfahren zum Nachweis von Gallengangsveränderungen (z. B. im Rahmen einer PSC) bewährt hat. Nachteilig bei der MRC(P) ist allerdings im Gegensatz zur ERCP die fehlende Möglichkeit zur therapeutischen Intervention. Im vorliegenden Fall ist die MRC(P) als „Umweg"-Diagnostik zunächst nicht indiziert. In unserem Fall ist der nächste Schritt eine ERC(P) (endoskopisch retrograde Cholangiopankreatikografie), mit der sowohl Konkremente dargestellt, als auch sofort extrahiert werden können. Ist eine ERCP auf dem üblichen Weg nicht möglich (z. B. bei Magenausgangs- oder Duodenalstenose, Z.n. Billroth-II-Operation, Roux-Y-Gastroenterostomie oder Choledochojejunostomie), kann alternativ eine PTC (perkutane transhepatische Cholangiografie) durchgeführt werden. Mit dieser Maßnahme können zwar keine Konkremente entfernt werden, aber durch Einlage eines Gallengangskatheters lässt sich der Gallefluss wiederherstellen. Da die Patientin nicht voroperiert ist, ist nicht zu erwarten, dass eine PTC erforderlich werden wird.

> **Merke**
> Es können auch zwei unterschiedliche Erkrankungen mit ähnlicher Symptomatik parallel vorliegen („Läuse und Flöhe")!

3.5 Apparative Diagnostik

diagnostische Methode	Indikation und Sinn der Untersuchung	Ergebnisse der Patientin
Abdomensonografie mit Farb-Duplex-Sonografie der Lebergefäße	Methode der Wahl bei Verdacht auf das Vorliegen eines Gallensteinleidens und erster, richtungsweisender diagnostischer Schritt in der Bildgebung: ■ **Morphologie und Durchblutung der Leber** (V. portae, A. hepatica, Lebervenen): Normalbefund: Parenchym echonormal, homogen, nicht verdichtet = feine Echos. Fragestellungen: Leberumbauzeichen? Fettleber? Durchblutungsstörungen? Raumforderungen?	Ausdehnung der Leber 14 cm in der rechten MCL, Oberfläche glatt, Parenchymstruktur homogen verdichtet (echoreich) mit normalen Gefäßstrukturen, keine Raumforderungen erkennbar. Pfortaderfluss regelrecht prograd (in die Leber gerichtet), mit 20 cm/sec normal schnell. A. hepatica und Lebervenen frei durchflossen.

diagnostische Methode	Indikation und Sinn der Untersuchung	Ergebnisse der Patientin
	■ **intra- und extrahepatische Gallenwege:** Normalbefund: Gallengänge in der Leberperipherie ≤ 1 mm, D. choledochus extrahepatisch ≤ 7 mm. Fragestellungen: Gallengangserweiterungen? Galleabflusshindernis?	Gallenwege intra- und extrahepatisch erweitert, Ductus choledochus extrahepatisch bis 12 mm weit, es lassen sich mehrere Konkremente mit typischem dorsalen Schallschatten darstellen (s. auch Abb. 3.3)
	■ **Gallenblase:** Normalbefund: 6–11 cm in der Längsachse, Wandstärke bis 3 mm, glatt begrenzt, keine echogene Galle (sludge („Schlamm"/Gallegries) oder Konkremente), keine freie Flüssigkeit um die Gallenblase. Fragestellungen: Cholezystitis? Konkremente in der Gallenblase?	Gallenblase 12 cm in der Längsachse (leicht vergrößert), unauffällige Gallenblasenwand (keine Verdickung, keine Schichtung), keine freie Flüssigkeit um die Gallenblase, im Gallenblasenlumen Nachweis mehrerer kleiner (bis ca. 8 mm) echoreicher Konkremente mit dorsaler Schallauslöschung. Gallenblase zu ca. 50% mit sludge gefüllt.
	■ **Pankreas:** Normalbefund: Organ zur Umgebung scharf abgrenzbar, nicht aufgetrieben, homogene Parenchymstruktur, Pankreasgang (D. wirsungianus) < 1 mm. Fragestellungen: Pankreatitis? Pankreasraumforderung? Erweiterter D. wirsungianus?	Pankreaskopf (Caput) erscheint ödematös aufgetrieben, unscharf gegenüber der Umgebung abgegrenzt. Pankreas-Körper und Pankreas-Schwanz nur schlecht darstellbar. Pankreasparenchym inhomogen ohne Verkalkungen, D. wirsungianus im Bereich des Caput auf ca. 3 mm erweitert.
	■ **Milz:** Größenbestimmung	Größenausdehnung der Milz 10 × 4 cm (↔).
	■ **Aszites:** Detektion und ggf. Quantifizierung	Kein Aszites.
	■ **Nieren:** Bestimmung der Morphologie	Nierenmorphologie bds. normal
Röntgen-Übersichtsaufnahme des Abdomens	Wichtige, einfach durchzuführende (kostengünstige) und rasch verfügbare Diagnostik, die der Sonografie als **zweiter** Schritt folgen sollte: Ausschluss von Perforationen gastrointestinaler Hohlorgane (z.B. perforierendes Duodenalulcus) oder Ileus als wichtige Differenzialdiagnose kolikartiger Oberbauchschmerzen	Keine freie Luft im Abdomen, keine Spiegelbildungen im Darmlumen (somit kein Ileus), leicht meteoristisch aufgeblähtes Colon transversum

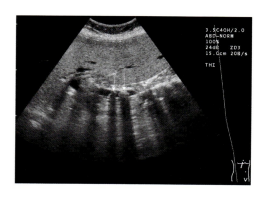

Abb. 3.3 Sonografische Darstellung des erweiterten Ductus hepatocholedochus (DHC) mit Nachweis von 2 Konkrementen (↓) mit typischer dorsaler Schallauslöschung

3.5 Apparative Diagnostik

diagnostische Methode	Indikation und Sinn der Untersuchung	Ergebnisse der Patientin
ERC(P) (endoskopisch retrograde Cholangiopankreatikografie)	Der dritte und finale Schritt in der bildgebenden Diagnostik. Kombinierte endoskopisch-radiologische Untersuchung: Retrograde transpapilläre Darstellung der Gallengänge (ggf. mit Pankreasgangsystem) über die Applikation von (wasserlöslichem) Kontrastmittel unter Durchleuchtung. Höchste Sensitivität und Spezifität für den Nachweis von Gallengangsteinen (97%) (Sonografie und CT jeweils nur 30–40%) und Gallengangsveränderungen. Durch die Möglichkeit zu sofortigen therapeutischen Maßnahmen (z.B. Papillotomie und endoskopische Steinextraktion), stellt die ERC(P) die **Methode der Wahl bei Verdacht auf Gallengangsteine und Hinweisen für das Vorliegen einer biliären Pankreatitis dar.** (s. Infobox 3.4)	Deutliche Erweiterung der intra- und extrahepatischen Gallenwege. Der Ductus hepatocholedochus (DHC) ist bis auf 12 mm erweitert, im Lumen zeigen sich mehrere Kontrastmittelaussparungen (s. Abb. 3.4), die in der Folge als Gallengangskonkremente identifiziert werden können. Gallengangsystem glatt begrenzt, auf die Darstellung des Pankreasgangsystems wird bewusst verzichtet (Gefahr der post-ERCP Pankreatitis). Im Rahmen der Untersuchung Entfernung der Konkremente aus dem Gallengang. Danach freier/unbehinderter Kontrastmittelabstrom aus der Papilla Vateri in das Duodenum.

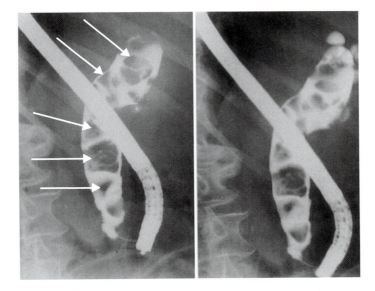

Abb. 3.4 ERC mit multiplen Konkrementen/Kontrastmittelaussparungen (↓) im Ductus hepatocholedochus

Infobox 3.4

Indikationen, Kontraindikationen und Komplikationen von ERC(P) und endoskopischer Papillotomie

ERC (endoskopisch retrograde Cholangiografie)	ERP (endoskopisch retrograde Pankreatikografie)
Indikationen	
■ Posthepatische Cholestase, z.B. durch Choledocholithiasis ■ Gallenwegserkrankungen: z.B. primär sklerosierende Cholangitis (PSC) im Verlauf mit ggf. Therapie von Stenosen/Strikturen oder bei Verdacht auf cholangiozelluläres Karzinom als Komplikation der PSC ■ erhöhte Leberwerte bei chronisch entzündlichen Darmerkrankungen (v.a. Colitis ulcerosa) zur Frage einer begleitend vorliegenden PSC ■ Verdacht auf akute biliäre Pankreatitis	■ Verdacht auf Pankreastumor ■ Verdacht auf chronisch rezidivierende Pankreatitis ■ traumatische oder postoperative Pankreasläsionen ■ endoskopische Therapie von Pankreaserkrankungen: Gangsteine, Stenosen, Zysten

absolute Kontraindikationen

- unkooperativer Patient, bei dringender Indikation evtl. Durchführung der Untersuchung in Vollnarkose

relative Kontraindikationen

- schwere Herzrhythmusstörungen
- Herzinfarkt innerhalb der letzten 3 Monate
- großes Bauchaortenaneurysma
- Unzugänglichkeit der Papilla Vateri (z.B. biliodigestive Anastomose)
- nicht korrigierbare Gerinnungsstörung

Komplikationen

- Gesamtkomplikationsrate ca. 2%, Letalität 0,1%
- allgemeines Risiko: Endoskopie, Gabe von Sedativa und Kontrastmittel
- akute post-ERCP Pankreatitis (1%)
- Erhöhung von Lipase und Amylase ohne klinisches Beschwerdebild ist häufig und nicht als Pankreatitis zu werten!
- Sepsis: v.a. nach Injektion von Kontrastmittel in ein gestautes Gallengangsystem, ohne dass gleichzeitig die Obstruktion behandelt wird (90% der Fälle mit cholangitischer Sepsis nach ERCP). Die Indikation zur periinterventionellen Antibiotikaprophylaxe wird großzügig gestellt.
- Pankreasabszess nach Darstellung einer Pankreaspseudozyste (0,3%), Pseudozysteninfektionen (9%)

EPT (endoskopische Papillotomie)

Indikationen

- Choledocholithiasis
- akute biliäre Pankreatitis und akute Cholangitis

Kontraindikationen

- unkooperativer Patient, bei dringender Indikation ev. Durchführung der Untersuchung in Vollnarkose
- nicht korrigierbare Gerinnungsstörung

> **Infobox 3.4**

EPT (endoskopische Papillotomie)

Akutkomplikationen (5–10%)

- Gesamtletalität: ca. 3% innerhalb 1 Monat, nur 1% werden direkt der EPT zugerechnet
- akute Blutung (ca. 3%).
- retroperitoneale Perforation (1%)
- akute Pankreatitis und akute Cholangitis (jeweils ca. 3%)
- Notfalloperation (ca. 2,5%), bei 25% der Komplikationen

Spätkomplikationen

- Papillenstenose (ca. 3%)
- Cholangitis (2–7%)
- Cholezystitis bei steinhaltiger Gallenblase (1–9%)
- Steinrezidive im Ductus choledochus (ca. 6%)

3.6 Abschließende Bewertung und Diagnosestellung

Fassen Sie abschließend die Ergebnisse der Diagnostik zusammen!

Die Verdachtsdiagnose einer Choledocholithiasis bei Cholezystolithiasis hat sich bestätigt! Begleitend finden sich als Komplikationen einer Choledocholithiasis die klinischen Zeichen einer akuten Cholangitis und einer akuten biliären Pankreatitis.

Zusammenfassung der Befunde, auf die sich die Diagnose stützt, und Abgrenzung gegenüber anderen Differenzialdiagnosen:

1. **Anamnese/klinische Symptomatik:** Sehr gut vereinbar mit einer „Gallen-Kolik". Risikofaktoren, die ein Gallesteinleiden begünstigen: familiäre Belastung, Adipositas, Fettstoffwechselstörung, mehrfache Mutter, Alter > 40 Jahre, Einnahme eines Östrogenpräparates.
2. **Körperliche Untersuchungsbefunde:** Typische Schmerzlokalisation im rechten Ober-/Mittelbauch, Schmerzen in den Rücken ausstrahlend (DD: Zeichen einer Pankreatitis), Sklerenikterus (Zeichen einer Cholestase), Fieber (Zeichen einer Infektkonstellation, z.B. bei akuter Cholangitis).
3. **Labordiagnostik:** Cholestase (AP, γGT und Bilirubin ↑↑), keine Hämolysezeichen (Hämoglobin ↔), keine Zeichen einer Bilirubin-Konjugationsstörung (Bilirubin direkt > indirekt), Transaminasen leicht erhöht (Zeichen einer leichten hepatitischen Mitreaktion), Leukozytose und CRP-Erhöhung (Zeichen einer Infektkonstellation, z.B. bei akuter Cholangitis), Lipase und Amylase deutlich erhöht (Zeichen einer Pankreatitis, z.B. bei akuter biliärer Pankreatitis), Albumin, Thrombozyten und Quick-Wert im Normbereich (kein Hinweis für Leberfunktionseinschränkung, portale Hypertension oder Gerinnungsstörung).
4. **Apparative Diagnostik:**
   - **Sonografie:** Deutlich erweiterte intra- und extrahepatische Gallengänge (Zeichen eines posthepatischen Galleabflusshindernisses), mehrere kleine Gallenblasenkonkremente, Gallenblasenwand schmal ohne Schichtung oder freie Flüssigkeit um die Gallenblase (keine Zeichen einer akuten Cholezystitis), Pankreaskopf ödematös aufgetrieben und unscharf zur Umgebung abgrenzbar (Zeichen einer ödematösen Pankreaskopfpankreatitis), kein Hinweis auf Leberumbau, portale Hypertension (Milz normal groß, keine Umgehungskreisläufe) oder Abflusshindernis im Bereich der Nieren (DD: Nierenkolik), kein Hinweis auf ein Tumorleiden im Bereich von Pankreas, Leber,

- Gallenwegen oder Gallenblase.
- **Röntgen-Abdomen-Übersicht:** keine freie Luft im Abdomen: kein Hinweis auf Perforation eines abdominellen Hohlorgans.
- Die **ERC** sichert und bestätigt die Diagnose: Nachweis von Konkrementen im Ductus choledochus.

3.7 Therapeutisches Vorgehen

Welche grundsätzlichen Therapieansätze und Behandlungsmöglichkeiten gibt es?

> **Merke**
> Jede Choledocholithiasis erfordert eine Steinentfernung! Das therapeutische Vorgehen hängt von den Begleitumständen ab, z.B. ob gleichzeitig eine Cholezystolithiasis oder eine steinfreie Gallenblase vorliegt, oder ob ein Zustand nach Cholezystektomie besteht.

Generelles Vorgehen

- Die Erfolgsrate der ERC mit endoskopischer Papillotomie und Steinextraktion liegt bei ca. 90 %. Der Abgang der Konkremente aus dem Ductus choledochus erfolgt nach endoskopischer Papillotomie gelegentlich spontan, meist ist allerdings eine Entfernung der Konkremente mittels Durchzug eines Ballonkatheters durch den Gallengang oder einer Drahtschlinge (Dormia-Körbchen zum Einfangen der Konkremente) erforderlich. In ca. 10 % der Fälle ist zur Konkrementenentfernung zusätzlich eine mechanische Fragmentation („Lithotripsie") der Konkremente erforderlich (z.B. bei einem Missverhältnis zwischen Papillotomieostium (max. 10–15 mm), distaler Choledochusweite und Größe des Konkrements). Sollte eine endoskopisch-mechanische Lithotripsie nicht gelingen, so kann über die extrakorporale Stoßwellenlithotripsie (ESWL) eine Steinfragmentierung versucht werden. Voraussetzung dafür ist allerdings ein hoher Kalkgehalt der Konkremente. Eine Alternative dazu wäre die operative (offene) Choledochotomie (z.B. bei begleitend vorliegender Cholezystolithiasis).
- Sollte nach oben genannten endoskopischen Maßnahmen ein unbehinderter Galleabfluss nicht gesichert sein (z.B. bei postinterventioneller oder entzündlicher Stenose der Papillenregion), so kann über die Einlage von Endoprothesen in den Gallengang oder die Anlage einer nasobiliären Sonde (= dünner Plastikkatheter, der in den Ductus choledochus eingelegt wird und die Galle nach extern, über den durch die Nase zurückgeleiteten Katheter, abführt) ein Abfluss der Galle gewährleistet werden.

Therapie bei Zeichen einer bakteriellen Cholangitis

- Generell **antibiotische Mitbehandlung**, wobei nicht erst auf eine Erregersicherung (Blutkulturen) gewartet werden kann und muss: rasche Behandlung erforderlich, übersichtliches Keimspektrum (s.u.). Somit erfolgt die Antibiose zunächst empirisch, z.B. mit einem Gyrasehemmer ggf. in Kombination mit Metronidazol (Alternative: Ureidopenicillin mit Aminoglykosid ggf. in Kombination mit Metronidazol). In > 95 % der Fälle ist damit eine wirksame Therapie gewährleistet. Die häufigsten Erreger der bakteriellen Cholangitis sind: Escherichia coli, Klebsiella pneumoniae, Streptococcus faecalis, Pseudomonas und Bacteroides fragilis.

Therapie der Choledocholithiasis bei gleichzeitiger Cholezystolithiasis

- **asymptomatische Choledocholithiasis ohne Komplikationen:** Zunächst endoskopische Papillotomie mit Beseitigung der Choledocholithiasis, anschließend laparoskopische Cholezystektomie. Sollte bereits von Beginn an feststehen, dass eine offene Cholezystektomie erforderlich ist, so kann auf eine präoperative endoskopische Papillotomie verzichtet werden, die Choledochusrevision erfolgt dann im Rahmen der offenen Cholezystektomie.
- **symptomatische Choledocholithiasis mit akuter Cholangitis und/oder schwerer akuter biliärer Pankreatitis:** Sofortige endoskopische Papillotomie mit Beseitigung der Choledocholithiasis (unbehandelt Mortalität bis 90 %!). Sollte eine biliäre Pankreatitis ohne Hinweis auf eine

noch bestehende Cholestase (z.B. nach stattgehabtem Steindurchtritt) vorliegen, so bringt die sofortige ERC(P) keinen Vorteil gegenüber einer zunächst konservativen Therapie. Nach Abheilung der akuten Cholangitis und/oder biliären Pankreatitis erfolgt in der Regel laparoskopisch oder offen die Cholezystektomie.

Therapie der Choledocholithiasis bei steinfreier Gallenblase
- **Patienten > 50 Jahre:** Endoskopische Papillotomie mit Steinextraktion ohne nachfolgende Cholezystektomie
- **Patienten < 50 Jahre:** Cholezystektomie sollte in Erwägung gezogen werden: Abwägung des Operationsrisikos gegenüber möglichen Komplikationen in einem bestimmten Zeitraum, z.B. das Auftreten einer akuten Cholezystitis.

Therapie der Choledocholithiasis nach erfolgter Cholezystektomie
- Endoskopische Papillotomie mit Steinextraktion

Welche Therapie kommt bei Ihrer Patientin in Frage? Begründen Sie Ihre Entscheidung!

In der bei der Patientin geschilderten Konstellation liegt eine Cholestase bei Choledocholithiasis mit den Komplikationen einer akuten Cholangitis und einer akuten biliären Pankreatitis vor. Entscheidend für den weiteren Verlauf der Erkrankung ist nun eine **sofortige** Wiederherstellung des Galleabflusses, da ein Zuwarten das Risiko der Entwicklung einer schweren Cholangiosepsis (unbehandelt Letalität bis 90%!) sowie einer Verschlechterung der Pankreatitis (z.B. Entwicklung einer nekrotisierenden Pankreatitis) in sich birgt. Therapie der Wahl ist die sofortige ERC mit Steinextraktion. Begleitend sollte eine antibiotische Therapie, z.B. in Kombination eines Gyrasehemmers mit Metronidazol, begonnen werden. Die antibiotische Therapie wird im Hinblick auf das im Rahmen einer akuten bakteriellen Cholangitis vorkommende Keimspektrum (s.o.) empirisch gewählt. Blutkulturen müssen vor Beginn der antibiotischen Therapie abgenommen werden. Auf eine ausreichende parenterale Flüssigkeitssubstitution muss geachtet werden.

Wie geht es bei Ihrer Patientin weiter? Ist eine ambulante Behandlung gerechtfertigt?

Das bei der Patientin vorliegende Krankheitsbild ist schwerwiegend und bedarf in jedem Fall zunächst einer stationären Therapie und Überwachung. Nach erfolgreicher ERC sollte der Verlauf unter stationären Bedingungen beobachtet werden. Es ist dabei auf eine Rückbildung der klinischen Symptomatik der Cholestase sowie der Cholangitis und Pankreatitis zu achten. In der Regel reichen dafür die tägliche Visite, Laborwertkontrollen (Cholestaseparameter, Pankreasenzyme und Entzündungsparameter) sowie sonografische Verlaufskontrollen (Gallenwege und -blase, Pankreas, Leber) aus. Nach vollständiger Rückbildung der klinischen Symptomatik und weitgehender Normalisierung der Befunde sollte möglichst frühzeitig eine laparoskopische (ggf. offene) Cholezystektomie angestrebt werden (direkte Weiterverlegung in die Chirurgie zur Cholezystektomie). Als Nebenaspekt sollte der Patient prinzipiell zu einer Gewichtsabnahme, einer fettarmen Diät und regelmäßiger körperlicher Bewegung geraten werden. Da auch nach einer erfolgreichen Cholezystektomie das Risiko einer erneuten Steinbildung im Bereich der Gallenwege nicht völlig ausgeschlossen ist, sollte die Patientin über diesen Sachverhalt und über die möglichen Symptome sowie über die Notwendigkeit des sofortigen Aufsuchens eines Arztes bei entsprechender Rezidiv-Symptomatik aufgeklärt werden.

Steckbrief

Choledocholithiasis

Englische Bezeichnung: Choledocholithiasis

Definition
Cholelithiasis mit Steinsitz im Ductus (hepato)choledochus (DHC). Die Konkremente können begleitend mit einer Cholezystolithiasis, oder auch nach Cholezystektomie als operativ übersehene Residualsteine oder neu gebildete Konkremente und selten als isolierte Gallengangsteine bei steinfreier Gallenblase beobachtet werden.

Epidemiologie
In Deutschland ist mit etwa 9 Mio. Gallensteinträgern in der Gallenblase allein und/oder in den Gallenwegen zu rechnen. Bei den meisten sind die Gallensteine asymptomatisch. Die gleichzeitige Choledocholithiasis bei Cholezystolithiasis ist altersabhängig und findet sich bei 5% der 30-jährigen, 15% der 60-jährigen und 45% der 80-jährigen Patienten. Umgekehrt haben 95% der Patienten, die eine Choledocholithiasis aufweisen, begleitend eine Cholezystolithiasis.

Ätiologie und Pathophysiologie
Konkremente, die sich aus Bestandteilen der Galle zusammensetzen („lithogene Galle"), meist in der Gallenblase gebildet werden und in die Gallengänge einwandern oder sich direkt in den Gallenwegen bilden (selten) und zu einem partiellen oder vollständigen Verschluss der Gallenwege mit Aufstau der Gallenflüssigkeit führen (Haupttypen von Gallensteinen, s. Infobox 3.1).

Risikofaktoren (s. Infobox 3.1)
- Alter > 30-40 Jahre
- Fettstoffwechselstörung
- weibliches Geschlecht
- Adipositas
- Zahl der Schwangerschaften
- familiäre Belastung
- chronisch entzündliche Darmerkrankungen
- Medikamente (z.B. Östrogene, Clofibrat)

Klinik
- 50-80% der Patienten entwickeln Symptome, 10-20% bleiben symptomfrei
- „Gallen-Kolik" mit typischer Charcot-Trias: Schmerzen im rechten Oberbauch, Fieber, Ikterus

Komplikationen der Choledocholithiasis
- **Cholestase (Verschlussikterus)**
  - Bilirubinwerte meist < 10 mg/dl
  - Fluktuierender Verlauf des Ikterus durch intermittierend eingeklemmte Konkremente im DHC mit Papillenödem und spontane Abgänge der Konkremente in das Duodenum.
- **akute biliäre Pankreatitis**
  - **Pathogenese**: DHC und Ductus wirsungianus münden in der Regel auf dem Weg zur Papilla Vateri in einem gemeinsamen Ausführungsgang. Konkremente im DHC können bei Passage durch oder Obstruktion des Papillenostiums (z.B. durch ein präpapilläres Konkrement) durch eine Druckerhöhung mit Reflux von Galleflüssigkeit in das Pankreasgangsystem eine akute Pankreatitis auslösen. Meist sind die auslösenden Konkremente klein (< 3-4 mm), da kleine Konkremente leichter aus der Gallenblase in das Gangsystem wandern können.
  - **begünstigende Faktoren**: weiter Ductus zysticus, langer gemeinsamer Kanal von DHC und Ductus wirsungianus
  - **Parameter, die auf das Vorliegen einer akuten Pankreatitis biliärer Genese hinweisen**: hohe Bilirubinwerte (> 2 mg/dl), hohe AP (> 225 IU/l), hohe γGT (> 250 IU/l), Alter > 70 Jahre
  - **Therapie**: Bei schwerer biliärer Pankreatitis ist die rasche Durchführung einer ERCP und bei Steinnachweis eine endoskopische Papillotomie erforderlich.
- **Cholangitis (Cholangiosepsis) und Leberabszess**
  - Durch Obstruktion des DHC kommt es zur Unterbrechung des normalen Galleflusses und dementsprechend zur Stase der Galle. Dadurch werden aszendierende Keimbesiedelungen der Gallenwege aus dem Darm begünstigt und es kommt zu einer akuten Cholangitis.
  - Bei fehlender Therapie besteht ein hohes Risiko zur Ausbildung einer Cholangiosepsis.
  - Breitet sich die Infektion innerhalb der Leber aus, so droht die Gefahr einer Leberabszess-Bildung.
- **sekundär biliäre Zirrhose**
  - Bei etwa 10% der Patienten mit andauernden Gallengangsobstruktionen

Steckbrief

> 1 Jahr und begleitenden rezidivierenden Cholangitiden.
- Die chronische Entzündung der Gallengänge führt unter anderem zur Ausbildung von Gallengangsstrikturen, zur Zerstörung der kleinen Gallengänge mit Ausbildung einer Fibrose der Portalfelder und nachfolgender sekundärer Leberzirrhose.

Diagnostik
- Anamnese (s. Abschnitt 3.1)
- körperliche Untersuchung (s. Abschnitt 3.2)
- Laborparameter (s. Abschnitt 3.3)
  - GOT, GPT, γGT, AP, Bilirubin gesamt und direkt
  - Lipase und Amylase
  - INR (Quick-Wert), Albumin
  - kleines Blutbild
  - CRP
  - Anlage von Blutkulturen
  - bei Tumorverdacht: CA19-9
- Apparative Diagnostik (s. Abschnitt 3.5)
  - Abdomensonografie mit Farb-Duplex-Sonografie der Lebergefäße: Gallengangserweiterung? Konkremente? Raumforderungen? Hinweise auf chronische Leerschädigung?
  - Röntgen-Übersichtsaufnahme des Abdomens: Perforation? Ileus?
  - ERC(P) oder alternativ PTC: Steinnachweis (s. Infobox 3.4)
  - unklarer sonografischer Befund: CT Abdomen, MRCP
  - Tumorverdacht: MRT des Oberbauchs, Endosonografie

Differenzialdiagnosen
- **maligne oder benigne Tumorerkrankungen der Leber und Gallenwege, der Papillenregion, des Duodenums oder des Pankreas:** Sehr häufig schmerzloser Ikterus; chronische Oberbauchschmerzen und Gewichtsverlust einige Wochen und Monate vor der akuten Ikterussymptomatik.
- **parasitär bedingte Obstruktion der Gallenwege**: Symptomatik sehr ähnlich wie bei steinbedingtem Verschluss. Hier hilft die Anamnese mit Angabe eines Auslandsaufenthaltes in Regionen mit entsprechend hoher Prävalenz für solche Infektionen, die in unseren Breiten eine Rarität darstellen.
- **akute oder chronische Pankreatitis**: Ausbildung von großen Pseudozysten möglich, die zu einer Gallengangsobstruktion führen: Typische klinische Befunde in Labor und Bildgebung.
- **primär sklerosierende Cholangitis**: Schleichender, langsam progredienter Verlauf mit häufig nur uncharakteristischen rechtsseitigen Oberbauchbeschwerden und erst im fortgeschrittenen Stadium Auftreten eines Ikterus.

Therapie
Siehe Abschnitt 3.7
- Konkrementfernung aus dem Gallengang, meist mittels ERC und endoskopischer Papillotomie, ggf. Laparotomie mit Choledochotomie
- bei Verdacht auf entzündliche Komponente antibiotische Therapie

Prognose
- bei rascher Diagnosestellung und Einleitung entsprechender therapeutischer Maßnahmen insgesamt günstig
- Cholangiosepsis: **unbehandelt** Letalität von ca. 90%
- rezidivierende Gallengangssteine bzw. rezidivierende Cholangitiden: Risiko eines chronischen Gallengangsschadens unter dem Bild einer sekundär sklerosierenden Cholangitis bis hin zur sekundär biliären Zirrhose. In der Folge können die Komplikationen der Leberzirrhose bis hin zu einer Lebertransplantation führen (s. Fall 2 Leberzirrhose).

Ihr Alltag

Ein 63-jähriger Patient kommt zu Ihnen in die Notfallambulanz und beklagt ausgeprägte kolikartige Schmerzen im rechten Oberbauch; zusätzlich 39,5 °C Fieber mit Schüttelfrost, Ikterus. Die Schmerzen seien vorgestern erstmals aufgetreten, seither rasche Zustandsverschlechterung. Der Patient gibt an, die Symptomatik zu kennen: Vor 12 Jahren ähnliche Konstellation, damals Diagnose einer akuten Gallenblasenentzündung, nachfolgend Cholezystektomie, seither beschwerdefrei. Bei der körperlichen Untersuchung ausgeprägte Druckschmerzen im rechten Oberbauch, sonst keine weiteren Auffälligkeiten. Puls regelmäßig mit 135/min, RR systolisch 95 mmHg; damit positiver Schock-Index. Die Labordiagnostik liefert folgende Befunde: Hb 12,7 g/dl, Leukozyten 21.000/µl, Thrombozyten 95.000/µl, INR 2,5, PTT 39 sec, Kreatinin 1,7 mg/dl, Gesamteiweiß 8,2 g/dl, Albumin 3,6 g/dl, Gesamt-Bilirubin 6,6 mg/dl, Bilirubin direkt 4,6 mg/dl, GOT 225 U/l, GPT 197 U/l, AP 369 U/l, γGT 447 U/l, Lipase 137 U/l, CRP 13,6 mg/dl.

Fragen

1. Wie lautet Ihre Verdachtsdiagnose?
2. Welche Diagnostik schlagen Sie vor, um die Diagnose zu sichern?
3. Handelt es sich aus Ihrer Sicht hier um einen Notfall mit dringlicher Handlungsindikation?
4. Was tun Sie jetzt bei gesicherter Diagnose?

Lösungen

1. Choledocholithiasis mit Cholangitis und Cholangiosepsis bei Z.n. Cholezystektomie
2. Abdomensonografie mit Farb-Duplex-Sonografie der Lebergefäße und Röntgenübersichtsaufnahme des Abdomens
3. Ja, dies ist ein Notfall mit dringlicher Handlungsindikation.
4. Nach Kreislaufstabilisierung (alleinige Volumengabe zunächst ausreichend) wird notfallmäßig eine ERC durchgeführt, die einen im mittleren Drittel des DHC eingeklemmten Gallengangsstein zur Darstellung bringt, der mittels Dormiakörbchen geborgen wird. Andere Auffälligkeiten des Gallengangssystems finden sich nicht. Der Patient wird nachfolgend intensivmedizinisch überwacht und erhält eine Antibiose mit einem Gyrasehemmer (Therapie der Cholangiosepsis). Er entfiebert schnell und kann am nächsten Tag auf Normalstation verlegt werden. Bei Beschwerdefreiheit wird im Verlauf ein Kostaufbau eingeleitet. Der Patient wird mobilisiert und kann innerhalb weniger Tage wieder entlassen werden (mit der Maßgabe der sofortigen Wiedervorstellung bei neuerlicher Symptomatik).

Infobox 3.5

Cholezystolithiasis

Asymptomatische Gallensteine

- Meist keine Therapie nötig
- Indikationen für Cholezystektomie bei asymptomatischer Cholezystolithiasis (erhöhtes Risiko für Gallenblasenkarzinome)
  - Verkalkungen der Gallenblasenwand oder sog. Porzellangallenblase (komplett homogen verdickte und verkalkte Gallenblasenwand meist als Folge einer chronischen Cholezystitis)
  - sehr große Steine (> 3 cm)
  - Sichelzellanämie: Diese Patienten werden im Verlauf häufig symptomatisch.

Biliäre Kolik

- **Pathomechanismus**: Ein plötzlicher Verschluss des Ductus zysticus oder des DHC verursacht eine verstärkte Muskelkontraktion der Gallenblase und eine verstärkte Sekretion der Gallenblasenschleimhaut. Die Dehnung der Gallenblase und der Druckanstieg in der Gallenblase führen zur biliären Kolik.
- **Klinik**: Der Schmerz tritt plötzlich auf, steigert sich zu einem Maximum und verbleibt in plateauartiger Intensität über 15 min bis zu 5 Stunden. Der Hauptschmerz ist im Epigastrium oder rechten Oberbauch lokalisiert. Bei 80% der Patienten liegt begleitend Übelkeit vor, bei 45% kommt es zum Erbrechen.
- **Therapie**: Therapie der Wahl ist die laparoskopische Cholezystektomie (bei Komplikationen ggf. offene Cholezystektomie). Vor einer laparoskopischen Cholezystektomie muss eine Choledocholithiasis ausgeschlossen werden! Besteht auch nur der geringste Verdacht auf eine Choledocholithiasis, so sollte präoperativ eine ERC durchgeführt werden. Bei milden oder in der Frequenz sehr seltenen „biliären Koliken" ohne Komplikationen oder bei erhöhtem Operationsrisiko können konservative Therapieverfahren versucht werden: z.B. orale Litholyse (Steinauflösung) mit Gallensäuren (z.B. Ursodeoxycholsäure), wobei nur Gallensteine mit hohem Cholesteringehalt (> 70%) auf diese Therapie ansprechen. Ein anderes konservatives Verfahren ist die ESWL (Extrakorporale Stoßwellenlithotripsie = „Steinzertrümmerung") mit begleitender oraler Gallensäurebehandlung. Dieses Verfahren ermöglicht auch die konservative Behandlung von Gallensteinen mit höherem Kalkgehalt.

„Akute Galle"

- **Klinik**: zusätzlich zu biliären Koliken Abwehrspannung, Fieber und Leukozytose
- **Ursache**: meist akute Cholezystitis
- **Komplikationen**
  - Abszessbildung
  - Gangrän oder Empyem
  - freie Perforation der Gallenblase
  - Choledocholithiasis (häufig)
  - akute Cholangitis (häufig)
  - akute Pankreatitis (häufig)
  - Gallenblasenhydrops (selten)
  - Mirizzi-Syndrom (selten, s. Infobox 3.3)
  - Porzellangallenblase (selten, s.o.)
  - Gallensteinileus: Darmverschluss durch einen Gallenstein (selten)
  - bilio-enterische Fistel: Ein Gallenstein erodiert die Gallenblasenwand zum benachbarten Hohlorgan, (z.B. Duodenum, Kolon), das durch entzündliche Verwachsungen an der Gallenblase adhärent ist (selten).
- Die **Therapie** richtet sich nach dem klinischen Bild bzw. den vorliegenden Komplikationen:
  - Choledocholithiasis: Innerhalb weniger Stunden Behandlung mittels ERC unter antibiotischer Begleittherapie, danach sofortige oder frühelektive (laparoskopische) Cholezystektomie
  - Gallenblasenabszess, -empyem, -gangrän oder -perforation: Sofortige offene Cholezystektomie
  - akute Cholezystitis: Cholezystektomie nach 24-48 h; begleitend antibiotische Therapie (z.B. Gyrasehemmer ggf. in Kombination mit Metronidazol, alternativ Ureidopenizilline + Aminoglykoside ggf. in Kombination mit Metronidazol).

Fall 4

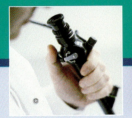 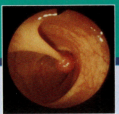 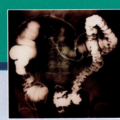

Ulrich M. Lauer

Fall 4

47-jähriger Patient mit Schockzeichen – Medizinische Notaufnahme, Einweisung mit Notarzt unter laufender Infusion einer Elektrolytlösung

Der Patient hat am Morgen auf seiner Arbeitsstelle einen „Kollaps" erlitten. Er berichtet, dass er sich seit mehreren Tagen müde und kraftlos fühlt. Seine Frau habe ihm gesagt, dass er ziemlich blass aussehen würde. Er habe auch seit dem Vortag bei Anstrengung nicht genug Luft bekommen. In der Arbeit sei ihm dann „schwarz vor Augen" geworden und er sei umgefallen. Zusätzlich bestehe seit ca. 1 Woche ein Druckgefühl im Oberbauch. Aus der Vorgeschichte sind keine wesentlichen Vorerkrankungen bekannt. Jetzt geht es ihm richtig schlecht. Er ist sehr unruhig und kaum ansprechbar. Der Notarzt berichtet von einem positiven Schock-Index.

An welche möglichen Ursachen der Beschwerden denken Sie? Beachten Sie dabei: Häufiges ist häufig, Seltenes ist selten!

Die vom Patienten angegebenen Beschwerden lassen in erster Linie an eine anämiebedingte Kreislaufinsuffizienz mit den typischen Symptomen Dyspnoe und Kollaps denken. Da zusätzlich seit wenigen Tagen Oberbauchbeschwerden bestehen, könnte eine gastrointestinale Blutung (GI-Blutung) mit Lokalisation im oberen GI-Trakt vorliegen. Auch wenn keine Vorerkrankungen bekannt sind, muss differenzialdiagnostisch an eine kardiale oder pulmonale Genese der Beschwerden gedacht werden.

4.1 Anamnese

Was würden Sie jetzt vom Patienten wissen wollen, welche Fragen stellen Sie ihm gezielt zusätzlich zu der normalen internistischen Anamnese?

In der hier ganz offensichtlich vorliegenden Notfallsituation müssen Sie zweischrittig vorgehen:

- Problemzentrierte und im Umfang stark eingeschränkte Anamnese und körperliche Untersuchung mit dem Ziel, rasch die Ursachen der akuten Problematik zu erfassen und den Patienten zu stabilisieren. Parallel dazu läuft die Erfassung der Vitalparameter sowie die Blutentnahme, die im Labor bevorzugt („Notfalllabor") und beschleunigt bearbeitet wird.
- Vervollständigung von Anamnese und körperlicher Untersuchung nach Stabilisierung des Patienten.

> **Merke:** Auch in einer Notfallsituation sind **Anamnese und körperliche Untersuchung** der eigentliche Schlüssel zur Diagnosestellung!

Die wichtigsten Fragen und Untersuchungsschritte finden Sie unmittelbar hier im Anschluss, aber überlegen Sie erst einmal selber!

4.1 Anamnese

Frage	Hintergrund der Frage	Antwort des Patienten
Dringend in der Notfallsituation erforderliche Fragen		
Wann genau haben die Symptome begonnen?	Akuter oder chronischer Verlauf der Erkrankung?	Mein Druckgefühl im Oberbauch besteht seit etwa 1 Woche, so richtig müde bin ich seit 2–3 Tagen. Die Müdigkeit nimmt beständig zu. Sobald ich mich auch nur ein bisschen anstrenge, schnaufe ich wie ein Dampfross.
Wo genau sind die Schmerzen? Strahlen sie irgendwohin aus?	Versuch einer Abgrenzung gastrointestinale vs. kardiale oder pulmonale Symptomatik	Also, dieser Druck ist ziemlich genau hier oben unter dem Brustbein, aber eigentlich nur hier. Diese Schmerzen ziehen nirgendwo anders hin.
Hatten Sie stechende Schmerzen beim Atmen? Hatten Sie ein Druckgefühl über der Brust oder das Gefühl einer Herzenge? Haben Sie unter Belastung (z.B. beim Treppensteigen) nicht mehr so viel Luft bekommen wie zuvor?	Versuch einer weiteren Abgrenzung der Symptomatik (z.B. Lungenarterienembolie, koronare Herzerkrankung)	Die Schmerzen sind eigentlich immer da, egal was ich mache, also nachts und auch wenn ich arbeite. Unter Belastung ändert sich an dem Druckgefühl nicht wirklich etwas, ich bekomme aber weniger Luft.
Sind die Schmerzen abhängig von der Nahrungsaufnahme?	Hinweis auf Ulkuskrankheit: Magenulkus = postprandialer Schmerz, Duodenalulkus = Nüchternschmerz (s. Infobox 4.5)	Nach dem Essen ändert sich gar nichts, es ist genau so schlimm wie vorher.
Sind Ihnen Stuhlveränderungen aufgefallen?	Hinweis auf GI-Blutung: ■ Melaena („Teerstuhl"): schwarzglänzender, klebriger Stuhl mit charakteristischem Geruch, v.a. bei oberen GI-Blutungen ■ Hämatochezie: Peranales Absetzen von (hellrotem) Frischblut vermischt mit Stuhl oder als Auflagerung, bei unteren GI-Blutungen oder massiven oberen GI-Blutungen (s. Infobox 4.1)	Ja, ich musste die letzten Tage viel häufiger als sonst zur Toilette gehen. Mein Stuhl war weicher als sonst, die Farbe war viel dunkler als gewöhnlich, eigentlich pechschwarz und er hat so komisch gerochen. Ich weiß auch nicht, was das ist.
Haben Sie erbrochen? War Blut oder kaffeesatzartige Substanz dabei?	Hinweis auf eine obere GI-Blutung: blutiges oder kaffeesatzartiges Erbrechen (kleinbröckelig-schwarz aussehendes denaturiertes Hämatin; s.u.)	Nein, ich habe zwar immer wieder so ein Gefühl des Unwohlseins und der Übelkeit gehabt, aber hochgekommen ist nichts.
Nehmen Sie regelmäßig Medikamente ein? Insbesondere auch Schmerzmittel?	Hinweis auf medikamenteninduzierte Ulcera des GI-Traktes (s. Infobox 4.5)	Nein, Tabletten nehme ich sonst eigentlich nicht regelmäßig ein. Seit einigen Wochen habe ich allerdings richtig starke Rückenschmerzen, sodass ich sehr viele Schmerztabletten genommen habe. Das, was ich verschrieben bekommen habe, heißt, glaube ich, Ibuprofen.
Gibt es in Ihrer Familie Herzerkrankungen oder Bluthochdruck?	Hinweis auf familiäre Belastung als kardiovaskulärer Risikofaktor.	Nein, also am Herzen hat keiner von uns etwas.

Frage	Hintergrund der Frage	Antwort des Patienten
Nach Kreislaufstabilisation zu stellende Fragen		
Was sind Sie von Beruf?	Toxische Ursachen der Symptomatik, die beispielsweise auf einen Umgang mit Chemikalien oder ähnliches zurückgeführt werden können	Ich bin Vertreter und viel mit dem Auto unterwegs und arbeite abends lange am Computer, um meine ganze Korrespondenz zu erledigen. Manche Tage bin ich richtig kaputt und kann auch gar nicht mehr richtig schlafen und mich wieder erholen.
Rauchen Sie?	Weitere Suche nach kardiovaskulären Risikofaktoren, zusätzlich Begünstigung einer Ulkusentstehung	Ja, so im Schnitt 2 Schachteln Zigaretten am Tag, manchmal auch mehr.
Trinken Sie regelmäßig Alkohol?	Begünstigung der Ulkusentstehung, Ursachen für toxische Organschädigungen (z.B. dilatative Kardiomyopathie, Leberzirrhose)	Unter der Woche bin ich beruflich viel mit dem Auto unterwegs, sodass ich nichts trinke, am Wochenende dann vielleicht so 1–2 Bier insgesamt.
Wie ist Ihr Appetit? Haben Sie in letzter Zeit abgenommen?	Hinweise auf eine tumorbedingte Symptomatik, evtl. einhergehend mit tumorbedingter Anämie (meist längerer Beschwerdezeitraum)	Mein Gewicht ist immer gleich, so um die 80 kg. Mein Appetit ist auch die letzten Tage gut gewesen, obwohl ich aufgrund dieser Druckschmerzen schon etwas weniger gegessen habe.
Hatten Sie Fieber?	Hinweis auf eine entzündungs-bedingte Anämie	Ich habe meine Temperatur nicht gemessen, bin mir aber sicher, dass ich kein Fieber hatte.
Was könnte Ihrer Meinung nach Auslöser der aktuellen Probleme sein?	Verarbeitung der Situation, Ängste des Patienten	Ich glaube, dass ich mir in letzter Zeit beruflich zu viel zugemutet habe. Ich komme kaum noch zum Ausspannen, vielleicht rebelliert jetzt einfach mein Körper.

Fassen Sie die wesentlichen aus der ersten Inspektion und Anamnese gewonnenen Erkenntnisse zusammen! Interpretieren Sie in diesem Zusammenhang die erhobene Risikofaktorenkonstellation!

Der Patient wird nach Kollaps bei anhaltender Kreislaufinsuffizienz (Befund des Notarztes) bei seit 1 Woche bestehenden Oberbauchbeschwerden (Druckgefühl), Absetzen von Teerstuhl und konsekutiv zunehmender Belastungsdyspnoe eingeliefert. Die Vermutung liegt nahe, dass diese Symptomatik wie auch eine bei der ersten Inspektion offensichtliche Anämie (s. Abschnitt 4.2) aus einer oberen GI-Blutung (stattgehabt oder auch noch andauernd) her resultiert. Für diese Hypothese spricht auch, dass der Patient in letzter Zeit regelmäßig Ibuprofen einnimmt und starker Raucher ist, beides Risikofaktoren für die Entstehung von Magen- und Duodenalulcera. Hinweise auf eine koronare Herzerkrankung oder eine Lungenarterienembolie ergeben sich nicht. Der Patient verneint glaubhaft einen regelmäßigen starken Alkoholkonsum und führt seine Beschwerden auf seine in letzter Zeit starke berufliche Stressbelastung zurück.

Die aus der Anamnese gewonnenen Befunde müssen verwendet werden, um die nachfolgende Diagnostik gezielt zu planen.

Infobox 4.1

Nomenklatur gastrointestinaler Blutungskorrelate

	Symptomatik	Ursachen
Hämatemesis	Erbrechen von (Frisch-)Blut. Nach Kontakt mit der Magensäure wird das Blut zu Hämatin denaturiert, flockt zu kleinen braun-schwarzen Krümeln aus und erscheint wie „Kaffeesatz". Ausnahme: Achlorhydrie oder massive Blutung.	Blutungen im Nasen-Rachen-Raum, Ösophagus (z.B. Varizen), Magen (z.B. Varizen, Ulzera, Erosionen, Karzinom) oder Duodenum (z.B. Ulzera, Erosionen). Selten auch Spätsymptom bei Mesenterialvenenverschluss.
Melaena „Teerstuhl"	Durch bakteriellen Abbau des Hämoglobins schwarz glänzender, klebriger Stuhlgang mit charakteristischem Geruch.	V.a. Blutungen aus dem oberen GI-Trakt.
Hämatochezie	Peranales Absetzen von Frischblut, Stuhl vermischt mit Blutstuhl oder blutige Auflagerungen auf dem Stuhl (hellrote Farbe).	V.a. Blutungen aus dem unteren GI-Trakt, z.B. Hämorrhoiden.

4.2 Körperliche Untersuchung

Wie gehen Sie bei der körperlichen Untersuchung vor, worauf achten Sie besonders und warum?

besonders achten auf	mögliche Befunde/Hinweise	Befunde des Patienten
Gesamteinschätzung des Zustandes des Patienten	Hinfälligkeit, Kraftlosigkeit, Müdigkeit, Konzentrationsschwäche, Gangunsicherheit, Schwindel, Ruhedyspnoe.	Verlangsamung aller körperlichen Aktionen, möglicherweise im Sinne eines Vermeidungsverhaltens; Belastungs- jedoch keine Ruhedyspnoe; eingeschränkte Konzentrationsfähigkeit.
Anämiezeichen	Hinweis auf akuten oder chronischen Blutverlust.	Konjunktiven ausgesprochen blass, Schleimhäute ebenfalls. Die Haut ist jedoch intensiv gebräunt (Sonnenstudio!).
Kreislaufparameter	Beurteilung der Akuität der Kreislaufinsuffizienz anhand von Blutdruck (RR) und Herzfrequenz (HF) (s. Infobox 4.2).	RR 90/60 mmHg HF 120/min, regelmäßig Schock-Index 1,3: manifester Schock
Cor/Pulmo	Hinweise auf strukturelle Veränderungen an Herz oder Lunge, die die Symptomatik erklären könnten.	ohne pathologischen Befund

besonders achten auf	mögliche Befunde/Hinweise	Befunde des Patienten
Abdomen	Überprüfen der Schmerzlokalisation und eines möglicherweise vorliegenden Peritonismus (Perforation), Suche nach Resistenzen (Tumor), Hinweise auf strukturelle Veränderungen der Abdominalorgane.	Druckschmerz streng epigastrisch, keine Resistenz tastbar, Bauch weich, keine Abwehrspannung, kein Loslassschmerz (damit kein Anhalt für Peritonismus), Darmgeräusche regelrecht, Leber mit normaler Größenausdehnung in der rechten Medioclavicularlinie, Milz nicht tastbar.
rektal-digitale Untersuchung	Hinweise auf GI-Blutung, Rektumkarzinom oder veränderte Prostatamorphologie (s. Infobox 4.1).	Sphinktertonus normal; Prostata unauffällig; keine Resistenz tastbar; Ampulle mit weichem Stuhl gefüllt; am Fingerling eindeutig Teerstuhl (Melaena), keine Hämatochezie.
Extremitäten	Hinweis auf eine Rechts- oder Globalherzinsuffizienz oder eine Beinventhrombose, die eine Lungenarterienembolie verursacht haben könnte.	Pulse allseits palpabel, keine Thrombosezeichen, keine Bein- oder Knöchelödeme.

Bewerten Sie die erhobenen Befunde in der Zusammenschau mit der Anamnese! Welche weitere Diagnostik veranlassen Sie und warum?

Die Anamnese und die Ergebnisse der körperlichen Untersuchung sprechen sehr für eine obere GI-Blutung (stattgehabt oder andauernd) mit ausgeprägtem Blutverlust, der sich kreislaufwirksam auswirkt. Aufgrund der epigastrischen Druckschmerzen ist in erster Linie an eine Ulkuskrankheit zu denken.

Mit der apparativen Diagnostik und der Labordiagnostik geht es jetzt darum, diese Verdachtsdiagnose gezielt zu erhärten und das weitere Vorgehen zu planen.

Notfallmäßig zu bearbeitende Laboruntersuchungen dienen zur raschen Objektivierung und Quantifizierung der vermuteten Blutungsanämie (erniedrigter Hämoglobinwert, Eisenmangel bei chronischem gastrointestinalem Blutverlust), dem Ausschluss sekundärer volumenmangelbedingter Organschädigungen (Kreatininwert zum Ausschluss eines akuten Nierenversagens) sowie Prüfung der Elektrolyte. Parallel werden Kreatinkinase (CK) und Troponin I bestimmt, um laborchemisch ein akutes koronares Syndrom auszuschließen, das bei vorbestehender Koronarinsuffizienz durch eine Anämie ausgelöst bzw. verstärkt werden kann.

Im Vordergrund der apparativen Diagnostik steht die umgehende endoskopische Blutungsquellenlokalisation mit ggf. therapeutischer Intervention. Zuvor wird ein EKG geschrieben, um eine akute koronare Begleitproblematik auszuschließen.

Infobox 4.2

Schock-Index

Der Schockindex errechnet sich aus den Kreislaufparametern Herzfrequenz (HF) und systolischer Blutdruck (RR syst) (Schock-Index = HF/RR syst) und kann bei Werten ≥ 1 einen ersten Hinweis auf die Entwicklung eines hypovolämischen Schockes (z.B. im Rahmen einer ausgeprägten oberen GI-Blutung) geben. Dieser zeigt sich klinisch in Kaltschweißigkeit und Blässe des Patienten, Bedarfstachykardie und niedrigem Blutdruck. Stadien des hypovolämischen Schockes, s. folgende Tabelle.

Zu beachten ist allerdings, dass insbesondere junge, herzgesunde Patienten schwerste Volumenverluste lange mit einem normalen systolischen Blutdruck kompensieren können. Der zentrale Venendruck (ZVD) reagiert hingegen

> **Infobox 4.2**

bereits bei einem Verlust von etwa 10% des Blutvolumens mit einem signifikanten Absinken unter den Normbereich.

Stadien des hypovolämischen Schocks

	Systolischer Blutdruck	Herzfrequenz	Klinische Symptomatik
Stadium I	> 100 mmHg	normal	Haut blass und feuchtkühl
Stadium II	< 100 mmHg	> 100/min	Durstgefühl, Oligurie Halsvenen im Liegen kollabiert
Stadium III	< 60 mmHg	Puls kaum fühlbar	flache und schnelle Atmung meist Anurie Bewusstseinsstörung

4.3 Labordiagnostik

In der hier vorliegenden Notfallsituation werden zunächst einige wenige, für die Einschätzung und Behebung der Anämiesituation und zur Vorbereitung der notfallmäßigen endoskopischen Intervention erforderliche Laborparameter beschleunigt bestimmt (Notfalllabor), weitere wichtige Blutparameter können mit Verzögerung bestimmt werden („Routinelabor").

diagnostische Methode	Indikation und Sinn der Untersuchung	Ergebnisse des Patienten
„Notfalllabor"		
Blutbild	■ **Hämoglobinkonzentration (Hb) und Hämatokrit (Hkt):** Bestimmung des Ausmaßes der Anämie: Ausgangswert und als Verlaufsparameter zur Prüfung, ob die Blutung nach der Intervention dauerhaft sistiert. ■ **Thrombozyten:** Prüfung einer gleichzeitig vorliegenden zellulären Blutgerinnungsstörung. ■ **MCV** (Mittleres korpuskuläres Volumen = Hkt/Erythrozyten) **und MCH** (Mittlerer korpuskulärer Hämoglobin-Gehalt, auch HbE = Hb/Erythrozyten): Hinweis auf chronische Blutungs-/Eisenmangelanämie (typische Konstellation mikrozytär-hypochrom).	Hb 7,8 g/dl (↓↓), Hkt 35% (↓↓) Thrombozyten 187.000/μl (↔) MCV 76 μm^3 (↓, mikrozytär), MCH 26 pg (↓, hypochrom) Anhalt für eine chronische Blutungsanämie

diagnostische Methode	Indikation und Sinn der Untersuchung	Ergebnisse des Patienten
Kreuzblut	Vorbereitende Maßnahme zur Bereitstellung von Blutkonserven bei einem Blutungsnotfall oder vor einem evtl. erforderlichen chirurgischen Eingriff. Patientenserum wird in der Blutbank kombiniert mit dem Serum des Spenderblutes. Treten keine Verklumpungen auf, ist das Blut kompatibel und kann transfundiert werden; vor Anhängen der Blutkonserve wird durch den transfundierenden Arzt direkt am Krankenbett noch einmal eine zweite Kompatibilitätskontrolle durchgeführt (so genannter „bedside-test").	Kreuzblut-Entnahme und Blutgruppenbestimmung: Blutgruppe 0; Anforderung von 2 Blutkonserven, die sofort anzuliefern sind; Bereitstellung von 4 weiteren Blutkonserven
INR (Quick-Wert) und PTT	Prüfung einer plasmatischen Blutgerinnungsstörung ■ Prothrombinzeit = Quick-Wert: Angabe als International Normalized Ratio (INR). ■ Partielle Thromboplastinzeit (PTZ oder PTT): definiert als Zeit bis zur Gerinnung von Citratplasma nach Zugabe von Kaolin, partiellem Thromboplastin und Calciumionen.	■ INR 1,2; Quick-Wert 85% (↔) ■ PTT 35 s (↔)
Kreatinkinase (CK) und Troponin I	Ausschluss einer gleichzeitig vorliegenden koronaren Herzerkrankung.	■ CK 30 U/l (↔) ■ Troponin I 0,1 ng/ml (↔)
„Routinelabor"		
Kreatinin, Harnstoff	Prüfung hinsichtlich einer evtl. vorliegenden Nierenfunktionsstörung bei protrahiertem hypovolämischen Schock mit Kreislaufzentralisation.	■ Kreatinin 1,0 mg/dl (↔) ■ Harnstoff 40 mg/dl (↔)
Serum-Ferritin, Serum-Eisen und Transferrin	Ausmaß der Entleerung des Eisenspeichers bei chronischer Blutungsanämie.	■ Serum-Ferritin 1 µg/dl (↓↓): entleerter Eisenspeicher ■ Serum-Eisen 20 µg/dl (↓↓): Eisenmangel ■ Transferrin 400 mg/dl (↑): Eisenmangel
Elektrolyte (Na, K)	Häufig Elektrolytentgleisungen infolge: ■ Hypovolämie ■ Azidose ■ Nierenversagen ■ Therapeutischer Intervention	■ Natrium 138 mmol/l (↔) ■ Kalium 3,2 mmol/l (↓)
Nierenwerte (Kreatinin, Harnstoff*)	Erhöht in der Folge eines hypovolämisch bedingten Nierenversagens	■ Kreatinin 1,7 mg/dl (↑) ■ Harnstoff 52 mg/dl (↔)

> **Infobox 4.3**
>
> **Diagnostisches Vorgehen bei GI-Blutung**
>
>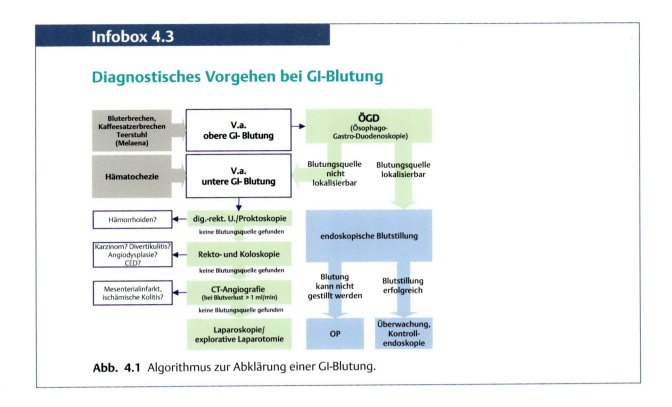
>
> **Abb. 4.1** Algorithmus zur Abklärung einer GI-Blutung.

4.4 Apparative Diagnostik

In der hier vorliegenden Notfallsituation werden zunächst nur die Untersuchungen durchgeführt, die für die Einschätzung und Behebung der Akutsituation unbedingt erforderlich sind. Nach Behebung der Akutsituation und Stabilisierung des Patienten erfolgen dann weiterführende Untersuchungen. (s. auch Infobox 4.3)

diagnostische Methode	Indikation und Sinn der Untersuchung	Ergebnisse des Patienten
Notfalluntersuchungen		
EKG	Ausschluss einer kardialen (koronare Herzkrankheit, Myokardinfarkt) oder pulmonalen Ursache (Lungenembolie) der Beschwerden.	Sinustachykardie, keine Infarkt- oder Ischämiezeichen, keine Zeichen der Rechtsherzbelastung
Ösophago-Gastro-Duodenoskopie (ÖGD)	Suche nach einer aktiven Blutungsquelle, Residuen einer stattgehabten Blutung und Tumoren im oberen GI-Trakt. ■ Varizenstränge im Bereich des unteren Ösophagus, der Kardia oder des Magenfundus (Leberzirrhose, portale Hypertension) ■ höhergradige Refluxösophagitis ■ Tumoren ■ Ulzera (s. Infobox 4.4, 4.5 und 4.6)	Nachweis eines Ulcus ventriculi kleinkurvaturseitig im Bereich des Antrums, Forrest IIa-Situation: Der im Ulkusgrund sichtbare Gefäßstumpf wird mit einem sog. Clip (Metallklammer) umfasst und abgeklemmt, um die Gefahr einer Rezidiv-Blutung zu reduzieren. Entnahme von multiplen Biopsien, die einerseits an die Pathologie gesandt (Frage: Malignität), andererseits auf H. pylori-Besiedlung getestet werden (CLO-Test, jeweils 2 Proben aus Corpus und Antrum ventriculi).

diagnostische Methode	Indikation und Sinn der Untersuchung	Ergebnisse des Patienten
Später erfolgende Untersuchungen		
Abdomensonografie mit Farb-Duplex-Sonografie der Lebergefäße	Einfache, sehr aussagekräftige und kostengünstige Methode zur Untersuchung der Abdominalorgane ■ Tumorsuche ■ Bestimmung von Morphologie und Durchblutung der Leber (V. portae, A. hepatica, Lebervenen) ■ Untersuchung der intra- und extrahepatischen Gallenwege ■ Bestimmung der Pankreasmorphologie ■ Bestimmung der Milzgröße ■ Aszitesdetektion und -quantifizierung ■ Bestimmung der Nierenmorphologie ■ (Normalbefunde der Abdomensonografie s. Fall 3 Cholezystolithiasis)	Ausdehnung der Leber 12 cm in der rechten MCL ohne morphologische Auffälligkeiten, Gefäßverhältnisse (Pfortader, Lebervenen, A. hepatica) ohne Auffälligkeiten; Gallenwege intra- und extrahepatisch nicht erweitert; Größenausdehnung der Milz 11 x 4,7 cm (↔); intraabdominell keine tumoröse Raumforderung; Morphologie des Pankreas normal; Nierenmorphologie bds. normal; keine Zeichen der Rechtsherzbelastung; kein Aszites.

Infobox 4.4

Forrest Klassifikation der Ulkusblutung

Stadium	Charakteristika	Risiko für Rezidivblutung ohne Intervention	endoskopische Therapie
I	**aktive Blutung**		
Ia	spritzende, arterielle Blutung	100%	ja
Ib	Sickerblutung	55% (17–100%)	ja
II	**inaktive Blutung**		
IIa	Läsion mit sichtbarem Gefäßstumpf	43% (8–81%)	ja, prophylaktisch
IIb	koagelbedeckte Läsion	22% (14–36%)	Abtragung des Koagels und Inspektion des Ulkusgrundes, ggf. Clippen eines Gefäßstumpfes
IIc	Hämatin im Ulkusgrund	10% (0–13%)	nein, nicht gesichert
III	**Läsion ohne Blutungsstigmata**	5% (0–10%)	nein, nicht gesichert

Nach Forrest JA, Finlayson ND, Shearman DJ. Endoscopy in gastrointestinal bleeding. Lancet 1974;17:394–397

Infobox 4.5

Ulcus ventriculi und duodeni

Definition

Als **Ulkus** (peptische Ulzeration) wird im GI-Trakt jede Läsion ≥ 5 mm bezeichnet, die die Muscularis mucosae überschreitet. Im oberen GI-Trakt unterscheidet man in Abhängigkeit von der Lokalisation das „Magengeschwür" (Ulcus ventriculi) und das „Zwölffingerdarmgeschwür" (Ulcus duodeni).

Ätiologie

Die genauen pathophysiologischen Abläufe in der Genese gastrointestinaler Ulzera sind nach wie vor im Detail nicht verstanden.

- Bakterielle Infektion mit Helicobacter pylori (s. Infobox 4.6)
- NSAID (= non-steroidal anti-inflammatory drug)
  - z.B. Acetylsalicylsäure, Diclofenac, Ibuprofen,
  - lokale Effekte auf die Schleimhaut des GI-Traktes,
  - Hemmung der Prostaglandinsynthese: Wegfallen eines wichtigen Protektionseffekts der Magenschleimhaut,
  - häufig zunächst keine Beschwerden, erst im Komplikationsstadium symptomatisch.
  - Kombination mit Kortikosteroiden potenziert das Ulkus-Risiko!
- Stress
  - Intensivbehandlung im Rahmen von Operationen, Traumen oder Verbrennungen,
  - aufgrund der Grunderkrankungen deutlich höhere Mortalität.
  - Prophylaxe bei gefährdeten Patienten: säurehemmende Medikamente, v.a. Protonenpumpeninhibitoren (PPI).
- Magensäure
  - Mukosadefekte (Helicobacter pylori-Infektion, NSAID-Einnahme) erhöhen die Permeabilität der Zellmembran für aggressive Stoffe (v.a. Magensäure). Konsekutiv kommt es zu einer intramuralen Azidose mit Zelltod und Ulzeration.
  - Säurehypersekretion als alleinige Ursache für die Ulkusentstehung ist selten: z.B. bei Zollinger-Ellison-Syndrom: sel-

	Ulcus ventriculi	Ulcus duodeni
Epidemiologie	<ul><li>50/100.000 Einwohner/Jahr</li><li>m : w = 1 : 1</li><li>Inzidenz konstant, tendenziell relative Zunahme NSAID-assoziierter Ulzera</li></ul>	<ul><li>150/100.000 Einwohner/Jahr</li><li>m : w = 3 : 1</li><li>Inzidenz rückläufig</li></ul>
Symptomatik (Cave: kein sicheres Unterscheidungskriterium!)	Schmerzen postprandial oder nahrungsunabhängig	Schmerzen nüchtern, nach Nahrungsaufnahme Besserung
Lokalisation	<ul><li>vorwiegend kleinkurvaturseitig im Bereich Antrum und Angulus</li><li>atypische Lokalisationen immer karzinomverdächtig!</li><li>multiple Ulzera: medikamentös bedingt oder verdächtig auf Zollinger-Ellison-Syndrom</li></ul>	<ul><li>Vorderwand im Bulbus duodeni</li><li>distale Lage: immer verdächtig auf Zollinger-Ellison-Syndrom</li></ul>
H. pylori-Assoziation	ca. 70%	ca. 95%
endoskopische Abheilungskontrolle	zwingend erforderlich wegen möglicher Malignität	nicht erforderlich, da ausgesprochen selten maligne

> **Infobox 4.5**

ten gutartiges, meistens bösartiges Neoplasma (Adenom bzw. Karzinom) mit vermehrter Gastrinproduktion (Gastrinom).
Ohne Säure kein Ulkus!
- Genetische Faktoren
  - Ulcus duodeni gehäuft bei Patienten mit der Blutgruppe 0. Mögliche Ursache: H. pylori kann besser an das Lewis B-Blutgruppenantigen binden.
- Begünstigende Begleitfaktoren
  - Rauchen, körperliche Schwerarbeit

Diagnostik

Ösophago-Gastro-Duodenoskopie: Es werden gleichzeitig multiple (Trefferquote!) Probebiopsien entnommen (8–10 aus dem Ulkusgrund und dem Randbereich), um mittels histologischer Untersuchung zu einer Artdiagnose des Ulkus zu kommen (Malignität?). Weitere Gewebeproben (je 2 PEs aus dem Antrum und Corpus) werden zur Durchführung eines CLO-Testes entnommen (s. Infobox 4.6).

Akutkomplikationen

- **Blutung** (s. Steckbrief)
- **Perforation**
  - In 30–50% der Fälle NSAID-assoziierte Ulzera.
  - Klinik: akutes Abdomen mit plötzlich auftretenden epigastrischen oder diffusen Schmerzen, Abwehrspannung, z.T. Kollaps, Tachykardie.
  - Diagnostik: Nachweis einer subphrenischen Luftsichel in der Röntgen-Abdomen-Übersicht oder im Röntgen-Thorax, Gastrografin-Schluck zur Darstellung eines Kontrastmittel-Austrittes.
  - Therapie: sofortige Operation, Antibiose.
- **Penetration**
  - Auch hier kommt es zur „Durchbrechung" der Magen- oder Darmwand, es wird jedoch nicht die freie Bauchhöhle, sondern ein Nachbarorgan erreicht. In absteigender Häufigkeit erfolgt die Penetration in folgende Organe oder Strukturen: Pankreas, Omentum, Gallenwege, Leber, Mesokolon, Kolon, Gefäßstrukturen.
  - Klinik: diffus und abhängig vom betroffenen Organ.
  - Therapie bei Gefäßarrosion: Notfall-OP.

Spätkomplikationen

- **Magenausgangsstenose** nach narbiger Abheilung eines Ulcus duodeni oder ventriculi der Pylorusregion oder aufgrund Atonie des Magens.
  - Klinik: Völlegefühl, Übelkeit, Erbrechen, Gewichtsverlust.
  - Diagnostik: Ösophago-Gastro-Duodenoskopie, Gastrografin-Schluck („Sanduhrmagen"), Magenentleerungsszintigrafie.
  - Therapie: Versuch einer H. pylori Eradikationstherapie, Säuresuppression, endoskopische Ballondilatation, OP.
- **Maligne Entartung** eines Ulcus ventriculi.

> **Merke:** Wegen der Gefahr der malignen Entartung eines Ulcus ventriculi unbedingt endoskopische Verlaufskontrollen mit neuerlichen Biopsieentnahmen durchführen!

Therapie

- Ösophago-Gastro-Duodenoskopie im Falle einer Blutung (s. Steckbrief).
- Nachweis von H. pylori: Eradikationstherapie (s. Infobox 4.6).
- Säurehemmung: meist mit Protonenpumpeninhibitoren.
- OP: nur bei nicht beherrschbaren Komplikationen oder Karzinomverdacht.

4.4 Apparative Diagnostik

Infobox 4.6

Helicobacter pylori (H. pylori)

Allgemeines

- Gramnegatives spiralförmiges Stäbchenbakterium
- Vorkommen: ubiquitär
- Nachweis erstmals 1982 aus Magenbiopsien
- Erstinfektion meist im Kindesalter, häufig Chronifizierung
- Risikofaktoren: niedriger Sozialstatus, beengte Wohnverhältnisse
- Infektionsweg: fäkal-oral oder oral-oral

Pathomechanismus

- Adhäsion von H. pylori an die Mukosa des GI-Traktes, keine Keiminvasion
- Störung des mukosalen Gleichgewichtes
- Erhöhung der Vulnerabilität der Mukosa gegenüber Magensäure
- Schädigung der Mukosa durch eine vom Immunsystem des Wirtes ausgelöste chronische Entzündungsreaktion
- In Folge Entstehung einer chronischen, meist asymptomatischen Gastritis
- Mögliche Folgekrankheiten (s. Abb. 4.2): Peptische Ulzerationen, atrophische Gastritis, intestinale Metaplasie, maligne Entartung und in seltenen Fällen infolge der andauernden Immunstimulation des Mukosa-assoziierten lymphatischen Gewebes Entwicklung eines MALT-Lymphoms

Diagnostik

- Ösophagogastroduodenoskopie
  - Entnahme auch von Biopsien aus makroskopisch intakt imponierender Mukosa, da H. pylori in den Ulzerationen selbst oft nicht nachweisbar ist. Üblicherweise je 2 Biopsien aus Corpus und Antrum.
- Urease-Test (CLO-Test - Campylobacter-like organism test/Urease-Schnelltest)
  - Die Biopsien werden in ein Medium eingebracht. Eine für H. pylori spezifische bakterielle Urease spaltet Harnstoff in Bikarbonat und Ammonium, was durch Rotfärbung des Mediums (pH-Anhebung) sichtbar wird. Bei hoher Keimdichte erfolgt der Farbumschlag rasch.
  - Cave: Bei Patienten unter Behandlung mit Protonenpumpeninhibitoren ist der Test nicht ausreichend sensitiv.
- Histologie
  - Spezialfärbungen nötig (Silber oder Giemsa).
  - Vorteil: auch histologische Veränderungen der Magenschleimhaut mitbeurteilbar.
- Kultur
  - Vorteil: Resistenzbestimmung möglich (zunehmende Antibiotikaresistenz!).
  - Nachteil: teure und störanfällige Methode.
- Nicht-invasive Testverfahren
  - ^{13}C-Harnstoff-Atemtest: v.a. zur Eradikationskontrolle, Test basiert ebenfalls auf der Ureaseaktivität von H. pylori.
  - Nachweis von H. pylori-Antigen im Stuhl.
  - Zu beachten: die H. pylori-Serologie ist klinisch ohne Bedeutung, da die Antikörper-Spiegel nach erfolgreicher Eradikationstherapie nur langsam abfallen.

Therapie

- Indikationen
  - Ulcus ventriculi oder ventriculi mit positivem H. pylori-Nachweis.
  - niedrig malignes MALT-Lymphom.

> **Merke:** Bei niedrig malignen MALT-Lymphomen ist die Eradikationstherapie - auch ohne sicheren Nachweis von H. pylori - die Therapie erster Wahl. Bei lokal begrenzten Lymphomen kann eine Remission in etwa der Hälfte der Fälle allein mittels Eradikationstherapie erzielt werden!

- Substanzen und Therapiedauer
  - **Immer** Kombinationstherapie: Protonenpumpeninhibitor (PPI) und Kombination aus 2 Antibiotika, meist „italie-

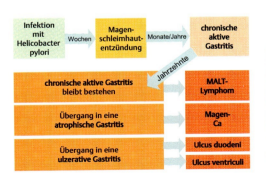

Abb. 4.2 Verlauf der H. pylori-assoziierten Erkrankungen.

> **Infobox 4.6**

- nische" oder „französische" Tripel-Therapie (s. folgende Tabelle).
- Häufig Kombinationspackungen (z.B. ZacPac®), in denen alle Wirkstoffe gemeinsam verpackt vorliegen (Verbesserung der Compliance).
- Behandlungsdauer: 7 Tage, Eradikationserfolg > 90%.
- Optional Weiterbehandlung mit einem PPI (Monotherapie) zur Absicherung der Abheilung eines Ulkus.
- Nach Therapieende Überprüfung des Eradikationserfolges (resistente H. pylori-Stämme!) endoskopisch, per Stuhltest oder per Atemtest (s.o.).

Therapieschemata zur Eradikation von H. pylori

	„italienisch"	„französisch"
antibiotische Medikation	Clarithromycin 2 × 250 mg/d p.o. Metronidazol 2 × 400 mg/d p.o.	Clarithromycin 2 × 500 mg/d p.o. Amoxicillin 2 × 1000 mg/d p.o.
Säurehemmung	Omeprazol 2 × 20 mg/d p.o. oder Pantoprazol 2 × 40 mg/d p.o. (ab Tag 8 Dosishalbierung)	

4.5 Vorstellung beim Oberarzt und weitere Planung

Nach Zusammentragen aller Befunde und weiterer Planung rufen Sie Ihren Oberarzt zur Besprechung des weiteren Vorgehens in die Ambulanz. Was berichten Sie?

47-jähriger Patient, der heute bei der Arbeit kollabiert ist. Er berichtet, dass er seit 1 Woche epigastrische Beschwerden hat, sich zunehmend müde und abgeschlagen fühlt und außerdem seit gestern bei Belastung schlecht Luft bekommt. Kardiale Vorerkrankungen sind nicht bekannt, auch nicht in der Familie. Wegen Rückenschmerzen nimmt er seit einigen Wochen regelmäßig Ibuprofen (nicht-steroidales Antiphlogistikum) ein. Bekannter Nikotinabusus. Übermäßiger Alkoholkonsum wird verneint. Hinsichtlich des Stuhlganges sind dem Patienten Schwarzfärbung und weichere Konsistenz aufgefallen (Melaena). Ein Gewichtsverlust, der auf eine konsumierende (z.B. maligne) Erkrankung hinweisen könnte, wird nicht berichtet.

In der körperlichen Untersuchung fielen ein deutlicher Druckschmerz epigastrisch bei sonst weichem Bauch ohne Abwehrspannung, blasse Skleren und Schleimhäute (Anämie!) und Teerstuhl am Fingerling auf. Der Patient hatte einen positiven Schock-Index, weshalb umgehend die Verlegung auf Intensivstation erfolgte. Der notfallmäßig bestimmte Hb-Wert liegt bei 7,8 g/dl. MCV und MCH sind im Sinne einer chronischen Blutungsanämie verringert.

Unsere Verdachtsdiagnose lautete: Obere GI-Blutung mit Anämie und Kollaps. Die Notfall-Gastroskopie ist bereits gelaufen und hat eine Forrest IIa-Situation bei Nachweis eines Ulcus ventriculi kleinkurvaturseitig im Bereich des Antrums erbracht. Der im Ulkusgrund sichtbare Gefäßstumpf wurde geclipt. Es wurden multiple Biopsien aus Ulkusgrund und -rand genommen, weiterhin wurde ein CLO-Test auf H. pylori-Besiedlung angesetzt. 2 Blutkonserven wurden transfundiert. Die nachfolgende Kontrolle ergab einen Hb-Wert von 9,5 g/dl; somit adäquater Hb-Anstieg. Es läuft eine Infusionstherapie, zusätzlich erfolgt eine kontinuierliche hochdosierte i.v. PPI-Gabe mittels Perfusor. Der Patient ist jetzt kreislaufstabil und weitestgehend beschwerdefrei. Hinweise auf schwerwiegende Begleiterkrankungen haben wir nicht gefunden. In der nachfolgenden Abdomensonografie zeigten sich keinerlei Auffälligkeiten, insbesondere keine Hinweise auf das Vorliegen eines Tumors oder einer Leberzirrhose.

4.6 Abschließende Bewertung und Diagnosestellung

Fassen sie abschließend die Ergebnisse der Diagnostik zusammen!

Die Verdachtsdiagnose hat sich bestätigt – der Patient hat eine obere GI-Blutung bei endoskopisch gesichertem Ulcus ventriculi mit im Ulkusgrund sichtbarem Gefäßstumpf (Forrest IIa-Situation).

Die Abklärung der Ursachen der hier vorliegenden oberen GI-Blutung ergab folgende Ergebnisse:

- **Malignes Ulkus:** In den entnommenen multiplen Biopsien fanden sich keine malignen Zellen, somit besteht kein Anhalt für ein (auf dem Boden eines Magenkarzinoms entstandenes) malignes Ulkus.
- **Bakteriell verursachtes Ulkus:** Der CLO-Test auf H. pylori-Besiedlung fällt negativ aus.
- **Medikamenten-induziertes Ulkus:** Anamnestisch ist bekannt, dass der Patient wegen Rückenschmerzen seit einigen Wochen regelmäßig Ibuprofen (nichtsteroidales Antiphlogistikum) einnimmt, somit kann bei bisher „leerer" bzw. ereignisfreier Vorgeschichte vermutet werden, dass diese Medikation in kausalem Zusammenhang mit der Ulkusgenese steht.
- **Weitere „exogene" Faktoren:** Bei unserem Patienten besteht ein stark ausgeprägter Nikotinabusus, der bekanntermaßen die Ulkusentstehung begünstigt. Des Weiteren kann auch der nahezu dauerhafte Stresszustand des Patienten mit ungenügender Regeneration begünstigend auf die Ulkusentstehung wirken.

4.7 Therapeutisches Vorgehen

Welche grundsätzlichen Therapieansätze und Behandlungsmöglichkeiten gibt es?

- **Meiden ulcogener Medikamente:** Konsequentes Absetzen jeglicher Medikation mit nicht-steroidalen Antirheumatika. Falls dies nicht möglich ist, ggf. dauerhafte Komedikation mit einem Protonenpumpeninhibitor.
- **Bakterielle Verursachung:** Eradikation von Helicobacter pylori (s. Infobox 4.6).
- **Meiden toxischer Stoffe und anderer exogener Belastungen:** Absolute Nikotinkarenz mit Durchführung einer professionellen Raucherentwöhnung. Änderung belastender Lebensstile, Motivation für ein gesundheitsbewusstes Leben.
- **Maligne Genese:** stadienabhängige Behandlung des Magenkarzinoms.
- **Endoskopische Behandlung blutender Ulzera:** Im Falle einer aktiven Blutung therapeutische Intervention mittels Injektion von Fibrinkleber (natürlicher „Eiweißkleber") oder Adrenalin-Lösung (hochpotentes Vasokonstriktivum) oder durch mechanische Blutstillung („Clip": Titan(draht)clip zur Blutgefäßabklemmung). Alternativ können thermische Verfahren (Gewebs-/Blutgefäßzerstörung durch Verkochung) zum Einsatz kommen: Laser, Elektro- oder Argon-Plasma-Coagulation (APC). Nicht aktiv blutende Läsionen, welche aber blutungsgefährdet imponieren, werden im Sinne einer Rezidivblutungsprophylaxe behandelt (s. Infobox 4.4).

Welche Therapie kommt bei Ihrem Patienten in Frage? Begründen Sie Ihre Entscheidung!

Als erstes müssen dauerhaft alle ulkogen wirkenden Medikamente (hier: nicht-steroidale Antirheumatika) abgesetzt werden. Über diese Notwendigkeit wird der Patient explizit aufgeklärt. Weiterhin wird eine Raucherentwöhnung initiiert. Nach initialer Gabe von 2 Blutkonserven wurde ein Hb-Wert von 9,5 g/dl erreicht. Hierunter zeigt der Patient auch nach Mobilisation keine Anämiezeichen, so dass weitere Transfusionen nicht erforderlich sind. Die initial erfolgte kontinuierliche hochdosierte i.v. PPI-Gabe mittels Perfusor wird nach wenigen Tagen auf eine orale PPI-Medikation umgesetzt und bis zur ambulant durchzuführenden Endoskopiekontrolle (s.u.) fortgeführt.

Wie geht es bei Ihrem Patienten weiter? Ist eine ambulante Behandlung gerechtfertigt?

Der Patient wird aufgrund der hochgradigen Rezidivblutungsgefahr zunächst weiter intensivmedizinisch überwacht. Der Patient bleibt vorerst nüchtern. Neben der kontinuierlichen Überwachung der Vitalparameter erfolgen engmaschige Hb-Kontrollen. Aufgrund stabiler Verhältnisse wird Herr N.N. nach 24-48 Stunden auf Normalstation verlegt. Dort erfolgt unter weiterer klinischer und laborchemischer Kontrolle ein Kostaufbau. Der Patient wird nach 6 Tagen in gutem Allgemeinzustand entlassen mit der Empfehlung, sich nach 4-6 Wochen zu einer ambulanten endoskopischen Verlaufskontrolle (ggf. mit Biopsieentnahme) vorzustellen. Diese Verlaufskontrolle ist wichtig, da prinzipiell jedes Ulcus ventriculi maligner Genese sein kann.

Dem Patienten wird darüber hinaus bei Entlassung eingeschärft, wie er künftig selber mit auf Zeichen einer etwaigen Rezidivblutung achten kann. Hierbei geht es im Wesentlichen um die Schilderung von Anämiesymptomen (Schwäche, Belastungsdyspnoe, Schwindel, Ohrensausen) sowie das Absetzen von Blut (Hämatemesis, Hämatochezie, Melaena).

Steckbrief

Obere gastrointestinale Blutungen

Englische Bezeichnung: upper gastrointestinal bleeding.

Definition
Blutverlust aus Läsionen des Gastrointestinal (GI)-Traktes oberhalb des Treitz'schen Bandes, ca. 90% aller Blutungen im GI-Trakt.

Blutungsquellen (mit Angabe der Häufigkeiten)
- Ulcus duodeni et ventriculi: zusammen ca. 50% (s. Info-Box 4.5).
- Portale Hypertension: ca. 20%
    - Ösophagusvarizen
    - Magenfundusvarizen
    - portal hypertensive Gastropathie der Magenschleimhaut
- Erosionen/Erosive Gastritis: ca. 10%
    - Nur das Epithel betreffender Substanzverlust der Schleimhaut ohne Durchbrechung der Muscularis mucosae. Relevante Blutungsereignisse in der Regel nur bei Gerinnungsstörungen.
    - Flache/inkomplette Erosion: Im Niveau der Mukosa, kein Randwall, akute Form.
    - Komplette Erosion: Zentrale Nekrose und aufgeworfener Randwall ohne erkennbares Ulkus, chronische Form.
- Mallory-Weiss-Syndrom: ca. 10%
    - Longitudinale Schleimhautschädigungen mit intramuraler Dissektion im Bereich des distalen Ösophagus und des proximalen Magens.
    - Auslösung üblicherweise im Rahmen von Episoden mit heftigstem Erbrechen. Die dabei auftretenden ausgeprägten Scherkräfte ziehen starke und lebensbedrohliche Blutungen aus submukosalen Arterien nach sich.
    - Die Anamnese ist wegweisend: erst Erbrechen, dann Blutbeimengung!
- Gefäßmalformationen (Angiodysplasien): ca. 5%
    - Idiopathische Angiome: tumorartige Gefäßneubildung (Hämangiom) oder -fehlbildung (Angiektasie, Kavernom).
    - Osler-Weber-Rendu-Syndrom (hereditäre hämorrhagische Teleangiektasie).
    - Ulcus Dieulafoy: akutes solitäres Schleimhautulkus des oberen Magendrittels als seltene Unterform des Ulcus ventriculi.
    - „Wassermelonen-Magen" (CAVE = gastrale antrale vaskuläre (Gefäß-)Ektasien).
    - Teleangiektasien als Bestrahlungsfolge: Dilatation vorbestehender kleiner Blutgefäße.
    - Bean-Syndrom (blue-rubber-bleb-naevus-Syndrom): venöse Fehlbildungen des GI-Trakts mit blauschwarzen, weichen, gummiartigen Gefäßknoten mit runzliger Oberfläche.
- Refluxösophagitis: ca. 5%
- Tumoren: ca. 2%
    - Benigne: Leiomyome, Lipome, Polypen.
    - Maligne: Plattenepithel- und Adenokarzinome, Leiomyo- und Kaposi-Sarkome, Lymphome, Karzinoide, Melanome, Metastasen.

Steckbrief

- Traumafolgen
  - Fremdkörperingestion
  - aortoenterische Fistel

Klinik
- Blutungskorrelate (s. Infobox 4.1)
  - Bluterbrechen (Hämatemesis)
  - Teerstuhl (Melaena)
  - Hämatochezie bei starker Blutung
- Zeichen des hypovolämischen Schocks je nach Blutungsstärke (s. Infobox 4.2).
- Mikrozytäre hypochrome Anämie: bei leichten, chronischen Blutverlusten evtl. einziges Symptom.

Diagnostik
Basisdiagnostik
- Anamnese (s. Abschnitt 4.1)
  - Stuhlveränderungen, Schmerzen
  - Anämie-Symptome
- Risikoprofil: Leberzirrhose, Einnahme von nicht-steroidalen Antirheumatika, Nikotin- und Alkoholabusus
- Inspektion und körperliche Untersuchung (s. Abschnitt 4.2)
  - Hautblässe, Schockzeichen (Anämie, Zentralisation)
  - Kreislaufparameter (Schock-Index)
  - rektal-digitale Untersuchung (Teerstuhl? Hämatochezie?)
- Labor (s. Abschnitt 4.3)
  - Blutbild: Ausmaß der Anämie, Verlaufsbeobachtung
  - Thrombozytenzahl: zelluläre Gerinnungsstörung?
  - Gerinnungsparameter: plasmatische Gerinnungsstörung?
  - Retentionswerte: prärenales Nierenversagen im Rahmen eines hypovolämischen Schocks?

Weiterführende Diagnostik
- Ösophago-Gastro-Duodenoskopie (ÖGD)
  - Untersuchungsmethode der ersten Wahl.
  - Suche und Lokalisation der Blutungsquelle, im Anschluss gezielte endoskopische Blutstillung Biopsieentnahme mit anschließender histologischer Beurteilung.
- Angiografie (s. Infobox 4.7), CT-Angio
- Szintigrafische Untersuchungen (s. Infobox 4.7)

Differenzialdiagnosen
Siehe Ätiologie.

Therapie
- Sofortmaßnahmen
  - engmaschiges Kreislaufmonitoring
  - Volumenersatz
  - ggf. Bluttransfusionen: Großzügige Transfusionen bei älteren Patienten oder Patienten mit schweren Begleiterkrankungen (Ziel-Hämatokrit > 30%). Bei jüngeren, ansonsten gesunden Patienten Ziel-Hämatokrit 20%.
  - Aspirationsgefahr: je nach Zustand Legen einer Magensonde bis zur Schutzintubation.
- Ausgleichen einer Gerinnungsstörung
  - Thrombozytenkonzentrate
  - FFP: engl. fresh frozen plasma: bei -80 °C tiefgefrorenes menschliches Plasma
  - PPSB: gefriergetrockneter Prothrombinkomplex aus den Faktoren II, VII, IX und X
- Ösophagogastroduodenoskopie (ÖGD) zur Blutstillung
  - Injektion von Fibrinkleber (natürlicher „Eiweißkleber")
  - Injektion einer Adrenalin-Lösung (hochpotentes Vasokonstriktivum)
  - mechanische Blutstillung („Clip": Titan(draht)clip zur Blutgefäßabklemmung)
  - thermische Verfahren (Gewebs-/Blutgefäßzerstörung durch Verkochung): Laser, Elektro- oder Argon-Plasma-Coagulation (APC)
  - Behandlung nicht aktiv blutender aber blutungsgefährdeter Läsionen im Sinne einer Rezidivblutungsprophylaxe (s. Infobox 4.4).
- Medikamentöse Therapie
  - Injektion von Terlipressin (Analogon des natürlichen Vasokonstriktors Vasopressin), Somatostatin oder Octreotid (synthetisches Somatostatin-Analogon). Wirksam v.a. bei venöser Blutung bei portaler Hypertension (z.B. Ösophagusvarizenblutung).
- Rezidiv-Blutung
  - In der Regel erneutes endoskopisches Vorgehen.
  - Frühzeitiges operatives Vorgehen nur bei technischen Schwierigkeiten in der vorangegangenen ÖGD und bei instabilen, multimorbiden Patienten.

Steckbrief

Prognose

Sehr wichtig im Falle einer GI-Blutung ist die Risiko-Abschätzung für eine Rezidivblutung, da in immerhin ⅓ der Fälle innerhalb von 3 Tagen eine erneute Blutung auftritt. (s. Infobox 4.4)

Ungünstige Prognosefaktoren

- Arterielle Blutung, adhärente Thromben, sichtbarer Gefäßstumpf, höhergradige Varizen, portal-hypertensive Gastropathie.
- Hochsitzende Ulcera ventriculi an der kleinen Kurvatur und an der Hinterwand des Bulbus duodeni. Hier besteht eine Nachbarschaft zu großen arteriellen Gefäßen (A. gastrica sinistra bzw. A. gastroduodenalis), die zu stärksten Blutungen führen können.
- Hämatokrit initial < 30%, hypovolämischer Schock.
- Alter > 60 Jahre
- Begleiterkrankungen
- Auftreten von Komplikationen: Aspiration mit nachfolgender Pneumonie, akutes Nierenversagen in Folge eines hypovolämischen Schocks.

Infobox 4.7

Untere GI-Blutung - Blutungsquellen, Klinik und Diagnostik

Definition

- Blutungen unterhalb des Treitz'schen Bandes, ca. 10% aller Blutungen im GI-Trakt.

Blutungsquellen

- Dünndarmblutungen
  - Angiodysplasien, Hämangiome (häufig)
  - Tumoren
  - Morbus Crohn
  - Meckel-Divertikel: im Dünndarm versprengt liegende Magenschleimhautinseln, die aus einem persisitierenden Ductus omphaloentericus entstammen und ca. 1 m proximal der Bauhin'schen Klappe liegen. Differenzialdiagnostisch relevant v.a. bei jungen Patienten.
  - Mesenterialinfarkt
- Kolorektale Blutungen
  - Divertikulitis auf dem Boden einer Divertikulose (häufig)
  - Angiodysplasien, Hämangiome (häufig)
  - chronisch entzündliche Darmerkrankungen (M. Crohn, Colitis ulcerosa)
  - Polypen
  - Karzinom
  - infektiöse Kolitis
  - ischämische Kolitis
  - Hämorrhoiden
  - Proktitis
  - Analfissur
  - Endometriose (selten)

Eine Angabe von Häufigkeiten ist hier sehr schwierig, da u.a. Lebensalter sowie Begleiterkrankungen des Patienten berücksichtigt werden müssen.

Klinik

- Hämatochezie: in der Regel vorhanden, je nach Stärke Blutauflagerungen bis „Blutstuhl".
- Teerstuhl: In Ausnahmefällen: v.a. Blutung aus Meckel-Divertikeln.

Diagnostik (s. auch Steckbrief)

- Koloskopie
  - Untersuchungsmethode der ersten Wahl.
  - Vorteil: gleichzeitig diagnostische und therapeutische Optionen: Lokalisation der Blutungsquelle, gezielte endoskopische Blutstillung, Biopsieentnahme mit anschließender histologischer Beurteilung, Abtragung von Polypen.
  - Nachteil: Bei unvorbereitetem Kolon in der Regel massive Stuhl- und Blutverschmutzungen. Daher häufig unzulängliche Beurteilbarkeit wegen mangelnder Sicht auf die Darmschleimhaut. Erhöhte

Infobox 4.7

- Perforationsgefahr wegen schlechter Sicht.
- Es gibt keine Hinweise, dass die Vorbereitung zur Koloskopie die Blutungsrate erhöht oder zu einer Reaktivierung der Blutung führt, sodass bei klinisch stabilen Patienten dieser Weg gewählt werden sollte.

Merke: In vielen Fällen liegt einer Hämatochezie eine obere GI-Blutung zugrunde, sodass bei entsprechendem Verdacht in der Regel zunächst eine Ösophago-Gastro-Duodenoskopie (s. Steckbrief) indiziert ist.

- Angiografie
  - Bei massiven Blutungen zur Blutungslokalisation.
  - Voraussetzung: aktiver Blutverlust von 1,0–1,5 ml/min.
  - Vorteil: Der Darm muss nicht vorbereitet werden (keine Abführmaßnahmen).
  - Möglichkeit der therapeutischen Intervention mittels kathetergestützter Vasopressin-Instillation (CAVE: Rezidivblutungsrisiko im Falle von Angiodysplasien nahezu 50%) oder kathetergestützter Embolisation (CAVE: Risiko eines Intestinal-Infarktes ≤ 20%).
  - Zusätzliche Darstellung des (endoskopisch kaum erreichbaren) Dünndarmes möglich.
  - Anmerkung: Mit den neueren CT-Geräten ist eine der Angiografie nahezu gleichkommende Ortsauflösung der kontrastmittelgefüllten Gefäße möglich, so dass nach Verfügbarkeit bei einer unteren GI-Blutung noch vor einer Koloskopie eine CT-Angiografie sinnvoll ist.
- Szintigrafische Untersuchungen
  - Bei rezidivierend verlaufenden Blutungen, die angiografisch nicht erfasst werden können.
  - Beobachtungszeit bis zu 24 h.
  - Detektion von aktiven Blutungen im Bereich 0,1–0,5 ml/min.
  - Nachteile: aufgrund niedriger Ortsauflösung keine genaue anatomische Lokalisation möglich, keine Möglichkeit einer therapeutischen Intervention.
- Dünndarmuntersuchung nach Sellink
  - Indikation: Wenn alle genannten diagnostischen Verfahren nicht zur Identifizierung der Blutungsquelle geführt haben.
  - Fragestellung: Dünndarmtumoren, Divertikel.
- Meckel-Szintigrafie
  - Bei Verdacht auf ein Meckel-Diertikel.
  - Insbesondere bei jungen Patienten.
- Röntgen-Untersuchungen mit bariumhaltigem Kontrastmittel sind kontraindiziert!
  - Induktion schwerwiegender granulomatöser Entzündungen bei Austritt in die Mediastinal- oder Peritonealhöhle.
  - Oberflächliche Mukosaläsionen, Angiodysplasien oder Kolitiden nicht darstellbar.
  - Endoskopische Untersuchungen durch Kontrastmittelbeschlag der Schleimhäute erschwert.
  - Aussagefähige Angiografie über Tage unmöglich (verbleibendes Röntgenpositives Barium im Kolon).
  - Erschwerung chirurgischer Interventionen.

Ihr Alltag

Ein 63-jähriger, Ihnen als Alkoholiker bekannter Patient kommt nachts in die Notfallambulanz und klagt über retrosternale Schmerzen, Übelkeit, Schwäche, Schwindel, Luftnot und Herzrasen. Diese Symptome hätten plötzlich vor 1 Stunde begonnen und sich sehr rasch verstärkt. Er habe gerade mit seinen Kumpanen die fünfte Schnapsrunde angefangen, nachdem er zuvor bereits mehrere Biere hatte. Die anderen hätten sich wohl gefühlt, nur er hätte rasch auf Toilette gehen müssen, hätte sich ein paar Mal heftigst übergeben und dann braunen geformten Stuhl sowie normal gefärbten gelben Urin abgesetzt. Auf der Toilette hätte er versucht, erst einmal eine Zigarette zu rauchen, die ihm aber überraschender Weise überhaupt nicht geschmeckt hat – im Gegenteil: Er musste noch mehrmals heftigst erbrechen. Zum Schluss sei da auch rotes Blut mit dabei gewesen, so dass er Angst bekommen hätte und sich von einem seiner Freunde direkt in die Klinik habe fahren lassen.

Bei der körperlichen Untersuchung apathisch und schwer krank imponierender Patient. Puls 135/min, regelmäßig, RR systolisch 70 mmHg (somit positiver Schock-Index), Tachypnoe mit 32 Atemzügen/min, Lunge auskultatorisch unauffällig. Haut blass und kaltschweißig, leichter Sklerenikterus, zahlreiche Spider naevi, Palmarerythem, Aszites in mittlerer Ausprägung, in der rektalen Untersuchung brauner Stuhl am Fingerling.

Die Labordiagnostik liefert folgende Befunde: Hb 5,7 g/dl, Leukozyten 3900/µl, Thrombozyten 35.000/µl, INR 2,1, PTT 57 sec, Kreatinin 1,4 mg/dl, Gesamteiweiß 6 g/dl, Albumin 2,1 g/dl, Gesamt-Bilirubin 3,8 mg/dl, GOT 165 U/l, GPT 117 U/l, AP 269 U/l, γGT 653 U/l, Natrium 128 mmol/l, Kalium 2,9 mmol/l.

Fragen

1. Wie lautet Ihre Verdachtsdiagnose?
2. Welche Diagnostik schlagen Sie vor, um die Diagnose zu sichern?
3. Handelt es sich aus Ihrer Sicht hier um einen Notfall mit dringlicher Handlungsindikation?
4. Was tun Sie jetzt bei gesicherter Diagnose?

Lösungen

1. Obere GI-Blutung aus einer Mallory-Weiss-Läsion
2. Notfallmäßig durchzuführende Ösophago-Gastro-Duodenoskopie (nach Kreislaufstabilisation!)
3. Ja, dies ist ein Notfall mit dringlicher Handlungsindikation
4. In der Ösophago-Gastro-Duodenoskopie kann eine Mallory-Weiss-Läsion im Bereich des distalen Ösophagus lokalisiert werden (Forrest Ia-Situation s. Infobox 4.4). Zur Blutstillung erfolgt zunächst eine Unterspritzung mit Adrenalin (Suprarenin) zur Vasokonstriktion. Hierdurch kommt die Blutung fast vollständig zum Sistieren. Zusätzlich wird ein Hämoclip zur mechanischen Okklusion der blutenden submukosalen Arterie gesetzt, danach kommt die Blutung komplett zum Stillstand. Nach der primären Blutstillung wird der obere GI-Trakt weiter inspiziert: Es finden sich vorbekannte Ösophagusvarizen III° (aktuell keine Blutung), im Magenfundus Zeichen einer portalhypertensiven Gastropathie (kein Nachweis einer zusätzlichen Blutungsquelle). Der restliche Magen und das Duodenum zeigen keine Auffälligkeiten. Der Patient wird aufgrund der hochgradigen Anämie und der Rezidivblutungsgefahr intensivmedizinisch überwacht. Er erhält im Verlauf der nächsten 4 Stunden insgesamt 4 Erythrozytenkonzentrate, worunter sich der Hb-Wert bei 9,7 g/dl stabilisiert. Der Patient ist kreislaufstabil und schläfrig (Alkoholspiegel 2,3‰), aber jederzeit erweckbar und gibt keine Beschwerden mehr an. Zur Blutungsprophylaxe bei hochgradigen Ösophagusvarizen wird eine ß-Blockertherapie eingeleitet. Der Aszites wird punktiert. Es findet sich kein Anhalt für eine spontan bakterielle Peritonitis oder eine Einblutung. In der Folge sind eine Alkoholentzugstherapie und eine Ligaturtherapie der hochgradig blutungsgefährdeten Varizen geplant.

Fall 5

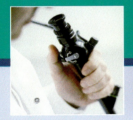
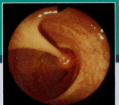
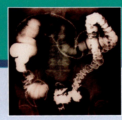

Oliver Nehls

Fall 5

68-jähriger Patient mit Schluckschmerzen und Druckgefühl hinter dem Brustbein – Vorstellung in der gastroenterologischen Ambulanz.

„Ich habe seit einigen Monaten Schmerzen beim Schlucken und ein Druckgefühl hinter dem Brustbein. Außerdem fühle ich mich seit längerer Zeit nicht mehr leistungsfähig. Gestern ist mir ein Stück Fleisch im Hals stecken geblieben. Nach Trinken von zwei Gläsern Wasser konnte ich es dann zum Glück doch noch hinunterschlucken. So kann es nicht mehr weiter gehen. Ich muss jetzt wissen, was los ist."

An welche möglichen Ursachen der Beschwerden denken Sie? Beachten Sie dabei: Häufiges ist häufig, Seltenes ist selten!

Schluckstörungen (oro-pharyngo-ösophageale Dysphagie) sind ein unspezifisches Symptom diverser (internistischer) Erkrankungen. Differenzialdiagnostisch lassen sich organische und funktionelle Ursachen unterscheiden (s. auch Steckbrief):

Organische Ursachen
- lokale Entzündungen im Halsbereich (Tonsillitis, Pharyngitis, Seitenstrangangina) bzw. im Ösophagus (peptische Stenosen, Soorösophagitis, Säure-/Laugenverätzungen, medikamentöse Ösophagitis)
- maligne Erkrankungen (Oro-pharyngeale-, Larynx-, Ösophagus- oder Schilddrüsenkarzinome, maligne Lymphome)
- anatomische Veränderungen des Ösophagus (z.B. Zenker Divertikel), Plexuserkrankungen (Achalasie)
- Fremdkörper (häufiger bei Kindern)
- nach operativen Eingriffen (z.B. Fundoplikatio)
- weitere (seltene) Ursachen: diffuser Ösophagospasmus, Ösophagusmembranen/-Ringe (z.B. Plummer-Vinson-Syndrom, Schatzki-Ringe) oder Gefäßmissbildungen (Dysphagia lusoria, Aortenaneurysma)

Funktionelle Ursachen
- Erkrankungen des ZNS, z.B. Ischämie-/Blutungsepisode (Transitorische ischämische Attacke (TIA), Apoplex)
- Systemerkrankungen (Multiple Sklerose, Morbus Parkinson), Frühsommer-Meningoenzephalitis (FSME), Myasthenia gravis, Polyneuropathie
- in seltenen Fällen endokrinologische Störungen (Hypothyreose)

Bei der von unserem Patienten geklagten Beschwerdesymptomatik sind besonders zu erwägen:
- **peptische Stenosen des Ösophagus** durch anhaltenden sauren Reflux: Häufigkeitsgipfel in der 6.-7. Lebensdekade, begünstigt u.a. durch Alkohol- und Nikotinabusus, häufig mit Dysphagie assoziiert
- **Divertikel im Bereich des Hypopharynx oder Ösophagus**: Zenker-Divertikel: Häufigkeitsgipfel jenseits der 5. Dekade, Geschlechtsverhältnis Männer : Frauen = 3:1
- **maligne Erkrankungen des oberen Gastrointestinaltraktes und der Schilddrüse**: Dysphagie mit der Trias höheres Alter, ungewollter Gewichtsverlust und Raucher- und/oder Alkoholanamnese

5.1 Anamnese

Was würden Sie jetzt vom Patienten wissen wollen, welche Fragen stellen Sie ihm gezielt zusätzlich zu der normalen internistischen Anamnese?
Bei der diagnostischen Abklärung des Symptoms Dysphagie ist die Erhebung der **Anamnese von zentraler Bedeutung.** Die körperlichen Untersuchungsbefunde sind häufig unauffällig. Die wichtigsten Fragen finden Sie unmittelbar hier im Anschluss, aber überlegen Sie erst einmal selber!

> **Merke**
> Die Ursache einer Schluckstörung lässt sich in über 90 % durch Erhebung der Anamnese eingrenzen.

Frage	Hintergrund der Frage	Antwort des Patienten
Haben Sie Probleme mit dem Schlucken zu beginnen? Haben Sie die Probleme nur bei festen Speisen oder auch bei Flüssigkeiten?	Beschwerden zu Beginn des Schluckaktes weisen auf eine neuromuskuläre Erkrankung hin. Abklärung des Schweregrades der Dysphagie. (s. Infobox 5.1)	Nein. Ich kann anfangs ganz normal Schlucken. Die festen Speisen bleiben aber seit Wochen irgendwann stecken. Bis vor kurzem konnte ich dagegen noch problemlos trinken, das geht jetzt auch nicht mehr vernünftig.
Wann bleiben die Speisen stecken? Unmittelbar nach dem Schluckakt oder erst später? Wo sind Ihre Schmerzen?	Abschätzen der Lokalisation des Passagehindernisses durch Angabe des Zeitintervalls vom Beginn des Schluckaktes bis zum Eintreten der Schmerzen: Schmerzen im Bereich der Zunge oder des Halses treten eher bei oropharyngealer Dysphagie (Transportstörung zwischen Mund und Ösophagus) auf, retrosternale Schmerzen sprechen eher für eine ösophageale Dysphagie.	Nein, wie gesagt, es dauert nach dem Schlucken von festen Speisen ein paar Sekunden, dann drückt es hinter dem Brustbein. Leichtere Schmerzen spüre ich aber auch unabhängig vom Schlucken gelegentlich hinter dem Brustbein.
Wie lange geht das schon mit den Schmerzen beim Schlucken?	■ Schmerzen seit Stunden, plötzlicher Beginn: Hinweis auf Fremdkörper ■ Schmerzen seit Tagen: Hinweis auf eine infektiöse oder medikamentös induzierte Ösophagitis ■ langsam progredienter Verlauf über Wochen: Hinweis auf eine maligne Genese ■ seit Jahren bestehende Beschwerden: typisch für Achalasie	Meine Beschwerden fingen vor etwa 3–4 Monaten ohne konkreten Anlass zunächst mit Problemen beim Schlucken von festen Speisen an. Das hat sich vorübergehend immer wieder gebessert. Mittlerweile habe ich aber auch Probleme beim Schlucken von Flüssigkeiten.
Haben Sie in letzter Zeit Gewicht verloren? Wenn ja, in welchem Zeitraum?	Gewichtsverlust ■ Untermauerung einer klinisch relevanten Schluckstörung ■ ausgeprägter Gewichtsverlust innerhalb kurzer Zeit lässt an eine maligne Erkrankung denken	Ja, ich habe in den letzten 6 Monaten etwa 15 kg meines Köpergewichtes verloren.
Wie viel wiegen Sie aktuell und wie groß Sie sind?	■ „Body Mass Index" (BMI) = Körpergewicht in kg/(Körpergröße in m)^2 ■ Normbereich: 20–25 kg/m^2, ≤ 18,5 kg/m^2 Mangelernährung	Ich bin 185 cm groß und wiege 61 kg. BMI 17,8 kg/m^2 (↓↓)
Besteht ein „Kloßgefühl" beim Schlucken? Führt wiederholtes Schlucken zur Besserung?	Ein „Kloßgefühl", das sich bei wiederholtem Schluckakt bessert, ist typisch für eine psychogene Schluckstörung.	Nein. Die Beschwerden sind immer gleich.

Frage	Hintergrund der Frage	Antwort des Patienten
Sind Sie in der Vorgeschichte schon einmal im Bereich von Speiseröhre oder Magen operiert worden?	Eine vorangegangene Operation (z.B. Fundoplikatio oder Vagotomie) kann sekundär zu Adhäsionen führen, die eine Dysphagie bedingen können.	Nein. In der Kindheit wurden meine Mandeln operiert und mit 20 Jahren wurde mein Blinddarm entfernt. An andere Operationen kann ich mich nicht erinnern.
Leiden Sie unter saurem Aufstoßen, so genanntem Sodbrennen? Hatten Sie früher einmal Sodbrennen? Vertragen Sie bestimmte Speisen (heiße oder gewürzte Speisen) oder Getränke (Fruchtsäfte, Alkohol) schlecht?	Bei 10–15% der Patienten mit gastroösophagealer Refluxkrankheit (GERD) manifestieren sich peptisch bedingte Strikturen. Das Sodbrennen kann Monate vor Beginn der Schluckbeschwerden verschwinden. Charakteristisch für Refluxbeschwerden ist eine Überempfindlichkeit gegenüber bestimmten Speisen oder Getränken aufgrund der bestehenden Entzündung.	Nein, Sodbrennen hatte ich noch nie. Ich konnte eigentlich immer alles essen und trinken, ich hab' immer alles gut vertragen.
Rauchen Sie? Trinken Sie regelmäßig Alkohol?	Chronischer Nikotinabusus ist ein Risikofaktor für die Entwicklung sowohl von Adeno- als auch von Plattenepithelkarzinomen des Ösophagus. In Kombination mit langjährigem Alkoholabusus prädisponiert er insbesondere für die Entwicklung von Plattenepithelkarzinomen des Ösophagus.	Ja, ich trinke mittags und abends je 2 Flaschen Bier. Gelegentlich gönn' ich mir auch 'mal ein paar Gläser Schnaps. Ich rauche seit über 30 Jahren etwa 1–2 Schachteln Zigaretten/Tag.
Müssen Sie manchmal Speisen oder Flüssigkeiten hochwürgen?	Regurgitation von Speisen v.a. bei Achalasie oder Zenker-Divertikel. Die Speisen werden aus dem Ösophagus regurgitiert und schmecken deshalb nicht sauer oder gallig. Regurgitation von Flüssigkeiten wenige Sekunden nach dem Schluckakt beim diffusen Ösophagusspasmus.	Nein, das ist mir noch nie passiert.

Fassen Sie die wesentlichen aus der ersten Inspektion und Anamnese gewonnenen Erkenntnisse zusammen! Interpretieren Sie in diesem Zusammenhang die erhobene Risikofaktorenkonstellation!

Der 68-jährige Patient klagt über progrediente Dysphagie (zunächst nur für feste, nun auch für flüssige Speisen) und Gewichtsverlust. Es bestehen ein langjähriger Nikotin- und Alkoholabusus. Als inspektorisch sichtbarer Ausdruck eines chronischen Nikotinabusus sind sog. Uhrglasnägel auffällig. Der Patient ist deutlich abgemagert und hat nur noch ein Körpergewicht von 61 kg bei einer Körpergröße von 185 cm (BMI 17,8 kg/m²).
Die Konstellation von langsam progredienter Dysphagie mit ungewolltem Gewichtsverlust, chronischem Alkohol-/Nikotinabusus und höherem Lebensalter ist bis zum Ausschluss des Gegenteils als malignomsuspekt einzustufen! Der zeitliche Zusammenhang zwischen dem Auftreten der Dysphagie (mehrere Sekunden nach Herunterschlucken der Speisen) und den geklagten retrosternalen Schmerzen deutet auf eine ösophageale Dysphagie hin.

Gibt es Fragenbereiche, die Sie noch nicht (ausreichend) berücksichtigt haben?

Es fehlt noch die Erhebung der **Medikamentenanamnese**, die aus zwei Gründen bedeutsam ist. Erstens kann eine Dysphagie auch durch eine medikamentös induzierte Ösophagitis bedingt sein, z.B. durch Kaliumchlorid, Tetrazykline oder Eisensulfatpräparate, zweitens ist sie auch vor einer möglicherweise durchzuführenden Endoskopie mit Biopsieentnahme bedeutsam (z.B. Erhöhung des Nachblutungsrisikos nach Biopsie durch Acetylsalicylsäure (ASS)). Der hier vorgestellte Patient berichtete im Rahmen der ergänzend durchgeführten Medikamentenanamnese, dass er seit 10 Jahren wegen einer chronisch obstruktiven Lungenerkrankung bei Bedarf ein β$_2$-Sympathomimetikum einnimmt; sonst keine weitere Medikation.

Außerdem fehlen Fragen zu Hinweisen auf das Vorliegen einer **ösophagotrachealen Fistel**. Hierbei wäre zu eruieren, ob nach dem Schlucken Husten auftritt. Dies wäre eine Kontraindikation für die Durchführung einer Bariumbreischluck-Röntgenuntersuchung (Ösophagogramm), da bei extra-luminalem Kontakt mit Geweben schwerste Entzündungen hervorgerufen werden.

Zudem ist zu erfragen, ob **Heiserkeit** besteht. Diese wäre im Zusammenhang mit Dysphagie ein Hinweis für eine Rekurrensparese (HNO-ärztliche Abklärung erforderlich) im Rahmen einer Tumorerkrankung oder bei neurologischen Störungen. Der hier vorgestellte Patient verneint beide Fragen.

Infobox 5.1

Klinische Einteilung der Schweregrade einer Dysphagie

Grad der Dysphagie	Symptomatik
I	Beschwerden nur bei festen Speisen (z.B. Fleisch oder Brot).
II	Nur halbfeste Speisen können ohne Beschwerden geschluckt werden (z.B. weiche oder pürierte Kost).
III	Nur Flüssigkeiten/Flüssigkost können geschluckt werden.
IV	Schwierigkeiten auch beim Schlucken von Speichel. Es kann nicht ausreichend Flüssigkeit enteral aufgenommen werden.

5.2 Körperliche Untersuchung

Wie gehen Sie bei der körperlichen Untersuchung vor, worauf achten Sie besonders und warum?

Der nächste Schritt auf dem Weg zur Klärung des weiteren Vorgehens ist die körperliche Untersuchung. Klinische Auffälligkeiten finden sich vor allem bei neuromuskulär bedingter Dysphagie; bei Dysphagien organischer Genese fehlen häufig spezifische klinische Zeichen. Die körperliche Untersuchung ist jedoch stets von entscheidender Bedeutung, um die Grundkondition des Patienten im Hinblick auf geplante diagnostische und therapeutische Maßnahmen zu erfassen (s.u.).

besonders achten auf	mögliche Befunde/Hinweise	Befunde des Patienten
neurologische Ausfallerscheinungen	Hirnnervenschäden (z.B. N. facialis, N. hypoglossus) als Hinweis auf eine neuromuskuläre Erkrankung.	Hinweise für neurologische Defizite bestehen nicht.
Lymphknoten	Nicht-schmerzhaft vergrößerte zervikale Lymphknoten als Zeichen einer bereits eingetretenen Metastasierung.	Vergrößerte Halslymphknoten sind nicht sichtbar oder palpabel.
Zweittumor	z.B. Zungengrundkarzinom.	Es ergeben sich klinisch keine Hinweise auf das Vorliegen eines Zweittumors.
Rekurrensparese	Heiserkeit als Hinweis für eine mediastinale oder zervikale Schädigung des N. recurrens.	Es besteht keine Heiserkeit.

besonders achten auf	mögliche Befunde/Hinweise	Befunde des Patienten
pulmonale Begleiterkrankungen	Pulmonal: supersonorer Klopfschall, auskultatorisch abgeschwächtes Atemgeräusch, verlängertes Exspirium, Giemen und Brummen als Hinweise auf eine chronisch obstruktive Lungenerkrankung.	Perkutorisch beidseits ubiquitär supersonorer Klopfschall mit wenig verschieblichen Lungengrenzen. Atemgeräusch leise, kein Giemen und Brummen auskultierbar.
kardiale Begleiterkrankungen	Herzgeräusche aufgrund von Herzklappenfehlern (Vitien) müssen vor Durchführung einer endoskopischen Untersuchung abgeklärt werden (Endokarditisprophylaxe!).	Vitientypische Geräusche fallen nicht auf.

Merke Klinische Zeichen für eine bereits eingetretene Metastasierung sind beim Ösophaguskarzinom zum Zeitpunkt der Stellung der Erstdiagnose selten.

Bewerten Sie die erhobenen Befunde in der Zusammenschau mit der Anamnese! Welche weitere Diagnostik veranlassen Sie und warum?

Die von dem 68-jährigen Patienten berichtete Symptomatik mit langsam progredienter Dysphagie, Gewichtsverlust und gelegentlichem retrosternalen Druckgefühl ist in Verbindung mit Alter und Risikoprofil des Patienten (chronischer Alkohol- und Nikotinabusus) primär suspekt für das Vorliegen einer malignen Erkrankung. Nebenbefundlich fallen Zeichen einer chronisch obstruktiven Lungenerkrankung (COPD) auf.

In der nun folgenden diagnostischen Hierarchie spielen die Laborwerte nur eine sehr untergeordnete Rolle, da diese bei malignen Erkrankungen des Ösophagus oder des ösophago-gastralen Übergangs einerseits komplett unauffällig sein können und andererseits bislang keine für diese Erkrankungen spezifischen Laborwertveränderungen etabliert sind. Trotzdem gibt das „Routinelabor" unter Einschluss von Blutbild, Gerinnungsparametern, Elektrolyten, Nieren- und Leberwerten einen unverzichtbaren Einblick in die Grundkondition des Patienten und ist für die nachfolgende invasive (endoskopische) Diagnostik (in der Regel mit Biopsiegewinnung) unverzichtbar.

Von entscheidender Bedeutung ist die apparative Diagnostik (s. auch Infobox 5.2, 5.3 und 5.4). Hierbei ist die diagnostische Endoskopie die zentrale Untersuchung, durch die in Kombination mit der Biopsieentnahme die Diagnose ggf. gestellt werden kann. In Abhängigkeit der damit erhobenen Befundlage folgen dann weitere Untersuchungen.

5.3 Vorstellung beim Oberarzt und weitere Planung

Nach Zusammentragen aller Befunde und weiterer Planung rufen Sie Ihren Oberarzt zur Besprechung des weiteren Vorgehens in die Ambulanz. Was berichten Sie?

Der 68-jährige Patient leidet seit etwa 4 Monaten unter progredienter Dysphagie für feste Speisen, die mit einem Gewichtsverlust von 15 kg einhergeht. Anamnestisch bestehen als Risikofaktoren langjähriger Nikotin- und Alkoholabusus. Refluxbeschwerden bestanden in der Vorgeschichte nicht. An Begleiterkrankungen ist seit etwa 10 Jahren eine chronisch obstruktive Lungenerkrankung bekannt, die derzeit bedarfsweise mit einem β_2-Sympathomimetikum behandelt wird. Entsprechend ergab die körperliche Untersuchung einen supersonoren Klopfschall, ein abgeschwächtes Atemgeräusch beidseits und wenig verschiebliche Lungengrenzen. Es fielen ansonsten keine richtungweisenden Befunde auf. Insbesondere waren auch keine Lymphome palpabel. Es besteht der Verdacht auf das Vorliegen eines Ösophaguskarzinoms. Das Routinelabor ist abgenommen und der Patient ist für eine für morgen angemeldete Ösophago-Gastro-Duodenoskopie einschließlich Biopsieentnahme aufgeklärt. Gerinnungshemmende Medikamente wie Aspirin nimmt der Patient nicht. Für heute sind ein Röntgen-Thorax in 2 Ebenen und ein Ruhe-EKG angemeldet.

5.4 Labordiagnostik

> **Merke**
> Es existieren keine spezifischen Laborwerte, die zur Eingrenzung der Diagnose eines Karzinoms des Ösophagus oder von Adenokarzinomen des ösophago-gastralen Übergangs hilfreich sind!

Die Durchführung spezieller Labor-Untersuchungen ist nur in Abhängigkeit von therapeutischen Maßnahmen indiziert. Ist z.B. die Applikation einer Chemotherapie vorgesehen, ist in der Regel (vor allem im Hinblick auf die Gabe nephrotoxischer Medikamente wie z.B. Cisplatin) die Bestimmung der Kreatinin-Clearance obligat. Präoperativ ist überdies die Durchführung einer Blutgasanalyse erforderlich (der pO_2-Wert sollte > 70 mmHg betragen).

Methode	Indikation und Sinn der Untersuchung	Ergebnisse des Patienten
„Routinelabor": Blutbild, Gerinnung, Na$^+$, K$^+$, Leberwerte, Nierenwerte	Beurteilung der Grundkondition des Patienten.	■ Leukozyten 7.500/μl ■ Hb 14,6/dl ■ Thrombozyten 287.000/μl ■ INR 1,1; PTT 32 s ■ Serum-Natrium 142 mmol/l, Serum-Kalium 4,6 mmol/l ■ Kreatinin 0,6 mg/dl, Harnstoff 32 mg/dl; Kreatinin-Clearance 99 ml/min
Tumormarker	Kein Stellenwert in der Diagnostik, da zu unspezifisch. SCC: Plattenepithelkarzinome, CA 19-9 und CEA: Plattenepithel- oder Adenokarzinome, CA 72-4: Adenokarzinome des ösophago-gastralen Übergangs.	CA 19-9 58 kU/l (↑), CEA < 1 μg/l (↔) SCC und CA 72-4 wurden nicht bestimmt.

5.5 Apparative Diagnostik

diagnostische Methode	Indikation und Sinn der Untersuchung	Ergebnisse des Patienten
obligate Diagnostik		
Ösophago-Gastro-Duodenoskopie (ÖGD) mit Biopsieentnahme	Endoskopische und gleichzeitige histologische Sicherung der Verdachtsdiagnose Ösophaguskarzinom (s. Infobox 5.3).	Im Ösophaguslumen ist von 25 bis 32 cm ab Zahnreihe eine polypöse, stenosierende Raumforderung sichtbar, die mit dem Endoskop nur unter Druck passierbar ist und mehrfach mit der Zange biopsiert wird. Histologisch finden sich trotz des makroskopisch auffälligen Befundes keine Pathologien. Erst die erneute Entnahme von weiteren 10 Biopsien im Rahmen einer zweiten ÖGD ergibt die Diagnose eines mäßig differenzierten, verhornenden Plattenepithelkarzinoms.

diagnostische Methode	Indikation und Sinn der Untersuchung	Ergebnisse des Patienten
Ösophagogramm	Radiologische Durchleuchtungsuntersuchung mit Bariumsulfat oder - bei Verdacht auf Fisteln - wasserlöslichem Kontrastmittel (Gastrografin). Darstellung tumorassoziierter anatomischer Veränderungen, z.B. Achsenabweichungen des Ösophagus. Abschätzung der Länge intramuraler Stenosen bei endoskopisch nicht passierbaren Tumoren. Methode der Wahl bei Verdacht auf ösophago-tracheale oder -mediastinale Fisteln.	Im Ösophagogramm stenosierender Prozess von 25 bis 32 cm ab Zahnreihe (suprabifurkaler Prozess). Keine Darstellung ösophago-trachealer oder -mediastinaler Fisteln.
Röntgen-Thorax in 2 Ebenen	Basale morphologische Darstellung von Herz und Lunge.	Emphysemaspekt der Lunge, sonst keine weiteren Auffälligkeiten.
EKG	Basale Darstellung der Herzfunktion; essentiell für die Einschätzung der Operabilität.	Sinusrhythmus mit einer Frequenz von 63/min, Indifferenzlagetyp, keine Blockbilder, keine ST-Streckenveränderungen.
Spiral-Computertomografie (Spiral-CT) von Thorax und Abdomen	Evaluation der extramuralen Ausbreitung. Nachweis von Lymphknoten- und/oder Fernmetastasen. Einzelne Wandschichten können im CT nicht abgegrenzt werden! Hierfür ist die EUS (s.u.) die Methode der Wahl.	Ein wandüberschreitendes Wachstum des Tumors ist nicht sicher darstellbar. Es sind regionale, mediastinale Lymphknotenvergrößerungen bis 1,5 cm Durchmesser sichtbar.
apparative Diagnostik in Abhängigkeit von Lokalisation und/oder Histologie		
Endosonografie (EUS)	Exakte Bestimmung der Tumoreindringtiefe und des lokalen Nodalstatus (Lymphknotenstatus) (s. Infobox 5.4).	Bei dem Patienten findet sich eine uT3 uN1-Situation. „u" steht hierbei für endoskopischen Ultraschall.
Hals-Nasen-Ohren-ärztliche Untersuchung	Ausschluss einer Rekurrensparese (z.B. bei Vorliegen eines zervikalen Tumors oder entsprechendem klinischen Verdacht (Heiserkeit)).	Unauffälliger Befund, eine Rekurrensparese kann ausgeschlossen werden.
Bronchoskopie	Indiziert bei (suprabifurkal lokalisierten) Tumoren mit Bezug zum Tracheobronchialsystem zum Ausschluss einer Infiltration in diesem Bereich. Bei Infiltration des Tracheobronchialsystems sind kurative Therapiekonzepte kontraindiziert!	Unauffällige Bronchoskopie.
Laparoskopie	Bei fortgeschrittenen infrabifurkalen (distalen) Adenokarzinomen bzw. bei Karzinomen des ösophago-gastralen Übergangs, die einer kurativen Therapie prinzipiell zugänglich sind, zum Ausschluss einer Peritonealkarzinose und von Leber- oder entfernten Lymphknotenfiliae.	Bei dem hier nachgewiesenen Plattenepithelkarzinom keine Indikation zur Durchführung einer Laparoskopie.

5.5 Apparative Diagnostik

diagnostische Methode	Indikation und Sinn der Untersuchung	Ergebnisse des Patienten
Sonografie oder Computertomografie des Halses	Bei suprabifurkal lokalisierten Tumoren zum Ausschluss einer zervikalen Lymphknotenmetastasierung.	Hals-CT unauffällig.
symptomorientierte apparative Diagnostik		
Skelettszintigrafie	Bei Knochenschmerzen oder stattgehabten Frakturen, die ggf. maligner Genese sein können, zum Ausschluss von ossären Filiae. Bei szintigrafisch positivem Befund wird der entsprechende Bereich zusätzlich konventionell radiologisch untersucht.	Kein Hinweis auf das Vorliegen von ossären Filiae, daher wird keine Skelettszintigrafie durchgeführt.
Schädel-CT (CCT)	Bei Hinweisen auf eine zerebrale oder zerebelläre Filialisierung (z.B. Schwindel, Sehstörungen).	Der Patient ist neurologisch asymptomatisch. Deshalb wird keine Schädel-CT-Untersuchung veranlasst.
innovative apparative Diagnostik		
Positronenemissionstomografie (PET), in der Regel mit zusätzlich vorgeschalteter Computertomografie (PET-CT)	Detektion von mit anderen Verfahren nicht nachweisbaren Fernmetastasen. Diese Technik ist derzeit noch dem Studienkontext vorbehalten und v.a. bei vermeintlich operablen, aber lokal fortgeschrittenen Befunden interessant. Das Verfahren kann auch mit dem CT kombiniert werden (PET-CT) und so eine exakte Lokalisation von Tumormanifestationen ermöglichen.	Bei dem Patienten wird keine PET-Untersuchung durchgeführt, da es sich hierbei derzeit nicht um eine Routineuntersuchung, sondern um ein (noch) experimentelles Verfahren handelt.
präoperative Diagnostik		
Lungenfunktionsprüfung	Eine ausreichende Lungenfunktion (forciertes exspiratorisches Volumen in der 1. Sekunde (FEV_1) > 70%) ist entscheidend für den positiven Ausgang operativer Eingriffe am Ösophagus, da pulmonale Komplikationen wesentlich die perioperative Mortalität beeinflussen.	Die Lungenfunktion des Patienten ist befriedigend (FEV_1 76%).
Echokardiografie	V.a. Bestimmung der linksventrikulären Funktion; die Ejektionsfraktion sollte ≥ 2,5 l/min betragen.	Auswurffraktion 3 l/min, keine Hinweise auf ein Vitium.
Ergometrie (Belastungs-EKG)	Indiziert bei Verdacht auf Vorliegen einer koronaren Herzkrankheit (KHK).	Wegen der vom Patienten geklagten Thoraxschmerzen wird eine Ergometrie veranlasst, die keine Auffälligkeiten zeigt.

Infobox 5.2

Diagnostische Maßnahmen bei Dysphagie

1. Anamnese
Die Ursache einer Schluckstörung lässt sich in über 90% durch Erhebung der Anamnese eingrenzen!

2. Endoskopie
Hier können insbesondere entzündliche und neoplastische Prozesse morphologisch detektiert werden.

3. Ösophagogramm
Die Durchleuchtungsdarstellung des Ösophagus unter Schlucken eines röntgendichten Kontrastmittels (Bariumsulfat) dient dem Nachweis von Funktionsstörungen (z.B. verzögerte Passage) und topografischen Veränderungen (z.B. Divertikel, Hernien, Fisteln, Verdrängungen durch Nachbarorgane) sowie der intraluminalen Lokalisation und Ausdehnung von nicht mit dem Endoskop passierbaren Stenosen. Bei klinischem Verdacht auf Fisteln muss ein wasserlösliches Kontrastmittel (Gastrografin) verwendet werden.

4. Manometrie, pH-Metrie, Szintigrafie
Weitergehende Untersuchungen zur ursächlichen Abklärung einer Dysphagie sind die Druckmessung in der Speiseröhre (**Manometrie**), durch die z.B. durch Spasmen bedingte Störungen der Peristaltik nachweisbar sind, die Bestimmung der pH-Werte in der Speiseröhre (**pH-Metrie**), mit der Refluxbeschwerden (auch ohne endoskopischen Nachweis einer Refluxösophagitis) detektiert werden können, und die **Magenentleerungsszintigrafie**, bei der mittels eines szintigrafisch detektierbaren Kontrastmittels (bei fehlendem Hinweis auf das Vorliegen einer organischen Stenose) der Nachweis einer Magenentleerungsstörung (z.B. durch eine diabetische autonome Neuropathie bedingt) geführt werden kann.

> **Merke:** Die Diagnosestellung bei unklarer Dysphagie gelingt in nahezu allen Fällen durch Erhebung der Anamnese sowie Durchführung einer Endoskopie und/oder eines Ösophagogramms. Nur in seltenen Fällen sind die unter 4. aufgeführten Spezialuntersuchungen erforderlich.

Infobox 5.3

Ösophago-Gastro-Duodenoskopie (ÖGD) bei Verdacht auf Ösophaguskarzinom

Einfache und sehr aussagekräftige Methode zum Ausschluss organischer (morphologischer) Auffälligkeiten, v.a. im Bereich des Ösophagus und des ösophago-gastralen Übergangs, aber auch des Pharynx, Magens und Duodenums.
Bei Verdacht auf ein Ösophaguskarzinom ist zur definitiven (histologischen) Diagnosesicherung die Entnahme von 10 Biopsien erforderlich.

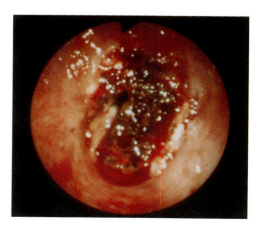

Abb. 5.1 Plattenepithelkarzinom mit Verlegung des Ösophaguslumens.

> **Merke:** Bei makroskopisch malignomverdächtigem Befund und negativem bioptischem Ergebnis muss die Biopsieentnahme unbedingt wiederholt werden!

Die differenzialdiagnostische Abgrenzung gegenüber einem von außen in das Ösophaguslumen eingewachsenem Bronchialkarzinom (Plattenepithelkarzinom) kann aufgrund des alleinigen bioptischen Befundes im Einzelfall schwierig sein. Deshalb ist eine kombinierte

5.5 Apparative Diagnostik

> **Infobox 5.3**

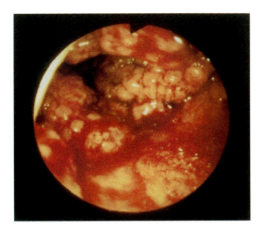

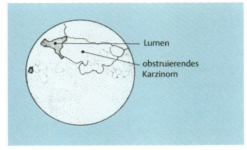

Abb. 5.2 Ausgeprägtes Adenokarzinom mit Obstruktion des Lumens und Blutung.

endoskopische und CT-morphologische Betrachtung erforderlich, ggf. ergänzt durch eine Bronchoskopie.

> **Infobox 5.4**

Endosonografie (EUS - Endoskopischer Ultraschall)

Die Endosonografie ist in Verbindung mit der Computertomografie insbesondere für die (therapeutisch maßgebliche) Differenzierung zwischen Tumoren der Kategorien T1-T2 gegenüber T3-T4 entscheidend. Bei Kombination beider Methoden gelingt in > 90% die exakte Bestimmung der Tumoreindringtiefe.

Vorteile der EUS

- Der topografische Unterschied zwischen den Kategorien T1 und T2 liegt im Millimeterbereich, der sich nur mittels der EUS zuverlässig darstellen lässt (s. Abb. 5.3).
- Sehr gute Möglichkeit zur Bestimmung des lokalen Nodalstatus (Lymphknotenstatus) – in etwa 70% der Fälle stimmt der endosonografische mit dem postoperativ erhobenen histo-pathologischen Befund überein.

- Bei einem stenosierenden Tumor kann die EUS ggf. mit einer Minisonde durchgeführt werden.

Indikation

Die Durchführung der EUS ist nur im Hinblick auf therapeutische Konsequenzen sinnvoll (z.B. Applikation einer neoadjuvanten (Radio-)

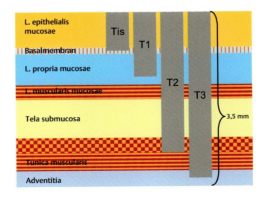

Abb. 5.3 Schematische Darstellung der Eindringtiefen der TNM-Stadien Tis bis T3.

Merke: Auch Entzündungen des Ösophagus können zu Wandverdickung oder lokalen Lymphknotenvergrößerungen führen. Deshalb ist die Endosonografie beim Ösophaguskarzinom immer nur in Verbindung mit der Histologie aussagekräftig.

> **Infobox 5.4**

Chemotherapie, primäre chirurgische Resektion oder lokale Exzision). Bei Inoperabilität des Patienten (z.B. bei Fernmetastasen und/oder schlechtem Allgemeinzustand bzw. gravierenden Komorbiditäten) ist diese Methode nicht indiziert.

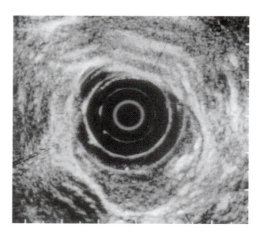

Abb. 5.4 Endosonografisches Bild eines echoarmen, invasiv wachsenden Ösophaguskarzinoms, das die Wand bis zur Adventitia zerstört (T3N1).

5.6 Abschließende Bewertung und Diagnosestellung

Fassen Sie abschließend die Ergebnisse der Diagnostik zusammen!

Entsprechend der anamnestisch gestellten Verdachtsdiagnose und dem intraluminalen makroskopisch (endoskopisch) erhobenen Befund gelang bei dem Patienten der histologische Nachweis eines Ösophaguskarzinoms, das einem mäßiggradig differenzierten (G2) Plattenepithelkarzinom mit Lokalisation im mittleren bis distalen Drittel der Speiseröhre (25 bis 32 cm ab Zahnreihe) entsprach. Das endosonografisch und CT-morphologisch ermittelte Tumorstadium (uT3 uN1 cM0) besagt, dass es sich um ein lokal fortgeschrittenes Karzinom handelt (Stadieneinteilung, s. Steckbrief). Der Patient wies hinsichtlich Alter und Risikokonstellation typische Merkmale für die gestellte Diagnose auf.

Ein differenzialdiagnostisch in Erwägung zu ziehendes, von außen in den Ösophagus eingewachsenes Bronchialkarzinom (Plattenepithelkarzinom) konnte mittels Endosonografie und CT-Diagnostik ausgeschlossen werden.

5.7 Therapeutisches Vorgehen

Welche grundsätzlichen Therapieansätze gibt es beim Ösophaguskarzinom?

Es ist prinzipiell zu unterscheiden zwischen präoperativen (neoadjuvanten) Therapieansätzen, chirurgischer Resektion mit kurativer Zielsetzung (auch minimal-invasive endoskopische, thorakoskopische oder laparoskopische Methoden), postoperativen (adjuvanten) Therapieformen und Maßnahmen zur palliativen Behandlung (z.B. Chemotherapie, Sicherstellung der Nahrungspassage, Schmerztherapie). Grundsätzlich ist die vollständige Entfernung des Primärtumors beim Ösophaguskarzinom die beste Behandlung zur Sicherung der Ernährung. Sofern der Befund nicht primär operabel ist oder eine palliative (inoperable) Situation vorliegt, kommen verschiedene minimal-invasive Verfahren zur Sicherung der Nahrungspassage in Betracht.

Infobox 5.5

Therapie des Ösophaguskarzinoms

Chirurgische Resektion

Stadienadaptierte Behandlung von Ösophaguskarzinomen

- **frühe Tumoren (pTis, gut differenzierte Mukosatumoren ≤ 2 cm (uT1, uN0))**
  In-toto-Entfernung durch endoskopisch durchführbare Mukosaresektion oder durch die radikale Ösophagusresektion, damit kurative Therapie.
- **zervikale, lokalisierte Tumoren (jedes T, jedes N, M0)**
  Bis auf wenige Ausnahmen schwer operabel, besonders häufige Rezidive. Es existiert kein therapeutisches Standardvorgehen, häufig wird jedoch die Durchführung einer definitiven Radiochemotherapie (definitiv im Sinne von keiner nachfolgenden zusätzlichen Operation) empfohlen.
- **intrathorakale, lokalisierte Tumoren (T1-2, N0, M0)**
  Primäre chirurgische Resektion unter Beachtung der Kontraindikationen (z.B. Alter, Allgemeinzustand und/oder Begleiterkrankungen): subtotale Ösophagusresektion mit abdominaler und mediastinaler Lymphadenektomie (2-Feld-Dissektion) bzw. bei suprabifurkal lokalisierten Läsionen unter zusätzlicher zervikaler Lymphadenektomie (3-Feld-Dissektion).
- **intrathorakale, lokal fortgeschrittene Tumoren (uT3-4, NX, M0 oder uT1-2, N+, M0)**
  Oft nicht vollständig resektabel, häufige Rezidive. Obwohl die primäre Resektion in Deutschland derzeit noch die Standardtherapie darstellt, sollten Patienten mit lokal fortgeschritten Tumoren möglichst innerhalb von klinischen Studienprotokollen behandelt werden (neoadjuvante Chemoradiotherapie mit oder ohne Operation).
- **metastasierte Tumoren (jedes T, jedes N, M1)**
  Bei Patienten mit gutem Allgemeinzustand kann durch eine Kombinationschemotherapie (z.B. Cisplatin/5-Fluorouracil) in etwa 30-40% der Fälle ein Tumoransprechen erreicht werden. Ob eine derartige Therapie auch einen Überlebensvorteil bedeutet, ist offen.

Palliative Therapie der Dysphagie

> **Merke:** Erhalt bzw. Wiederherstellung der Nahrungspassage sind beim Ösophaguskarzinom vordringlich!

Grundsätzlich ist die vollständige Entfernung des Primärtumors beim Ösophaguskarzinom die beste Behandlung zur Sicherung der Ernährung. Sofern der Befund nicht primär operabel ist oder eine palliative (inoperable) Situation vorliegt, kommen verschiedene minimalinvasive Verfahren zur Sicherung der Nahrungspassage in Betracht, die teilweise miteinander konkurrieren. Standardempfehlungen für die palliative Behandlung einer Schluckstörung beim Ösophaguskarzinom existieren nicht, über entsprechende Maßnahmen wird bei jedem Patienten individuell entschieden.

- **Bougierung oder pneumatische Dilatation**
  - **Prinzip:** Aufdehnung von Tumorstenosen im Ösophagus mittels röntgendichter Kunststoffbougies oder pneumatischer Ballondilatation.
  - **Bougierungsbehandlung:** Zunächst wird ein Führungsdraht bis in den Magen vorgeschoben, über den anschließend sequentiell Kunststoffbougies mit zunehmendem Durchmesser und wenig traumatisierenden, spitz zulaufende Enden durch die Stenose vorgeschoben werden (Bougie - stabförmiges Instrument zur Dehnung oder Erweiterung von Verengungen in Hohlgängen, hier der Speiseröhre).
  - **Pneumatische Dilatation:** Ein Ballon wird in das Areal der Stenose eingeführt und aufgeblasen. Durch die Wirkung radiärer Kräfte wird die Stenose eröffnet.
  - **Indikation:** Vorbereitende Maßnahme zur Eröffnung des Lumens z.B. vor einer Stentimplantation oder einem minimalinavasiven lokalen Therapieverfahren wie der Argonplasmakoagulation (s.u.).
  - **Komplikationen:** Ösophagusperforation, Blutung (5-10% der Fälle).
- **Implantation von Kunststofftuben (nur noch selten angewandtes Verfahren)**
  - **Prinzip:** Einbringen von starren Kunststofftuben in das Stenoseareal. Wegen

Infobox 5.5

des starren Durchmessers der Tuben zunächst Bougierung des Ösophaguslumens auf einen Diameter von ≥ 15 mm.
- **Indikation:** Überbrückung von Tumorstenosen, Abdichtung einer ösophagotrachealen Fistel. Cave: Keine Therapie von kardianahen oder hochsitzenden Stenosen (Aspirationsgefahr)!
- **Komplikationen:** Perforation, Tubusdislokation, Blutung (10-15% der Fälle).

■ **Implantation von selbstexpandierenden Metallstents (sehr häufig eingesetztes Verfahren)**
- **Prinzip:** Einlegen eines Metallstents, der sich nach Positionierung in der Stenose selbstständig entfaltet. Dieser ist von einer Plastikmembran umhüllt und wird über einen Applikationskatheter eingeführt. Durch Zurückziehen der Plastikumhüllung wird der Stent freigesetzt und expandiert dann selbstständig auf einen Durchmesser von 16–25 mm. Da der Stent einschließlich des Applikationskatheters einen maximalen Diameter von nur 7–10 mm aufweist, ist in der Regel keine vorherige Bougierung erforderlich.
- **Indikation:** Überbrückung von Tumorstenosen (auch angulärer Stenosen), Fistelabdichtung (nur gecoatete/beschichtete Stents).
- **Komplikationen:** Perforation, Prothesendislokation, Blutung (< 5%), retrosternales Druckgefühl (häufig).
- **Besonderheiten:** Bei Stentokklusion (Tumorüberwucherung durch die Stentmaschen hindurch) kann das Lumen z.B. durch eine Laser- oder Argonplasmakoagulationstherapie wieder durchgängig gemacht werden. Die Stenteinlage ist vor oder während der Durchführung einer neoadjuvanten Radiochemotherapie problematisch (erhöhtes Risiko der Fistelbildung oder Perforation, hohe Dislokationsgefahr bei Therapieansprechen, da am rückläufigen Tumorgewebe kein ausreichender Halt mehr gewährleistet ist).

■ **Thermische Laserkoagulation**
- **Prinzip:** Sequenzielle Koagulation von Tumorgewebe in 2–3 Sitzungen. Die von einem Nd-YAG (Neodymium-Yttrium-Aluminium-Granat)-Laser abgegebene Strahlenenergie wird im Gewebe absorbiert und in Wärme umgewandelt, woraus eine thermische Gewebenekrose resultiert.
- **Indikation:** Wiedereröffnung kurzstreckiger, polypoider Tumorstenosen.
- **Komplikationen:** Fistelbildung, Perforation (10–15% der Fälle).

■ **Argonplasmakoagulation (APC-Therapie)**
- **Prinzip:** Tumordestruktion über hochfrequente Energie: Thermisches Verfahren, das auf der Abgabe von Hochfrequenzstrom über ionisiertes Argongas beruht und nur eine begrenzte Eindringtiefe von 2–3 mm aufweist, was die Perforationsgefahr gegenüber der Behandlung mit einem herkömmlichen Nd-YAG-Laser deutlich reduziert.
- **Besonderheiten:** Die therapeutische Wirkung ist allerdings hinsichtlich der Destruktion großflächiger, exophytisch wachsender, stenosierender Tumoren begrenzt.

■ **Photodynamische Therapie (PTD)**
- **Prinzip:** Innovatives nicht-thermisches lokoregionäres Verfahren: 1–2 Tage nach i.v.-Applikation eines insbesondere in Tumorzellen akkumulierenden Photosensitizers (z.B. Photofrin) erfolgt eine lokale Lasertherapie, durch die selektiv Tumorzellen zerstört werden.
- **Indikation:** Experimentelles Verfahren (derzeit nur in wenigen spezialisierten Zentren) zur lokalen Destruktion auch großflächiger Tumorformationen.
- **Komplikationen:** Fistelbildung, Strikturen, Photosensibilität.

■ **Intraluminale Bestrahlung in Afterloadingtechnik (Nachladetechnik)**
- **Prinzip:** Lokale intraluminale Radiotherapie: Lokales Einbringen einer Strahlenquelle (Iridium 192). Vorteil: geringe Eindringtiefe von 2–3 mm mit konsekutiver Schonung der umliegenden Strukturen.
- **Indikation:** Eröffnung von Tumorstenosen.
- **Komplikationen:** Lokale Induktion von Ulzera, Nekrosen, Blutungen und konsekutiven Stenosen.
- **Besonderheiten:** Untergeordnete Bedeutung in der Lokaltherapie des Ösophaguskarzinoms.

■ **Ethanolinjektion**
- Injektion von (tumorzelllytischem) hochprozentigem Alkohol via Endoskopie in exophytisch wachsende Läsionen.

Infobox 5.5

- **Indikation**: Therapiemöglichkeit bei Patienten, für die eine Implantation von selbstexpandierenden Metallstents nicht in Betracht kommt.
- **Komplikationen**: Ulzera, Fieber, Schmerzen.
- **Besonderheiten**: Nicht geeignet zur Behandlung fibrosierender Tumore.

Welche Therapie kommt bei Ihrem Patienten in Frage? Begründen Sie Ihre Entscheidung!

Bei einem lokal fortgeschrittenen, intrathorakal lokalisierten Plattenepithelkarzinom im UICC-Stadium III (uT3 uN1 cM0, s. Steckbrief) wäre prinzipiell die primäre chirurgische Resektion indiziert. Weil Tumoren in diesem Stadium einerseits häufig nicht komplett reseziert werden können und andererseits die Rezidivhäufigkeit nach primärer Resektion sehr hoch ist (etwa 85%), erscheint bei unserem Patienten jedoch grundsätzlich die Durchführung eines (neo)adjuvanten Therapieverfahrens im Rahmen einer klinischen Studie sinnvoll.

Voraussetzung für den Studieneinschluss sind insbesondere die histologische Sicherung der Erkrankung, ein adäquater Allgemeinzustand des Patienten, Alter < 75 Jahre, eine ausreichende Knochenmarkreserve (Leukozyten > 4.000/µl, Thrombozyten > 150.000/µl), eine ausreichende Nierenfunktion (Kreatinin-Clearance > 60 ml/min.), ausreichende Lungenfunktion (FEV_1 > 70%) und auch das schriftliche Einverständnis des Patienten nach ausführlicher Aufklärung. Ausschlussgründe für eine Studienteilnahme wären eine vorbestehende maligne Erkrankung anderer Art oder ein gleichzeitig vorliegender Zweittumor, eine nicht kontrollierte Infektion bzw. das Vorliegen einer Schwangerschaft oder Stillzeit.

Da der Patient die genannten Kriterien für eine Studienteilnahme erfüllte, wurde er in eine Studie eingeschlossen, in der die Patienten nach dem Zufallsprinzip einer neoadjuvanten Radiochemotherapie und anschließenden Operation vs. einer höher dosierten Radiochemotherapie ohne Operation (definitive Radiochemotherapie) zugelost wurden.

Wie geht es mit Ihrem Patienten weiter? Wie sieht der Terminplan für die Behandlung aus?

Da der Patient unter ausgeprägten Schluckbeschwerden und zunehmendem Gewichtsverlust litt, wurde bei ihm zur Ernährungssicherung zunächst vor Therapiebeginn eine PEG (perkutane endoskopische Gastrostomie)-Sonde eingelegt – v.a. weil unter einer Radiotherapie initial aufgrund einer lokalen Schleimhautschwellung eine Verschlechterung der Dysphagie zu erwarten ist. Die Implantation eines selbstexpandierenden Metallstents wurde nicht in Erwägung gezogen (Gefahr der Stentdislokation bei Tumorrückbildung unter Chemoradiotherapie).

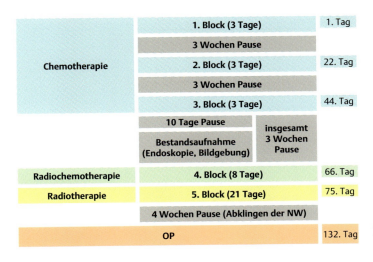

Abb. 5.5 Zeitablauf der Therapie.

Der Patient wurde dann alle 3 Wochen jeweils für 3 Tage unter stationären Bedingungen mit einer Kombinationschemotherapie behandelt (Folsäure, Etoposid, 5-Fluorouracil, Cisplatin). 10 Tage nach Beendigung von 3 Blöcken (9 Wochen) dieser chemotherapeutischen Behandlung fand zunächst eine Bestandsaufnahme statt (u.a. Endoskopie, Ösophagogramm, Computertomografie). 3 Wochen nach Abschluss der Chemotherapie wurden eine kombinierte Radiochemotherapie für 8 Tage und danach eine alleinige Strahlentherapie für weitere 21 Tage durchgeführt. 4 Wochen nach Abschluss der Radiotherapie (nach Abklingen akuter Nebenwirkungen) erfolgte die subtotale Ösophagusresektion mit abdominaler und mediastinaler Lymphadenektomie. 3 Wochen nach der Operation nahm der Patient einen 4-wöchigen Kuraufenthalt war.

Steckbrief

Ösophaguskarzinom

Englische Bezeichnung: esophageal cancer.

Definition
Unter dem Begriff Ösophaguskarzinom werden alle malignen epithelialen Tumoren des Ösophagus zusammengefasst.

Epidemiologie
Weltweit werden 400.000 Neuerkrankungen und 340.000 Todesfälle pro Jahr registriert. Es handelt sich um die sechsthäufigste krebsbedingte Todesursache. In Deutschland liegt die jährliche Inzidenz bei 4–5 Fällen/100.000 Einwohner. Die Erkrankung betrifft bevorzugt das männliche Geschlecht (Männer : Frauen > 3:1). Der Häufigkeitsgipfel liegt zwischen dem 6. und 7. Lebensjahrzehnt.

Ätiologie
Plattenepithel- und Adenokarzinome weisen teilweise eine unterschiedliche Ätiologie auf. Hier ist insbesondere zu beachten, dass Adenokarzinome häufig bei Nichtrauchern auftreten, die einen Barrett-Ösophagus als prädisponierende Erkrankung aufweisen.

Risikofaktoren für das Entstehen von Plattenepithel- und Adenokarzinomen

Risikofaktoren	Plattenepithelkarzinom	Adenokarzinom
Rauchen	+++	++
Alkohol	+++	-
Barrett-Ösophagus	-	++++
Refluxsymptomatik	-	++
Adipositas	-	++
Armut	++	-
Achalasie	+++	-
Kaustische Stenose	++++	-
Palmoplantare Keratome (Tylosis)	++++	-
Plummer-Vinson-Syndrom	++++	-
Anamnese für Kopf-Hals-Tumoren	++++	-
Anamnese für Radiatio, z.B. bei Mamma-Ca	+++	+++
Häufiger Genuss extrem heißer Getränke	+	-
Einnahme von β-Blockern, Anticholinergika, Aminophyllinen	-	+

Steckbrief

Lokalisation
Adenokarzinome sind in etwa 75% der Fälle im distalen Drittel, Plattenepithelkarzinome zu 85% im mittleren und distalen Drittel der Speiseröhre lokalisiert.

Histologie
Zu 95% handelt es sich um Adeno- oder Plattenepithelkarzinome. In Deutschland beträgt das Verhältnis zwischen diesen beiden Formen noch etwa 1:5 zugunsten der Plattenepithelkarzinome, während in den USA die Relation bereits ausgeglichen ist (1:1).
Seltene Formen umfassen u. a. kleinzellige Karzinome (2%), adenoidzystische Karzinome (0,5-1%), Sarkome (Rarität), Melanome (Rarität), GIST - gastrointestinale Stromatumoren (Rarität) und Karzinoide (Rarität).

Pathophysiologie
Der genaue pathogenetische Mechanismus ist derzeit unklar. Zahlreiche Hinweise deuten darauf hin, dass sowohl das Plattenepithel- als auch das Adenokarzinom des Ösophagus analog der Adenom-Karzinom-Sequenz beim Kolonkarzinom aus Epitheldysplasien einhergehend mit einer Akkumulation diverser genetischer Alterationen entsteht. Insbesondere beim Plattenepithelkarzinom soll die Frequenz der Genmutationen mit der Exposition gegenüber toxischen Stoffen (z.B. Nikotin) korrelieren, während Adenokarzinome häufig auf dem Boden einer Barrett-Schleimhaut entstehen.

Stadieneinteilung - TNM-System
Das TNM-System stellt eine für alle Tumorarten standardisierte Nomenklatur dar, durch die die anatomische Tumorausbreitung dargestellt wird. Die in diesem System charakterisierten 3 Kategorien (T-, N-, und M-Kategorie) sind definiert als das Ausmaß des Primärtumors mit dem Ausmaß seiner lokalen Ausbreitung (T), dem Lymphknotenbefall (N) sowie dem Vorhandensein bzw. der Abwesenheit von Fernmetastasen (M). In Abhängigkeit

TNM-Stadien bei Ösophaguskarzinom

Ausmaß des Primärtumors und seiner lokalen Ausbreitung	
Tx	Primärtumor nicht beurteilbar
T0	kein Anhalt für Primärtumor
Tis	Primärtumor in situ
T1	Tumor infiltriert Lamina propria oder Submukosa
T2	Tumor infiltriert Tunica muscularis
T3	Tumor infiltriert Adventitia
T4	Tumorinfiltration in benachbarte Strukturen
Befall regionärer Lymphknoten	
NX	regionäre Lymphknoten nicht beurteilbar
N0	keine regionären Lymphknotenmetastasen
N1	regionäre Lymphknotenmetastasen
Fernmetastasen	
MX	Fernmetastasen nicht beurteilbar
M0	keine Fernmetastasen
M1	Fernmetastasen
M1a	oberes Drittel des Ösophagus: Befall zervikaler Lymphknoten unteres Drittel des Ösophagus: Befall zöliakaler Lymphknoten
M1b	andere Fernmetastasen

Steckbrief

UICC-Stadiengruppierung und 5-Jahres-Überlebenswahrscheinlichkeit bei Ösophaguskarzinom

UICC-Stadium	TNM-Äquivalent	5-Jahres-Überlebenswahrscheinlichkeit
0	Tis N0 M0	> 95%
I	T1 N0 M0	50-80%
IIA	T2-3 N0 M0	30-40%
IIB	T1-2 N1 M0	10-30%
III	T3 N1 M0 T4 N0-1 M0	10-15%
IVA	jedes T jedes N M1a	< 5%
IVB	jedes T jedes N M1b	< 1%

von der jeweiligen Tumorart werden Besonderheiten der jeweiligen Tumorbiologie berücksichtigt. Überdies wird eine prätherapeutisch erhobene klinische Klassifikation (TNM) von einer mit histo-pathologischen Befunden belegten Klassifikation (pTNM) unterschieden. Für das Ösophaguskarzinom ergibt sich die obige TNM Stadieneinteilung (s. auch Abb. 5.3).

Klinik
- In der Regel keine Frühsymptome.
- Spätsymptome: Dysphagie, Gewichtsverlust und/oder retrosternale Schmerzen.

Metastasierungswege
- In der Regel zuerst Lymphknotenmetastasen über das in der Submukosa gelegene ösophageale Lymphdrainagesystem.
- Proximale Lage: hämatogene Metastasierung in die Lunge über kleine venöse Abflüsse, die in die V. cava münden.
- Distale Lage: hämatogene Filialisierung in die Leber über die in die V. portae mündenden venösen Abflusswege.
- Distale Adenokarzinome bzw. Adenokarzinome des ösophago-gastralen Übergangs: Peritonealkarzinose bei etwa 20% der Patienten.

Diagnostik
(s. Abschnitte 5.1, 5.2 und 5.5, Infobox 5.3 und 5.4)
- Anamnese
- körperliche Untersuchung
- Ösophagoskopie mit histologischer Sicherung durch Entnahme von multiplen Biopsien (10)
- Ösophagogramm bei zervikal lokalisierten Tumoren und/oder Verdacht auf das Vorliegen einer Fistel in das Bronchialsystem oder das Mediastinum
- Röntgen-Thorax in 2 Ebenen
- Computertomografie (Thorax, Abdomen)
- Endosonografie nur bei potenziell operabler Situation
- Bronchoskopie bei Tumoren mit Bezug zum Tracheobronchial-System
- Laparoskopie bei infrabifurkal lokalisierten (distalen) Adenokarzinomen
- Sonografie oder Computertomografie des Halses bei suprabifurkal lokalisierten Tumoren

Differenzialdiagnosen
- **Peptische Stenose**
  - **Definition**: Narbige Stenose bei Refluxkrankheit
  - **Klinik**: Sodbrennen (v.a. postprandial), Luftaufstoßen, Aggravation der Beschwerden lageabhängig (u.a. beim Bücken, Pressen, Rückenlage) und situativ (Stress)
  - **Diagnostik**: Anamnese, Endoskopie mit Biopsieentnahme
- **Zenker-Divertikel**
  - **Definition**: Pseudodivertikel mit Mukosaausstülpung durch Muskellücken dorsal der oberen Ösophagusenge
  - **Klinik**: retrosternales Druckgefühl, Regurgitation von Speisen, Hustenreiz nach Nahrungsaufnahme, gurgelndes Geräusch beim Trinken von Flüssigkeiten
  - **Vorkommen**: v.a. bei Männern im fortgeschrittenen Lebensalter

Steckbrief

- **Diagnostik**: Ösophagogramm (wasserlösliches Kontrastmittel wegen Aspirationsgefahr!), Röntgen-Thorax, Endoskopie, ggf. Manometrie
- **Achalasie**
  - **Definition**: Störung der Erschlaffung des unteren Ösophagussphinkters
  - **Klinik**: Dysphagie (häufig seit Jahren), oft Regurgitation von Speisen, ev. Gewichtsverlust
  - **Vorkommen**: meist im mittleren Lebensalter (3.-5. Dekade)
  - **Diagnostik**: Ösophagogramm, Endoskopie mit Biopsieentnahme (Ausschluss maligner Genese), Manometrie, Endosonografie
- **Ösophagitis**
  - **Genese**: infektiös, v.a. unter Immunsuppression (AIDS, Steroide, Zytostatika), medikamentös (u.a. Tetrazykline), physikalisch (z.B. radiogen), chemisch (z.B. Säuren- oder Laugenverätzung)
  - **Klinik**: Dysphagie (Symptomatik seit Tagen), Odynophagie, retrosternales Brennen
  - **Diagnostik**: Anamnese, Endoskopie (ggf. mit Biopsieentnahme)
- **Diffuser Ösophagusspasmus (primär oder sekundär)**
  - **Definition**: Neuromuskuläre Erkrankung mit unkoordinierten tubulären Kontraktionen des distalen Ösophagus
  - **Klinik**: krampfartige, retrosternale Schmerzen, die intermittierend auftreten; kein Gewichtsverlust
  - **Diagnostik**: Manometrie, Ösophagogramm
- **Ösophagusmembranen oder -ringe**
  - z.B. Schatzki-Ring: Ora serrata (v.a. bei axialer Hiatushernie als ringförmige Struktur ausgebildet), die das Ösophaguslumen mechanisch einengt
  - **Diagnostik**: Endoskopie
- **Chagas-Krankheit**
  - **Definition**: Megaösophagus durch Infektion mit Parasiten (Trypanosoma cruzi) und dadurch bedingter Zerstörung der intramuralen Nervenganglienzellen
  - **Diagnostik**: Ösophagogramm, Serologie
- **Sklerodermie**
  - **Definition**: Kollagenose mit Fibrose von Haut und inneren Organen (u.a. Motilitätsstörung des Ösophagus)
  - **Klinik**: charakteristische Hautveränderungen (u.a. Raynaud-Syndrom, Mikrostomie, mimische Starre des Gesichtes) einhergehend mit Dysphagie
  - **Diagnostik**: klinische Symptomatik, immunpathologisches Labor (ANA (antinukleäre Antikörper) (90%), ggf. Anti-SCL 70 Antikörper (Antitopoisomerase), ggf. ACA (Anti-Zentromer-Antikörper), Kapillarmikroskopie, Endoskopie, Ösophagogramm
- **Psychogene Dysphagie („Globus pharyngeus")**
  - **Klinik**: Fremdkörper- bzw. „Kloßgefühl", das sich bei wiederholtem Schluckakt bessert
  - **Diagnostik**: Anamnese, ggf. apparative Diagnostik zum Ausschluss organischer Ursachen
- **Neurogene Dysphagie**
  - **Klinik**: Dysphagie tritt zu Beginn des Schluckaktes auf
  - **Diagnostik**: Endoskopie
- **Plummer-Vinson-Syndrom**
  - **Definition**: Schleimhautatrophie von Zunge, Oropharynx und Ösophagus im Rahmen einer Eisenmangelanämie
  - **Klinik**: Zungenbrennen und Odynophagie
  - **Diagnostik**: Bestimmung von Eisen, Ferritin, Transferrrin; Endoskopie
- **Zu enge Fundoplicatio oder andere postoperative Zustände**
  - **Definition**: Beschwerden bedingt durch postoperativ auftretende Verwachsungen
  - **Klinik**: Rezidivbeschwerden einer Refluxösophagitis
  - **Diagnostik**: Anamnese, Endoskopie, Ösophagogramm, Manometrie
- **Andere Tumoren**
  - Von außen in den Ösophagus eingewachsenes Bronchialkarzinom, Leiomyom oder andere Tumoren
  - **Diagnostik**: Endoskopie, Computertomografie, Endosonografie, Biopsie
- **Gefäßmissbildungen**
  - **Definition**: z.B. „Dysphagia lusoria" (Aortenbogenanomalie, die zu einer Impression des Ösophagus führt) oder Aortenaneurysma
  - **Diagnostik**: Endoskopie, (Angio-)CT des Thorax

Steckbrief

Therapeutisches Vorgehen in Abhängigkeit von TNM-Stadium und Lage des Tumors

TNM-Stadium/Lokalisation	Bezeichnung	therapeutische Konsequenz
pTis, gut differenzierte Mukosatumore ≤ 2 cm (uT1, uN0)	frühe Tumoren, die nicht das Submukosaniveau errreichen	endoskopische Mukosaresektion oder primäre Ösophagusresektion
T1-2 (Tumoren ab dem Submukosaniveau), N- (nodal negativ)		
zervikaler Ösophagus (bis 18 cm ab Zahnreihe, d.h. bis zur oberen Thoraxapertur)	operabel	schwierig zu operieren, häufige Rezidive, daher Radiochemotherapie
oberer (19-24 cm ab Zahnreihe) und mittlerer (24–32 cm ab Zahnreihe) Ösophagus	operabel	primäre Resektion
unterer Ösophagus (33–40 cm ab Zahnreihe, bis zur Kardia)	operabel	primäre Resektion, davor bildgebender Ausschluss von Leber- oder nicht lokalen Lymphknotenfiliae
T3-4, T1-2 N+ (nodal positiv)	lokal fortgeschritten	primäre Resektion besser: (neo)adjuvante Radiochemotherapie im Studienkontext
M1	metastasiert	ggf. palliative Therapie

- **Fremdkörper**
  - **Definition**: mechanische Obstruktion, Perforation, Fistelbildung
  - **Diagnostik**: Röntgen-Thorax und -Halsweichteile, Endoskopie

Therapie
Die in Frage kommenden therapeutischen Modalitäten hängen maßgeblich vom festgestellten Tumorstadium ab.

- **Therapiefolgen**
  - **Operation:** Anastomosenstenose, Heiserkeit (Rekurrensparese), Entleerungsstörungen des Ösophagus, Refluxösophagitis
  - **Radiochemotherapie**: Narbenstenose, Refluxösophagitis, Herz-, Lungen-, Nieren-, Nervenschädigung

Therapeutisches Vorgehen in Abhängigkeit von der Lage des Tumors bei Plattenepithelkarzinomen (s. auch Abschnitt 5.7)

Lage	diagnostische Konsequenz	therapeutische Konsequenz
suprabifurkal - zervikal/thorakal (einschließlich Bifurkation)	Bronchoskopie notwendig, Hals-CT-/Sonografie sinnvoll	3-Feld-Lymphadenektomie
infrabifurkal (ohne Bezug zum Tracheobronchialsystem)	Bronchoskopie selten notwendig	2-Feld-Lymphadenektomie

Steckbrief

Prognose
Die Prognose hängt vom Tumorstadium ab, s. obige Tabelle.

Nachsorge
In der Regel sind Tumorrezidive beim Ösophaguskarzinom nicht heilbar. Ob durch strukturierte Nachsorge (z.B. nach Abschluss einer kurativ intendierten Therapie) eine Überlebenszeitverlängerung erreicht werden kann (z.B. durch frühzeitige Diagnose eines Tumorrezidivs), ist derzeit offen. Sie wird daher zurzeit nur im Rahmen von klinischen Studien empfohlen.

Ihr Alltag

Ein 61-jähriger, sehr adipöser Patient (180 cm, 101 kg Körpergewicht) kommt zu Ihnen in die Sprechstunde und klagt über seit mehreren Wochen bestehende, progrediente Schluckbeschwerden für feste Speisen einhergehend mit einem Gewichtsverlust von 15 kg.
Anamnestisch trinkt der Patient keinen Alkohol. Er sei überdies Nichtraucher. Seit mehreren Jahrzehnten leide er mehrfach täglich unter Sodbrennen. Endoskopisch waren in diesem Zusammenhang vor 12 Jahren bei einem niedergelassenen Gastroenterologen makroskopisch eine Refluxösophagitis II° und histologisch ein Barrett-Ösophagus diagnostiziert worden. Die entsprechend verordnete Therapie - bestehend aus einem Protonenpumpeninhibitor - habe er seither nur sehr unregelmäßig eingenommen. Endoskopische Kontroll-Untersuchungen habe er stets abgelehnt.
Laborchemisch bestehen folgende Auffälligkeiten: Hb 11,1 g/dl, MCV 88 fl, Erythrozytenzahl 3,1 Mio/µl.
Sonografisch fallen in der Leber mehrere hypodense, Filia-suspekte Läsionen auf.

Fragen

1. Welche Verdachtsdiagnose stellen Sie?
2. Welche apparative Diagnostik sollte als nächstes erfolgen?
3. Welchen Befund erwarten Sie im Ösophagogramm?
4. Wie interpretieren Sie die Laborwerte im Kontext Ihrer Verdachtsdiagnose?
5. Welche diagnostischen Schritte sollten in jedem Fall erfolgen, sofern sich Ihre Verdachtsdiagnose bestätigen sollte?
6. Welche apparativen Untersuchungen werden zusätzlich benötigt, sofern der Befund operabel erscheint?

Lösungen

1. Hepatisch metastasiertes Adenokarzinom des Ösophagus oder Adenokarzinom des ösophago-gastralen Übergangs.
2. Endoskopie mit Biopsieentnahme.
3. Eine im distalen Ösophagus gelegene Stenose.
4. Tumoranämie.
5. Röntgen-Thorax in 2 Ebenen, Computertomografie von Thorax und Abdomen.
6. Der Befund ist wegen des Vorliegens von Leberfiliae (M1-Stadium) nicht operabel! Grundsätzlich wären präoperativ vor einer chirurgischen Resektion zusätzlich folgende Untersuchungen indiziert: Lungenfunktion, EKG, Ergometrie (bei pathologischem Befund: Koronarangiografie).

Fall 6

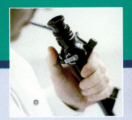 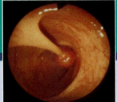 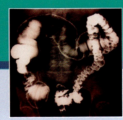

Michael Bitzer

Fall 6

56-jähriger Patient mit Veränderungen der Stuhlgewohnheiten und Verschlechterung des Allgemeinzustands – Stationäre Einweisung durch den Hausarzt.

„Mein ganzes Leben lang hatte ich meistens jeden Tag regelmäßig einmal Stuhlgang. In den letzten Wochen hat sich das nach und nach verändert. Ich musste nur noch jeden zweiten bis dritten Tag zur Toilette, selten habe ich auch plötzlich zwischendurch Durchfall gehabt. Zusätzlich bemerkte ich zunehmend stechende Schmerzen im linken Unterbauch. Plötzlich traten auch geringe Blutbeimengungen im Stuhlgang auf. Mehrere Freunde sagten immer wieder zu mir, dass ich in letzter Zeit sehr blass aussehen würde. Beim Treppensteigen komme ich schneller als gewohnt außer Atem."

An welche möglichen Ursachen der Beschwerden, denken Sie? Beachten Sie dabei: Häufiges ist häufig, Seltenes ist selten!
Die wichtigste Differenzialdiagnose der vom Patienten berichteten Beschwerden ist ein **Tumor im Bereich des Dick- oder des Enddarms**. Als weitere Erkrankungen, die zu dieser Befundkonstellation passen würden, kommen in erster Linie eine **Divertikulose mit begleitender Divertikulitis** oder eine **chronisch entzündliche Darmerkrankung** (Morbus Crohn bzw. Colitis ulcerosa) in Betracht.

6.1 Anamnese

Was würden Sie jetzt vom Patienten wissen wollen, welche Fragen stellen Sie ihm gezielt zusätzlich zu der üblichen internistischen Anamnese?
Wie so oft sind auch hier Anamnese und körperliche Untersuchung der eigentliche Schlüssel zur Diagnosestellung. Die wichtigsten Fragen finden Sie unmittelbar hier im Anschluss, aber überlegen Sie erst einmal selber!

Frage	Hintergrund der Frage	Antwort des Patienten
Wann haben Sie zum ersten Mal eine Veränderung der Stuhlgang-Gewohnheiten bemerkt? Sind Ihnen schon früher einmal Blutbeimengungen oder Unregelmäßigkeiten beim Stuhlgang aufgefallen?	Einschätzung, ob es sich um eine chronische Erkrankung mit immer wiederkehrenden Symptomen (z.B. chronisch entzündliche Darmerkrankung, Divertikulitis) oder um eine jetzt neu aufgetretene Erkrankung (z.B. Tumor, infektiöse Darmerkrankung) handelt.	Mein Stuhlgang hat sich erst in den letzten 1–2 Monaten verändert, in dieser Zeit haben sich auch langsam die Schmerzen im Unterbauch entwickelt, die im Verlauf immer häufiger zu spüren waren und auch immer stärker wurden. Blutbeimengungen im Stuhl habe ich zum ersten Mal vor etwa 1 Woche festgestellt.
Hat sich die Konsistenz des Stuhlgangs in letzter Zeit verändert?	Typisch für Dickdarmtumoren ist eine „paradoxe Diarrhö" (Wechsel zwischen Obstipation und Diarrhö) und „Bleistiftstuhl" (resultiert aus hochgradigen tumorbedingten Stenosen im Bereich distaler Darmabschnitte).	Meistens bin ich jetzt eher verstopft, aber dazwischen sieht der Stuhlgang aus wie bei Durchfall.
Haben oder hatten Sie in den letzten Tagen Fieber?	Fieber wäre typisch bei einer chronisch entzündlichen Darmerkrankung, Divertikulitis (entzündliche Umgebungsreaktion) oder einer infektiösen Darmerkrankung. Fieber kann allerdings auch als Begleitphänomen einer Tumorerkrankung (z.B. durch Freisetzung von Zytokinen aus Tumorzellen) oder durch eine entzündliche Umgebungsreaktion bzw. Perforation der Darmwand im Bereich eines Tumors auftreten.	Fieber habe ich nicht bemerkt, allerdings habe ich mehrmals leicht erhöhte Temperaturen zwischen 37,0 °C und 37,5 °C gemessen.
Haben sich Ihr Gewicht oder Ihr Appetit in den letzten Monaten verändert?	Ungewollte Gewichtsabnahme mit schlechtem Appetit wäre charakteristisch für eine Tumorerkrankung. Bei chronisch entzündlichen Darmerkrankungen können ebenfalls deutliche Gewichtsverluste auftreten; diese gehen allerdings meist mit anhaltender Diarrhö einher. Tumorpatienten berichten immer wieder über Änderungen ihres Ernährungsverhaltens, z.B. über einen neu aufgetretenen Widerwillen gegenüber Fleisch und Wurst.	Ich hatte wenig Appetit in der letzten Zeit und habe ungefähr 5 kg in den letzten 3 Monaten abgenommen. Ich wiege jetzt noch 85 kg bei einer Körpergröße von 175 cm.
Haben Sie eine Veränderung in Ihrer körperlichen Leistungsfähigkeit, z.B. bei sportlichen Aktivitäten oder im Alltag festgestellt?	Tumore im Bereich des Gastrointestinal (GI)-Traktes können über chronische Blutverluste zu einer Eisenmangelanämie mit typischen Anämiesymptomen wie z.B. Müdigkeit, rasche Erschöpfbarkeit und Abnahme der körperlichen Leistungsfähigkeit führen. Makroskopisch sichtbare Blutbeimengungen im Stuhl werden manchmal berichtet, jedoch können auch nicht sichtbare Blutverluste über einen längeren Zeitraum zu relevantem Eisenverlust mit nachfolgender Anämie führen.	Alltägliche Aktivitäten wie z.B. Treppensteigen oder auch Spazierengehen haben mich in letzter Zeit viel mehr angestrengt als früher.

Frage	Hintergrund der Frage	Antwort des Patienten
Ist bei Ihnen schon einmal eine Darmspiegelung durchgeführt worden?	Die meisten Kolonkarzinome entwickeln sich aus adenomatösen Polypen der Dickdarmschleimhaut über einen mittleren Zeitraum von 7–10 Jahren. (s. Infobox 6.3) Frühere Darmspiegelungen liefern auch Informationen, ob Veränderungen wie bei einer chronisch entzündlichen Darmerkrankung oder Divertikel als Ausgangspunkt für eine Divertikulitis, bekannt sind.	Nein, an die Durchführung einer solchen Untersuchung habe ich bisher nie wirklich gedacht. Ich weiß zwar, wie wichtig diese Vorsorge ist, habe mich aber bislang gescheut, mich selber einer solchen Untersuchung zu unterziehen.
Sind bei Ihnen Vorerkrankungen bekannt?	Erhebung von Risikofaktoren für ein Kolonkarzinom (s. Infobox 6.1)	Ich war eigentlich immer gesund.
Welche Erkrankungen sind in Ihrer Familie bekannt? Gezielte Nachfrage: Hatte jemand bei Ihnen in der Familie Darmkrebs, Darmpolypen oder eine chronisch entzündliche Darmerkrankung?	Die meisten Kolonkarzinome treten sporadisch auf, ca. 30% haben jedoch einen genetischen Hintergrund. 5–10% aller Kolonkarzinome können auf gut definierte Syndrome zurückgeführt werden. Bei ca. 20% der Patienten mit Kolonkarzinom fällt zwar eine familiäre Häufung auf, klar umschriebene Gendefekte sind jedoch bisher nicht bekannt. Für die Behandlungsstrategie und v.a. auch für Verwandte des Patienten ist das Erkennen eines genetisch determinierten Syndroms wichtig. (s. Infobox 6.1)	Bei meiner Schwester ist vor kurzem im Alter von 62 Jahren ein Darmtumor diagnostiziert worden. Das hat mich sehr beunruhigt. Meine Schwester hat mir auch gesagt, wie wichtig doch eine Vorsorgeuntersuchung am Darm ist, besonders in unserem Alter. Ich habe auch in der Zeitung gelesen, dass ab einem Alter von 55 Jahren die Darmspiegelung empfohlen wird, mich aber bislang gescheut, mich selber einer solchen Untersuchung zu unterziehen.
Nehmen Sie regelmäßig Medikamente ein?	Die Einnahme von Medikamenten gibt Aufschluss über Zusatzerkrankungen oder chronische Erkrankungen.	Nein, bislang habe ich nur ab und zu mal eine Tablette zu mir genommen.
Wie sind Ihre Ernährungsgewohnheiten?	Abklärung des Risiko- bzw. Protektivfaktors Ernährung für kolorektale Karzinome (s. Infobox 6.1)	Ich bemühe mich, regelmäßig Mahlzeiten einzunehmen, dabei halte ich keine besonderen Vorschriften ein. Ich bin kein Vegetarier, esse eher wenig frische Früchte oder Obst und in der Regel täglich Fleisch zu den Hauptmahlzeiten.
Rauchen Sie?	Rauchen ist ein Risikofaktor für die Entstehung kolorektaler Adenome sowie für Inzidenz und Mortalität kolorektaler Karzinome.	Ich rauche seit mehr als 35 Jahren im Schnitt 1 Schachtel Zigaretten/Tag („35 pack years").
Trinken Sie regelmäßig Alkohol?	Das Auftreten kolorektaler Karzinome scheint durch Alkoholkonsum geringgradig vermehrt zu sein, v.a. bei einem Konsum von > 45 g Alkohol/Tag	Alkohol trinke ich nur gelegentlich und dann nur in geringen Mengen.
Treiben Sie regelmäßig Sport?	Körperliche Aktivität scheint das Risiko für kolorektale Karzinome zu senken.	Nein, ich komme aus beruflichen Gründen nicht dazu.

Fassen Sie die wesentlichen aus der ersten Inspektion und Anamnese gewonnenen Erkenntnisse zusammen und interpretieren Sie die erhobene Ursachenerforschung!

Aufgrund der Anamnese besteht bei dem Patienten der Verdacht auf eine bösartige Erkrankung des Dickdarmes. Hierfür sprechen folgende Angaben:
- seit kurzem veränderte Gewohnheiten des Stuhlganges mit Blutbeimengungen im Stuhl
- zunehmende Unterbauchschmerzen
- auffällige Gewichtsabnahme
- positive Familienanamnese
- Risikofaktoren: Nikotinabusus, wenig körperliche Bewegung, männliches Geschlecht, fleischreiche Ernährung, Übergewicht (BMI vor Gewichtsabnahme 29,4).

Eine endgültige Diagnose, einschließlich der Abgrenzung zu Erkrankungen, die ebenfalls mit verändertem Stuhlgangverhalten, abdominellen Schmerzen und Blutbeimengungen im Stuhl einhergehen können (z.B. akute Divertikulitis), kann letztendlich nur durch apparative Untersuchungen und ggf. Gewinnung einer Histologie (bei Vorliegen eines endoskopisch im Dick-/Enddarm lokalisierten Tumors) gestellt werden.

Weitere Hinweise, die zur Einschätzung des Krankheitsbildes wichtig sind, können durch die körperliche Untersuchung gewonnen werden. Nehmen Sie sich kurz Zeit und überlegen Sie, welche körperlichen Befunde für Ihre Diagnosestellung wichtig sein könnten.

Infobox 6.1

Kolorektale Karzinome – Risikofaktoren und Ursachen
(in Klammern jeweils der Häufigkeitsanteil bei kolorektalen Karzinomen)

Sporadische kolorektale Karzinome (bis zu 75%)

- **Allgemeine Faktoren**
  - fortgeschrittenes Alter
  - männliches Geschlecht
  - Operationen: Cholezystektomie, Enddarmblase (Ureter münden in das linksseitige Kolon)
  - hormonelle Faktoren: Nullipara, späte Schwangerschaft, frühe Menopause
- **Umweltfaktoren**
  - fleisch- und fettreiche Diät mit geringen Mengen an Ballaststoffen, Folsäure und Kalzium
  - geringe körperliche Aktivität und Adipositas
  - Diabetes mellitus und Insulinresistenz
  - Nikotinabusus und hoher Alkoholkonsum
  - vorausgegangene Bestrahlung
  - berufliche Exposition (z.B. Asbest)
- **Individuelle Vorgeschichte**
  - Nachweis kolorektaler Polypen
  - Z.n. Kolonkarzinom (erhöhtes Risiko für Zweittumor)
  - Z.n. Dünndarm-, Endometrium-, Mamma- oder Ovarial-Tumor

- **Protektive Faktoren (teilweise umstritten)**
  - Einnahme von Aspirin, nichtsteroidalen Antiphlogistika, Statinen, Kalzium oder Folsäure
  - obst- und gemüsereiche Diät mit geringem Anteil tierischer Fette
  - körperliche Bewegung

Hereditäre kolorektale Karzinome (bis zu 25%)

- **Positive Familienanamnese (bis zu 20%):** Die engeren Kriterien für hereditäre Kolonkarzinome werden nicht erfüllt; es wird von einem oder mehreren Genen mit niedriger Penetranz ausgegangen, die in Abhängigkeit von Verhaltensweisen und Umweltfaktoren zur Entstehung von kolorektalen Karzinomen führen.
  - Familienanamnese kolorektaler Adenome: 2-faches Risiko
  - 1 betroffener Verwandter 1. Grades: 2,3-faches Risiko
  - ≥ 2 betroffene Verwandte 1. Grades: 4,3-faches Risiko
  - Verwandter 1. oder 2. Grades mit kolorektalem Karzinom vor dem 45. Lebensjahr: 3,9-faches Risiko

> **Infobox 6.1**

Hereditäre nicht-polypöse Kolonkarzinome (HNPCC, Lynch-Syndrom, 1-5%)

- Autosomal dominant vererbte Mutation, die zu einer erhöhten Mutationsrate führt. Bei Verdacht Test auf Mikrosatelliteninstabilität. Amsterdam-Kriterien:
    - ≥ 3 Verwandte mit Kolonkarzinom, einer davon als erstgradiger Verwandter der anderen beiden
    - ≥ 1 Familienmitglied mit kolorektalem Karzinom vor dem 50. Lebensjahr
    - ≥ 3 Verwandte mit HNPCC-assoziierten Tumoren (Urogenital- und ZNS-Tumore, Magen-, Gallenwegs-, Pankreas- und Dünndarmkarzinome)
    - ≥ 2 betroffene Generationen innerhalb einer Familie

Familiäre Polyposis coli (< 1%)

- autosomal dominant vererbte Deletionen auf Chromosom 5
    - Charakteristisch: „hunderte von Kolonpolypen" meist ab der 2. Lebensdekade („Polyposis")
    - Gardner-Syndrom: zusätzlich Weichteil-, Knochen- und Desmoidtumore, Fibrosarkome
    - Turcot-Syndrom: zusätzlich ZNS-Tumore
    - erhöhtes Risiko für duodenales ampulläres Karzinom, Schilddrüsen- und Magenkarzinom, Hepatoblastom im Kindesalter und ZNS-Tumore

Hamartomatöse polypöse Syndrome (selten, s. auch Infobox 6.3)

- Peutz-Jeghers Syndrom: zusätzlich Pigmentierungen der Mundschleimhaut und perioral
- Familiäre juvenile Polypose (FJP): definiert durch > 10 hamartomatöse Polypen oder Lokalisation im gesamten GI-Trakt oder einzelne Polypen bei positiver Familienanamnese auf FJP
- Cowden-Syndrom: hamartomatöse Haut- und Schleimhautläsionen, Hamartome in Schilddrüse, Mamma und GI-Trakt, keratotische Papeln an Händen und Füßen

Chronisch entzündliche Darmerkrankungen (1–2%)

- Colitis ulcerosa, Morbus Crohn

6.2 Körperliche Untersuchung

Wie gehen Sie bei der körperlichen Untersuchung vor, worauf achten Sie besonders und warum?

besonders achten auf	mögliche Befunde/Hinweise	Befunde des Patienten
tastbare abdominelle Resistenzen	Bei fortgeschrittenem Tumorleiden evtl. Resistenz im Abdomen palpabel.	keine Resistenz tastbar
„Peritonismus"	Bei ausgeprägten Entzündungsreaktionen kann das Peritoneum parietale mitbetroffen sein und entsprechende Symptome wie Klopf- bzw. Loslassschmerz oder auch Abwehrspannung hervorrufen. Dies kann auch bei gedeckter oder in seltenen Fällen offener Perforation auftreten. Vergleichbare Symptome finden sich z.B. auch bei einer Divertikulitis.	diskreter lokaler Druck- und Klopfschmerz im linken Unterbauch, keine Abwehrspannung

6.2 Körperliche Untersuchung

besonders achten auf	mögliche Befunde/Hinweise	Befunde des Patienten
rektale Untersuchung	Feststellung von Blutbeimengungen im Stuhl (Blut am Fingerling), Hämorrhoiden oder tastbarem Tumor (distales Rektumkarzinom).	unauffälliger rektaler Untersuchungsbefund
Leberraumforderung	Die Leber ist der häufigste Ort von Fernmetastasen bei fortgeschrittenem Kolonkarzinom. Klinisch können eine deutliche Vergrößerung oder Verhärtung sowie eine wellige Oberfläche imponieren.	unauffälliger Befund im rechten Oberbauch
Lymphknotenvergrößerungen	Bei kolorektalen Tumoren breiten sich Metastasen in erster Linie über regionale Lymphknoten oder die Pfortader in die Leber aus.	keine vergrößerten Lymphknoten tastbar
klinische Zeichen einer Anämie	Anämie durch wiederholte Blutverluste aus dem Gastrointestinaltrakt: blasse Haut und Schleimhäute (einschließlich Konjunktiven), Nagelbett und Handlinien blass, Leistungsminderung, Palpitationen oder Belastungsdyspnoe.	blasse Haut und Schleimhäute, anamnestisch besteht eine rasche Erschöpfung unter geringen Belastungen, z.B. Treppensteigen
Aszites	Bei fortgeschrittenem Tumorleiden kann eine Aussaat von Tumorzellen im Bereich der Peritonealhöhle (Peritonealkarzinose) zur Ausbildung von Aszites mit Bauchumfangszunahme führen.	unauffälliger klinischer Untersuchungsbefund
Schwellung von Extremitäten	Tumorerkrankungen sind ein Risikofaktor für das Auftreten venöser Thrombosen. 5–10% aller Tumorpatienten erleiden im Erkrankungsverlauf eine Thrombose.	unauffällige Untersuchung der Extremitäten

Bewerten Sie die erhobenen Befunde in der Zusammenschau mit der Anamnese! Welche Diagnostik veranlassen Sie und warum?

Der anamnestische Verdacht auf eine kolorektale Tumorerkrankung (seit kurzem veränderte Gewohnheiten des Stuhlganges mit Blutbeimengungen im Stuhl, zunehmende Unterbauchschmerzen, Gewichtsabnahme) erhärtet sich in der körperlichen Untersuchung: Der Patient weist einen diskreten Druck- und Klopfschmerz im linken Unterbauch auf als Zeichen einer geringgradigen lokalen Peritonealreizung im Rahmen einer entzündlichen Mitreaktion des Peritoneums parietale. Blasse Haut und Schleimhäute deuten auf eine (tumorbedingte?) Anämie hin. Zusammengefasst ergeben sich Hinweise auf einen pathologischen Prozess im linksseitigen Abdomen.

Als weitere Diagnostik sind eine Blutuntersuchung, eine Sonografie des Abdomens und eine Koloskopie sinnvoll. Laborparameter können z.B. bei wiederholten Blutverlusten über den Darm oder bei entzündlichen Erkrankungen charakteristisch verändert sein. Durch die Sonografie können Veränderungen des Darmes, z.B. Wandverdickungen bei chronisch entzündlichen Darmerkrankungen oder auch Raumforderungen bei fortgeschrittenen Tumorerkrankungen bzw. Metastasen im Bereich der Leber oder vergrößerte Lymphknoten nachgewiesen werden. Eine Koloskopie ist zur Klärung des Symptoms „Blut im Stuhlgang" definitiv notwendig.

6.3 Vorstellung beim Oberarzt und weitere Planung

Nach Zusammentragen aller Befunde und weiterer Planung rufen Sie Ihren Oberarzt zur Besprechung des weiteren Vorgehens in die Ambulanz. Was berichten Sie?

Der 56-jährige Patient berichtet über neu aufgetretene Veränderungen der Stuhlgewohnheiten, progrediente Schmerzen im linken Unterbauch, Blutbeimengungen im Stuhl und Belastungsdyspnoe.

Wesentliche Vorerkrankungen sind nicht bekannt, auch keine regelmäßige Medikamenteneinnahme. In der Familienanamnese fällt ein Kolonkarzinom der Schwester im Alter von 62 Jahren auf. Der Patient raucht seit 35 Jahren regelmäßig 1 Schachtel Zigaretten/Tag („35 pack years") und hat in den letzten 3 Monaten bei schlechtem Appetit 5 kg abgenommen.

In der körperlichen Untersuchung fallen ein diskreter Druck- und Klopfschmerz im linken Unterbauch sowie blasse Haut und Schleimhäute auf, ansonsten keine weiteren Auffälligkeiten.

Es ergibt sich somit die Verdachtsdiagnose eines Kolonkarzinoms, differenzialdiagnostisch kommen z.B. auch eine Divertikulitis oder eine chronisch entzündliche Darmerkrankung in Betracht. Laborwerte sind abgenommen (Ergebnisse stehen noch aus), Abdomensonografie und Koloskopie sind angemeldet.

6.4 Labordiagnostik

diagnostische Methode	Indikation und Sinn der Untersuchung	Ergebnisse des Patienten
Blutbild	■ Verminderung des Hämoglobin-Werts (Hb): z.B. Blutverluste bei chronisch entzündlichen Darmerkrankungen, rezidivierende Blutungen bei gastrointestinalen Tumoren; wiederholte Blutverluste führen zu einer Eisenmangelanämie mit Erniedrigung des mittleren korpuskulären Erythrozytenvolumens (MCV). Eine Anämie bei chronischen Erkrankungen kann jedoch auch mit einem normalen MCV-Wert einhergehen. ■ Erhöhung der Leukozytenzahl: Bei Infektionen, Entzündungen, Gewebsnekrosen, malignen Tumoren, allergischen Erkrankungen, Zytostatikatherapie und hämatologischen Erkrankungen. In unserem Fall könnte eine Erhöhung für eine Divertikulitis oder eine Infektion sprechen. ■ Veränderungen der Thrombozytenzahl: z.B. bei hämatologischen Erkrankungen, Entzündungsreaktionen, Infektionen, Malignomen, Sepsis, nach Chemotherapie, bei Hypersplenismus, Immunthrombozytopenie, nach Medikamenteneinnahme oder im Rahmen einer Heparin-assoziierten Thrombopenie.	Hb 9,5 g/dl (↓), MCV 78 fl (↓) (mikrozytäre Anämie) Leukozyten 5.500/µl (↔) Thrombozyten 400.000/µl (↔)

diagnostische Methode	Indikation und Sinn der Untersuchung	Ergebnisse des Patienten
GOT, GPT, γGT, AP	■ Glutamat-Oxalazetat-Transaminase (GOT) und Glutamat-Pyruvat-Transaminase (GPT): Indikatoren einer Leberzellschädigung ■ γGT (Gamma-Glutamyl-Transferase) und AP (Alkalische Phosphatase): Detektion von Leber- und Gallenwegserkrankungen ■ AP zusätzlich bei Skeletterkrankungen erhöht ■ Bei malignen Erkrankungen können alle Leberwerte, der AP-Wert zusätzlich bei Skelettmetastasierung erhöht sein.	GOT, GPT, γGT und AP im Normbereich
Bilirubin	Parameter, der die Galle-Exkretionsleistung der Leber anzeigt. Erhöhung bei fortgeschrittener Leberschädigung, z.B. im Rahmen einer fortgeschrittenen Lebermetastasierung. (s. auch Fall 2 Leberzirrhose)	Gesamt-Bilirubin normal
Serumelektrophorese	Diagnose von Dysproteinämien bei akuten und chronischen Entzündungsreaktionen, Eiweiß-Verlustsyndromen oder monoklonalen Gammopathien. ■ Akute Entzündungsreaktionen: typischerweise Erniedrigung der Albumin- und Erhöhung der α1- und α2-Fraktionen. ■ Karzinome: typischerweise Erniedrigung der Albuminfraktion bei gleichzeitiger (relativer) Erhöhung aller übrigen Fraktionen (α1, α2, β und γ).	Albumin: 25% (↓) α1: 7% (↑) α2: 11% (↑) β: 12% (↑) γ: 19% (↑)
Serum-Eisen, Ferritin	■ Serum-Eisen: aufgrund großer tageszeitlicher Schwankungen, Abhängigkeit von der Nahrungsaufnahme und Erniedrigung bei entzündlichen Erkrankungen ungeeignet als Parameter zur Abschätzung des Körpereisenstatus ■ Ferritin: direkte Korrelation zum mobilisierbaren Speichereisen	Ferritin < 15 µg/l (↓) Serum-Eisen wurde nicht bestimmt.
LDH	Laktat-Dehydrogenase: Ungeeignet als Suchtest für maligne Tumoren, jedoch als Verlaufskontrolle einer Tumorerkrankung einsetzbar, da ca. 30% aller malignen Tumoren eine LDH-Erhöhung aufweisen, deren Verlauf mit dem Erkrankungsausmaß (Tumorlast) korreliert.	LDH 95 U/l (↓)
CRP	C-reaktives Protein: „klassisches" Akut-Phase-Protein, Anstieg im Serum bei Freisetzung inflammatorischer Zytokine. Eine Erhöhung ist Indikator einer Entzündung, jedoch können auch maligne Tumore inflammatorische Zytokine bilden und so eine Akut-Phase-Antwort „simulieren".	CRP 5 mg/dl (↑)

diagnostische Methode	Indikation und Sinn der Untersuchung	Ergebnisse des Patienten
Tumormarker	CEA (Carcinoembryonales Antigen) und CA 19-9 sind wegen zu geringer Sensitivität und Spezifität nicht als „Suchtest" geeignet. (s. Infobox 6.2)	CEA: 43 µg/l (↑↑) CA 19-9: 25 U/ml (↔)

Infobox 6.2

Tumormarker

Ein idealer Marker, der zuverlässig über eine Blutabnahme das Vorhandensein eines Kolonkarzinoms anzeigen könnte, müsste folgende Eigenschaften aufweisen:

- **hohe Sensitivität**: über dem Normbereich liegende Erhöhung bereits bei frühem Tumorstadium nachweisbar
- **hohe Spezifität**: keine Erhöhung bei nicht-malignen Erkrankungen

Eine Reihe entsprechender Marker wurden für das Kolonkarzinom vorgeschlagen. Allerdings weisen alle bisher untersuchten Parameter z.T. erhebliche Limitationen auf und können ihrer Bezeichnung als „Tumormarker" nicht vollständig gerecht werden. Für Kolonkarzinome am besten validiert sind die folgenden beiden Antigene:

CEA (Carcinoembryonales Antigen)

- **Vorkommen**: embryonale gastrointestinale Epithelien, bei unterschiedlichen Tumorerkrankungen erhöht im Serum nachweisbar (Mamma-, medulläres Schilddrüsen-, Bronchial-, Pankreas-, Magen- und Kolonkarzinom).
- **Geringe Sensitivität**: bei ca. 30% aller Patienten mit Kolonkarzinom keine CEA-Erhöhung bei Diagnosestellung.
- **Geringe Spezifität:** falsch positive Werte, z.B. bei nicht-malignen Erkrankungen (entzündliche Erkrankungen von Leber und Lunge, Pankreatitis, chronisch entzündliche Darmerkrankungen, Divertikulitis), älteren Patienten und Rauchern.
- **Bestimmung als „Screening"-Untersuchung nicht sinnvoll!**

- Gründe für die **Bestimmung von CEA bei Erstdiagnose eines kolorektalen Tumors und im Krankheitsverlauf**:
    - schlechtere Prognose in allen Tumorstadien bei Werten > 5 µg/l.
    - Hinweis auf den Verbleib von Tumorzellen im Organismus bei fehlender Normalisierung des Wertes nach kurativer Operation.
    - Hinweisend auf ein Tumorrezidiv: Erneutes Ansteigen des Wertes nach initialer Normalisierung. Im Rahmen von Nachsorgeprogrammen wird daher in den ersten 2 Jahren nach kurativer Operation (+/- adjuvanter Chemotherapie) die halbjährliche und für weitere drei Jahre die jährliche Bestimmung von CEA empfohlen. Der Wert scheint sensitiver auf hepatische und retroperitoneale Metastasierung zu reagieren als auf ein lokoregionäres Rezidiv und Metastasen im Bereich der Peritonealhöhle oder der Lunge.

CA 19-9 (Carbohydrat Antigen)

- **Vorkommen**: fetale gastrointestinale Epithelien, bei unterschiedlichen Tumorerkrankungen erhöht im Serum nachweisbar (Pankreas-, Magen-, Leberzell- und Kolon-Karzinom).
- **Geringe Sensitivität**
- **Geringe Spezifität:** erhöhte Werte auch bei benignen Erkrankungen: Cholezystitis, Verschlussikterus, Leberzirrhose, Pankreatitis, Cholangitis, toxische Hepatitis.
- **Diagnostische Rolle:** bei Kolonkarzinomen nur in Einzelfällen, überwiegende Erhöhung von CA 19-9 bei geringer oder fehlender CEA-Erhöhung.

6.5 Apparative Diagnostik

diagnostische Methode	Indikation und Sinn der Untersuchung	Ergebnisse des Patienten
Koloskopie	Goldstandard für die Diagnosestellung eines kolorektalen Karzinoms, Möglichkeit der Histologiegewinnung. Auch andere Erkrankungen des Kolons führen zu charakteristischen makroskopischen Veränderungen, die ggf. gemeinsam mit einer gewonnenen Biopsie zur Diagnose führen (s. Abb. 6.1).	45 cm ab ano findet sich eine hochgradige Stenosierung des Darmlumens mit einer makroskopisch als tumorös imponierenden Raumforderung mit leicht verletzlicher/leicht blutender Oberfläche. Histologisch wird ein Adenokarzinom der Kolonschleimhaut diagnostiziert.
Abdomensonografie	Einfache, aussagekräftige und kostengünstige Methode, die Hinweise auf das Erkrankungsstadium bei kolorektalem Karzinom geben kann: ■ Bei entsprechender Größe Identifizierung des Primärtumors als Raumforderung. ■ Nachweis von Lebermetastasen (sehr sensitiv!). ■ Nachweis von Aszites; deutet bei fortgeschrittenem Erkrankungsstadium auf eine Peritonealkarzinose hin. ■ Nachweis vergrößerter Lymphknoten. ■ Keine sichere Unterscheidung z.B. zwischen Divertikulitis und Kolonkarzinom möglich.	Im linksseitigen Abdomen fällt eine segmentale echoarme zirkulär-asymmetrische Verdickung der Kolonwand über eine Länge von ca. 5 cm auf. Die Leber ist unauffällig, Aszites oder Lymphknotenvergrößerungen können nicht nachgewiesen werden.
CT von Thorax, Abdomen und Becken	Routinemäßige präoperative Diagnostik zum Ausschluss oder Nachweis einer Metastasierung, z.B. im Bereich von Leber oder Lunge. Die Ausbreitung der Erkrankung ist wichtig für die individuelle Therapieplanung (s. Abb. 6.2).	Auffällige Wandverdickung im Bereich des distalen Kolons, kein Hinweis auf Lymphknoten- oder Organmetastasierung.

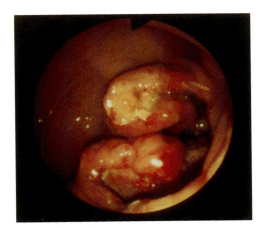

Abb. 6.1 Koloskopie: Adenokarzinom im Zökum: Zentral exkavierter Tumor mit exophytisch überhängenden Rändern.

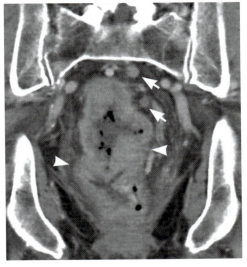

Abb. 6.2 CT Becken: Rektumkarzinom (T3) mit beginnender Infiltration des paraproktischen Gewebes (Pfeilspitzen) und runden Lymphknotenmetastasen (Pfeile).

diagnostische Methode	Indikation und Sinn der Untersuchung	Ergebnisse des Patienten
Kolon-Kontrasteinlauf	Bei unvollständiger Endoskopie des Kolons. Die vollständige Beurteilung des Kolons ist für die weitere Therapieplanung essenziell (synchrone Zweittumoren!) (s. Infobox 6.4)	Diese Untersuchung war aufgrund der vollständig durchgeführten Koloskopie nicht notwendig.
CT- oder MR-basierte virtuelle Koloskopie	alternative, bisher nicht ausreichend validierte Untersuchungstechnik bei Patienten mit unvollständiger Endoskopie (nur an wenigen Zentren zur Verfügung, technisch aufwändig) (s. Infobox 6.5)	Diese Untersuchung war aufgrund der vollständig durchgeführten Koloskopie nicht notwendig.
Röntgen-Thorax in 2 Ebenen	Screening-Untersuchung auf pulmonale Metastasen	altersentsprechender unauffälliger Befund
Skelett-Szintigrafie	Methode der Wahl zum Nachweis ossärer Metastasen. Indikation: entsprechende Schmerzsymptomatik bzw. klinischer Verdacht. Diese Untersuchung zählt nicht zu den Standarduntersuchungen bei Kolonkarzinom.	Diese Untersuchung wurde nicht durchgeführt.
Magnet-Resonanz-Tomografie (MRT)	Indikation: unklare Befunde bzgl. des Vorliegens von Lebermetastasen bzw. beim lokalen Staging von Rektumkarzinomen. Diese Untersuchung stellt keine Standarduntersuchung beim Kolonkarzinom dar.	Diese Untersuchung war bei fehlenden Hinweisen auf eine Metastasierung in der CT-Diagnostik nicht notwendig und wurde nicht durchgeführt.
Positronen-Emmisions-Tomografie mit oder ohne CT (PET bzw. PET-CT)	Diese Untersuchung stellt bisher keine Standarduntersuchung dar, kann jedoch in Einzelfälle wertvolle diagnostische Informationen liefern. (s. Infobox 6.5)	Diese Untersuchung wurde nicht durchgeführt.

Infobox 6.3

Kolonpolypen

Definition

Der Begriff „Polyp" steht im Kolon für eine Vorwölbung von Schleimhaut in das Darmlumen.

Häufigkeit

Ab dem 50. Lebensjahr sind bei bis zu 40% der Bevölkerung adenomatöse Polypen nachweisbar, von denen < 1% im Verlauf bösartig werden.

Formen

Gestielte oder flache Polypen (s. Abb. 6.3); Polypen, die mit normaler Schleimhaut bedeckt sind, oder leicht ulzerierende Polypen, selten auch blutende Polypen. Die wichtigste Bedeutung von Polypen ist, dass Polypen mit bestimmten Eigenschaften als Vorläufer für die Entwicklung eines Kolonkarzinoms angesehen werden können.

Infobox 6.3

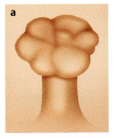 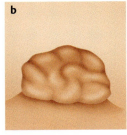

Abb. 6.3 Polypen a Gestielter Polyp, **b** Breitbasiger Polyp.

Nicht-neoplastische „gutartige" Kolonpolypen ohne Potenz zur malignen Entartung
- **Hyperplastische Polypen**
  - Meist im Bereich des linksseitigen Kolons.
  - Sichere Unterscheidung von anderen Polypen nur histologisch möglich (Biopsie zwingend erforderlich!).
- **Entzündliche Pseudopolypen**
  - Entstehung bei chronisch entzündlichen Darmerkankungen (Colitis ulcerosa, Morbus Crohn) im Verlauf der rezidivierenden Entzündungen, Ulzerationen und Regenerationsvorgänge der Schleimhaut.
  - Sichere Unterscheidung von anderen Polypen nur histologisch möglich (Biopsie zwingend erforderlich!).
- **Juvenile hamartomatöse Polypen**
  - Manifestation meist zwischen 1. und 7. Lebensjahr.
  - Erhöhte Blutungsneigung, sonst harmlos.

Neoplastische Polypen mit Möglichkeit der malignen Entartung
- **Hamartomatöse Polypen**
  - Entwicklung aus der Lamina propria und dilatierten zystischen Drüsen
  - Syndrome mit hamartomatösen Polypen (s. auch Infobox 6.1): z.B. **Familiäre Juvenile Polypose (FJP)** oder **Peutz-Jeghers Syndrom** (periorale Hyperpigmentierung und hamartomatöse Polypose des Kolons), beide autosomal dominant vererbt.
- **Adenomatöse Polypen**
  - **Häufigste Polypenart:** rund zwei Drittel aller Kolonpolypen.
  - Vorläufer eines Kolonkarzinoms („**Adenom-Karzinom-Sequenz**", s. Abb. 6.4): Nahezu alle kolorektalen Tumorerkrankungen entstehen aus Adenomen. Allerdings entarten letztlich nur wenige adenomatöse Polypen tatsächlich - so liegt bei Menschen über 50 Jahren die Prävalenz adenomatöser Polypen bei etwa 40%, das Lebenszeitrisiko für die Entwicklung eines Kolonkarzinoms jedoch „nur" bei etwa 5%.
  - **Risikofaktoren:** hohes Lebensalter, ballaststoffarme sowie fett- und fleischreiche Diät, Nikotinkonsum
  - **Protektive Faktoren (umstritten):** Folsäure, nichtsteroidale Antirheumatika, Kalzium.
  - **Makroskopie:** meist gestielte Schleimhauterhabenheiten, jedoch auch flach (Durchmesser doppelt so groß wie die Höhe der Schleimhautläsion) oder sel-

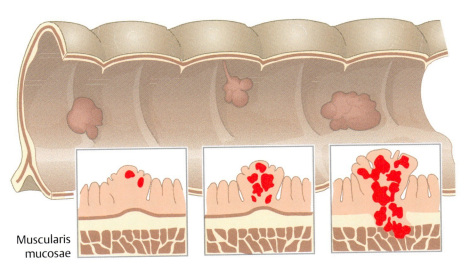

Abb. 6.4 Adenom-Karzinom-Sequenz.

> **Infobox 6.3**

ten etwas unterhalb des Schleimhautniveaus.
- **Histologie:** Einteilung in Abhängigkeit der Drüsenstruktur in **tubuläre** (tubuläre Drüsenstruktur > 75% Gesamtanteil im Präparat), **tubulovillöse** und **villöse** (villöse Drüsenstruktur > 75% Gesamtanteil im Präparat) Adenome. 80% aller Adenome sind tubuläre Adenome.
- **Gefahr der malignen Entartung:** Alle adenomatösen Polypen werden als dysplastische Polypen angesehen (Epithelumwandlung mit Verlust der Differenzierung). Es wird zwischen niedriggradigen (Grad I: rückbildungsfähig, meist mit Zeichen gesteigerter Regeneration) und hochgradigen Dysplasien (Grad II: nicht mehr reversibel, meist mit Zeichen der Reifungsstörung; Grad III: Entdifferenzierung der Zellen = intraepitheliales Karzinom) unterschieden. Letztere werden als Intermediärstadium zwischen adenomatösem Polyp und Karzinom angesehen („Adenom-Karzinom-Sequenz"). Die Häufigkeit hochgradiger Dysplasien korreliert mit der Größe der Adenome und ist bei villösen höher als bei tubulären Polypen.

Symptome

Klinisch gibt es kein zuverlässiges Symptom, das auf das Vorhandensein eines Polypen hindeutet. Blutungen aus polypösen Läsionen sind selten.

Diagnostik

Die **Koloskopie** ist die Diagnostik der Wahl für das Erfassen polypöser Läsionen. Polypen, die zeitgleich mit oder innerhalb von 6 Monaten nach einem Kolonkarzinom diagnostiziert werden, werden als **synchrone**, später diagnostizierte Polypen als **metachrone Läsionen** bezeichnet. Bei Diagnose eines adenomatösen Polypen werden in bis zu 50% synchrone Polypen gefunden.

> **Merke**
> In der Koloskopie werden nicht alle vorhandenen Polypen sicher erfasst! Gerade kleine Polypen (< 5 mm) werden relativ häufig übersehen.

> 90 % aller Kolonkarzinome werden nach dem 50. Lebensjahr diagnostiziert. Die Dauer der Entwicklung eines fortgeschrittenen Karzinoms aus einem Adenom wurde in aktuellen Arbeiten mit 15 bis 17 Jahren berechnet. Ist es allerdings bereits zur Ausbildung eines Karzinoms am Darm gekommen, so gehen neuere Arbeiten davon aus, dass eine Metastasierung im Durchschnitt in weniger als 2 Jahren erfolgt.

Die zuverlässigste Methode, um bösartige Tumore im Frühstadium zu erkennen, ist die Darmspiegelung (Koloskopie). **Sie wird in Deutschland für alle Versicherten der gesetzlichen Krankenkassen ab dem 55. Lebensjahr kostenfrei angeboten. Bei unauffälligem Erstbefund (Polypen-freies Kolon/Rektum) wird eine Wiederholungs-Koloskopie in einem Intervall von 10 Jahren empfohlen.** Ziel dieser Vorsorgebemühungen ist es, die Mortalität des kolorektalen Karzinoms deutlich zu senken durch eine frühzeitige Entdeckung und Entfernung von prämalignen Schleimhautveränderungen.

Therapie

Hochgradige Dysplasien oder Karzinome in einem frühen Stadium (intraepitheliale Neoplasie) können komplett endoskopisch abgetragen werden (s. Abb. 6.5). Grundsätzlich werden diese Läsionen als nicht-invasiv bezeichnet, wenn sie bei einer Polypenabtragung vollständig erfasst werden und die Resektionsränder mikroskopisch tumorfrei sind. Ent-

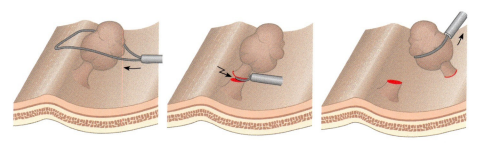

Abb. 6.5 Endoskopische Polypektomie mit Diathermieschlinge.

Infobox 6.3

scheidend ist hier, dass die Muscularis mucosae keine Lymphgefäße enthält, so dass keine lymphatische Metastasierung durch frühe Läsionen möglich sein dürfte. Bei histologisch nicht bestätigter vollständiger Abtragung muss auch bei makroskopisch kompletter Abtragung eine zeitnahe (2-6 Monate) Kontrolle erfolgen.

Laut aktuellen Leitlinien wird eine endoskopische Kontrolluntersuchung bei vollständig abgetragenen adenomatösen Polypen empfohlen:

- **Nach 3 Jahren:** Patienten mit 3 bis 10 Adenomen oder einem Adenom ≥ 10 mm oder dem histologischen Befund eines villösen Adenoms
- **Nach 5 Jahren:** Patienten mit ≤ 2 Adenomen < 10 mm ohne höhergradige intraepitheliale Neoplasie.

Darüber hinaus werden für Patienten mit mehr Adenomen oder bei erhöhtem individuellem Risikoprofil (Familienanamnese!) auch kürzere Intervalle als 3 Jahre empfohlen.

Infobox 6.4

Kolon-Kontrastmitteleinlauf

Indikation

Alternativuntersuchung sofern eine vollständige Endoskopie des Kolons nicht möglich ist. Die vollständige Beurteilung des Kolons ist für die weitere Therapieplanung essenziell (synchrone Zweittumoren!), allerdings hat diese radiologische Untersuchung an Bedeutung verloren und wird inzwischen nur noch selten angewendet. Alternativ bei unvollständiger Endoskopie kann eine virtuelle Koloskopie durchgeführt werden (s. Infobox 6.5).

Durchführung

Zunächst wird nach Vorbereitung des Patienten das Kolon bis knapp über die rechte Flexur mit bariumhaltigem Kontrastmittel gefüllt. Danach wird das Kontrastmittel entleert. Durch das verbliebene Kontrastmittel und zusätzlich insufflierte Luft wird eine Doppelkontrastierung erreicht, so dass unter Durchleuchtung das gesamte Kolon betrachtet werden kann und auch kleinere Veränderungen gut zur Darstellung kommen.

Diagnostische Bedeutung

Nach aktueller Datenlage werden durch diese Untersuchung nur < 50% aller Polypen nachgewiesen. Gut dargestellt werden bei dieser Methode beispielsweise Divertikel, was differenzialdiagnostisch wichtig sein kann (Divertikulitis).

Infobox 6.5

Moderne bildgebende Verfahren

Diese technisch aufwändigen diagnostischen Methoden können wertvolle Zusatzinformationen für einzelne Patienten liefern. Sie sind jedoch nicht bei allen Patienten indiziert und bislang nur an spezialisierten Zentren verfügbar. Eine Kostenübernahme durch die Krankenkassen ist bislang häufig nicht gesichert und muss in jedem Einzelfall vorab geklärt werden.

Infobox 6.5

Positronen-Emmisions-Tomografie mit oder ohne CT (PET bzw. PET-CT)

PET-Untersuchungen nutzen die Beobachtung, dass maligne Tumore einen erhöhten Stoffwechsel im Vergleich zu Normalgewebe aufweisen und daher vermehrt Glukose und somit auch Positronen-emittierende Substanzen wie z.B. ^{18}F-2-Deoxyglukose (FDG) aufnehmen. Das Radionuklid wird i.v. verabreicht und akkumuliert in Tumorzellen. Die emittierten Positronen werden schnell durch Elektronen „neutralisiert". Dabei kommt es zur Emission von 2 Photonen in gegensätzliche Richtungen, die für eine Bildgebung detektiert werden können. Einen wesentlichen Fortschritt stellt die Verbindung mit der CT-Technologie dar (PET-CT), da hierbei die Stoffwechselaktivität von im CT detektierten Raumforderungen beurteilt werden kann.

PET-basierte Untersuchungen werden für die initiale Diagnostik von Kolonkarzinomen bisher kaum eingesetzt. Diese Methode liefert vor allem wichtige Informationen bei einem Tumorrezidiv oder im Rahmen der Ausbreitungsdiagnostik zur Darstellung von vitalem Tumor- und Metastasengewebe.

Virtuelle Koloskopie

Diese Untersuchung wurde erstmals 1994 beschrieben und bietet eine computersimulierte endoluminale Ansicht des luftgefüllten Kolons. Für die Bildgebung kann entweder die Magnet-Resonanz-Tomografie (MRT) oder die Computertomografie (CT) verwendet werden. Voraussetzung ist allerdings wie bei der konventionellen Koloskopie eine möglichst gute Darmreinigung vor der Untersuchung, da Stuhlreste fälschlicherweise das Vorhandensein von Polypen simulieren können. Zusätzlich ist die Insufflation von Luft in das Kolon notwendig, was von vielen Patienten als unangenehm empfunden wird.

Die Strahlendosis bei CT-basierter virtueller Koloskopie entspricht in etwa der eines konventionellen Bariumkontrast-Einlaufs und liegt wesentlich unterhalb der Dosis einer konventionellen CT-Bildgebung des Abdomens und Beckens.

Die sichere Nachweisgrenze von Polypen liegt bei einer Größe zwischen 6 und 10 mm und hängt wesentlich von der Erfahrung des Untersuchers ab. Die genaue Rolle, die diese Technologie in Zukunft spielen wird, ist bisher noch unklar. Bereits angewendet wird sie derzeit z.B. bei Patienten, bei denen aufgrund einer Stenose keine vollständige Koloskopie möglich ist oder die keine konventionelle Untersuchung tolerieren.

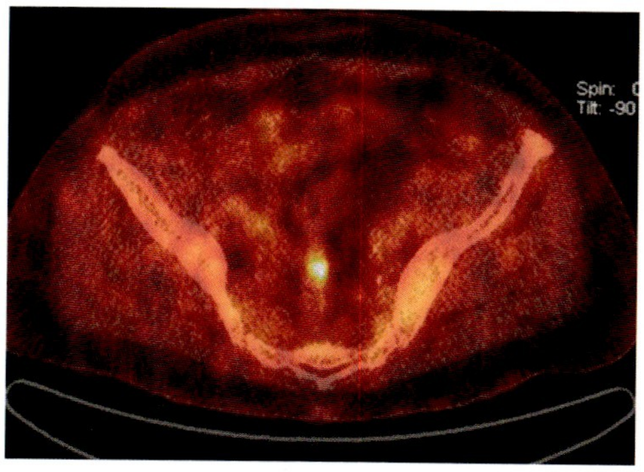

Abb. 6.6 FDG-PET-CT bei koloskopisch gesichertem Sigmakarzinom
Deutlich sichtbar ist die fokale Stoffwechselaktivierung im Bereich des Colon sigmoideum.

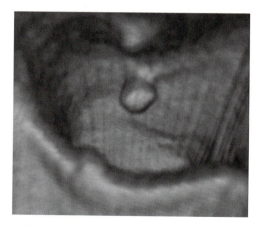

Abb. 6.7 Virtuelle Koloskopie: Intraluminaler Polyp bei Kolonpolypose.

6.6 Abschließende Bewertung und Diagnosestellung

Fassen Sie abschließend die Ergebnisse der Diagnostik zusammen!
Die initiale Verdachtsdiagnose eines Kolonkarzinoms hat sich in der Koloskopie hinsichtlich des makroskopischen Aspektes bestätigt. Die histologische Diagnose lautete Adenokarzinom des Kolons. In den Staging-Untersuchungen (Abdomensonografie, CT, Röntgen-Thorax, Labor) ergab sich kein Hinweis auf Metastasierung.
Auffällig war jedoch eine mikrozytäre Anämie (Hb 9,5 g/dl, MCV 78 fl), der differenzialdiagnostisch ein Eisenmangel, eine Tumorerkrankung („Tumoranämie"), eine chronisch entzündliche Erkrankung oder eine Thalassämie zugrunde liegen könnte. Zur weiteren Differenzierung wurde im Serum Ferritin bestimmt (↓ bei Eisenmangelanämie, i.d.R. ↑ bei Entzündungs- und Tumoranämie und ↔ oder leicht ↑ bei β-Thalassämie). Bei unserem Patienten war der Ferritinwert deutlich erniedrigt; somit liegt eine Eisenmangelanämie vor, die sich durch wiederholte Blutverluste über Blutungen aus dem im Kolon lokalisierten Karzinomgewebe erklärt.

Risikofaktoren für die Entwicklung eines Kolonkarzinoms bei unserem Patient sind:
- Familiäre Disposition: 1 betroffener Verwandter 1. Grades (2,3-faches Risiko),
- Nikotinabusus („35 pack years"),
- geringe körperliche Aktivität, ungünstige Diät, Übergewicht.

6.7 Therapeutisches Vorgehen

Welche grundsätzlichen Therapieansätze und Behandlungsmöglichkeiten gibt es?
Die primäre Therapie nach Diagnose eines nicht metastasierten Kolonkarzinoms ist die operative Entfernung des Tumors. Eine abschließende Bestimmung des Tumorstadiums basiert auf dem pathologischen Befund des Operationsresektates. Hierbei werden nach dem TNM-System (s. Steckbrief) das T- und N-Stadium festgelegt. Üblich ist dabei die Untersuchung von ≥ 12 entnommenen Lymphknoten, um mit ausreichender Verlässlichkeit das N-Stadium bestimmen zu können.
Nach der Operation muss festgelegt werden, ob eine alleinige Nachsorge durchgeführt wird oder ob der Patient von einer zusätzlichen (adjuvanten) Chemotherapie profitieren wird:

- **Adjuvante Chemotherapie**
  Diese ist indiziert bei Tumorstadium UICC III/Dukes C (jedes T N1-2 M0, s. Steckbrief). Als Standardtherapie gilt derzeit die Gabe von Oxaliplatin, 5-FU und Leukovorin über einen Zeitraum von 6 Monaten. Bei ausgeprägten Nebenwirkungen oder Kontraindikationen gegen Oxaliplatin wird eine alleinige Therapie mit 5-FU/Leukovorin oder mit der oral verfügbaren 5-FU Prodrug Capecitabin über 6 Monate durchgeführt.

- **Nachsorge**
  Nach kurativer Resektion eines Kolonkarzinoms ohne Lymphknotenbefall besteht prinzipiell für die Patienten ein erhöhtes Risiko für ein lokales Rezidiv, Fernmetastasen oder einen metachronen (= zeitlich versetzten) Zweittumor im verbleibenden Restkolon. Das Ziel regelmäßiger Nachsorge-Untersuchungen ist daher eine möglichst frühe Identifizierung erneuter Tumormanifestationen, um erneut eine Therapie in kurativer Absicht durchführen zu können.
  Angesichts einer äußerst geringen Rezidivrate bei Patienten mit frühem Tumorstadium (UICC I oder Dukes A) wird nach einer R0-Resektion (= Resektionsränder mikroskopisch tumorfrei) keine Nachsorge empfohlen. Bei allen anderen operierten Patienten werden regelmäßige Nachsorgeuntersuchungen empfohlen: Symptomorientierte Anamnese, körperliche Untersuchung, Abdomensonografie sowie Bestimmung des CEA-Wertes. Diese Untersuchungen sollen dabei in den ersten beiden Jahren nach Therapieabschluss alle 6 Monate, anschließend für weitere 3 Jahre

jeweils jährlich durchgeführt werden. Zusätzlich wird nach 3 Jahren aufgrund der erhöhten Gefahr metachroner Zweittumore die Durchführung einer Koloskopie empfohlen.

Zu beachten ist bei dieser Strategie, dass bei ca. 30% aller kolorektalen Tumore bei Erstdiagnose kein erhöhter CEA-Wert gemessen werden kann, dass jedoch über 40% der Patienten mit normalen präoperativen Werten einen Anstieg bei einem Rezidiv der Grunderkrankung zeigen (s. Infobox 6.2).

Bei Patienten mit einem Karzinom bei HNPCC (s. Infobox 6.1) werden aufgrund des unverändert deutlich erhöhten Karzinomrisikos nach einer Hemikolektomie jährliche (!) Koloskopien des Restkolons empfohlen.

Welche Therapie kommt bei Ihrem Patienten in Frage? Begründen Sie Ihre Entscheidung!

Bei unserem Patienten erfolgte eine linksseitige Hemikolektomie, der Stagingbefund auf Grundlage des Pathologiebefundes ergab ein **Adenokarzinom des Kolons Stadium pT2 pN1 cM0 G2 R0 V0**, entsprechend einem **Tumorstadium UICC III** bzw. **Dukes C** (Stadieneinteilung s. Steckbrief).

Aufgrund des niedrigen Erkrankungsalters und des guten Allgemeinzustandes sowie fehlender Begleiterkrankungen wurde die in diesem Tumorstadium indizierte adjuvante Chemotherapie mit Oxaliplatin, 5-FU und Leukovorin für 6 Monate durchgeführt, die vom Patienten insgesamt bis auf passagere, Oxaliplatin-bedingte Parästhesien im Bereich der Fingerkuppen gut vertragen wurde.

Wie geht es mit Ihrem Patienten weiter?

Nach Abschluss der adjuvanten Therapie wurden entsprechend den Nachsorgempfehlungen regelmäßige, zunächst halbjährliche Untersuchungen durchgeführt (geplant über insgesamt 5 Jahre).

Im weiteren Verlauf fiel bei einer Nachsorgeuntersuchung des Patienten ein ansteigender CEA-Wert auf. In einer daraufhin durchgeführten CT-Untersuchung zeigte sich eine isolierte Lebermetastase im linken Leberlappen mit einem Durchmesser von 2,5 cm. Weitere Metastasen wurden nicht nachgewiesen. Somit lag im Verlauf nun eine isolierte Organmetastasierung vor. Da die Metastasierung isoliert war und keine zusätzlichen Erkrankungen vorlagen, erfolgte eine linksseitige Hemihepatektomie in kurativer Absicht, obwohl der Nachweis einer Lebermetastasierung auf eine bereits initial erfolgte systemische Aussaat von Tumorzellen hindeutet.

Steckbrief

Kolonkarzinom

Englische Bezeichnung: „Colon cancer" oder „Colon carcinoma", als Sammelbegriff für kolorektales Karzinom auch "Colorectal cancer" oder „Colorectal carcinoma".

Definition
Kolorektale Karzinome sind maligne Tumoren des Dickdarms, die sich überwiegend aus gutartigen Adenomen zu Adenokarzinomen entwickeln.

Epidemiologie
- Weltweit dritthäufigste Tumorerkrankung und vierthäufigste Todesursache im Rahmen maligner Tumore
- Anatomische Häufigkeitsverteilung s. Abb. 6.8
- Inzidenz in hochentwickelten Industrieländern höher als in Entwicklungsländern
- Die 5-Jahres-Überlebensrate hängt von der Qualität der medizinischen Versorgung ab (z.B. USA > 60%, Entwicklungsländer < 40%).

Vorsorge
Die Prognose der Patienten hängt in erster Linie vom Erkrankungsstadium zum Zeitpunkt der Diagnosestellung ab. Eine frühzeitige Diagnose kann durch Vorsorgeuntersuchungen wie dem Test auf okkultes Blut im Stuhl (jährliche Durchführung ab dem 50. Lebensjahr empfohlen) oder eine Koloskopie (empfohlen für alle Personen ohne besondere Risikokonstellation ab dem 55. Lebensjahr) gestellt werden. Bei unauffälliger Erstkoloskopie wird eine Kontrolluntersuchung im Abstand von

Steckbrief

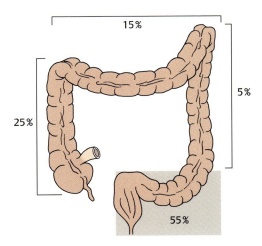

Abb. 6.8 Häufigkeitsverteilung kolorektaler Tumore.

10 Jahren empfohlen (für das Vorgehen bei Nachweis von Polypen s. Infobox 6.3). Erfolgt die konsequente Teilnahme an den empfohlenen endoskopischen Vorsorgeuntersuchungen, so erübrigt sich ein zusätzlicher regelmäßiger Test auf okkultes Blut im Stuhl.

Pathophysiologie und Histologie
Die meisten Kolonkarzinome entstehen aus gutartigen Polypen („Adenom-Karzinom-Sequenz", s. Infobox 6.3). Selten kann es vorkommen, dass sich einzelne Tumore direkt aus der Kolonschleimhaut ohne polypöse Schleimhautveränderung entwickeln.
Histologisch sind kolorektale Tumore in den meisten Fällen Adenokarzinome. In seltenen Fällen können auch Lymphome, Karzinoide oder Kaposi Sarkome (bei Patienten mit HIV-Infektion) vorkommen.

Ätiologie und Risikofaktoren
Siehe Infobox 6.1

Klinik
Die meisten Patienten weisen mindestens eines der folgenden Symptome (in absteigender Häufigkeit) auf:
- **Abdominelle Schmerzen**: Durch eine Stenose, Aussaat von Tumorzellen in die Peritonealhöhle oder Perforation des Darmes mit nachfolgender Peritonitis. Bei fortgeschrittenem Tumorleiden neuropathische Schmerzen durch direkte Infiltration von Nerven, z.B. N. ischiadicus (selten).
- **Veränderung der Stuhlgewohnheiten**: „Paradoxe Diarrhö": Wechsel zwischen Obstipation und Diarrhö. „Bleistiftstuhl": resultiert aus hochgradigen tumorbedingten Stenosen im Bereich distaler Darmabschnitte.
- **Hämatochezie oder Melaena** (s. Fall 4 Gastrointestinale Blutung): Art und Menge von Blutbeimengungen im Stuhl hängen wesentlich von Lokalisation und Größe des Tumors ab. Je größer der Tumor, desto größer ist der Blutverlust.
- **Leistungsminderung**
- **Anämie**
- **Gewichtsverlust**

Metastasierung
Bei etwa 20% der Patienten liegt schon bei Erstdiagnose ein metastasiertes Tumorstadium vor. Typischerweise metastasiert das kolorektale Karzinom lymphogen, hämatogen und durch lokale Aussaat von Tumorzellen in den Peritonealraum. In absteigender Häufigkeit finden sich Metastasen v.a. in
- regionalen Lymphknoten
- Leber
- Lunge
- Peritonealraum
- Skelett oder ZNS (selten)

Tiefsitzende Rektumkarzinome können auch primär pulmonale Metastasen hervorrufen, da der venöse Abfluss von dort aus über die V. rectalis inferior und über die V. cava inferior (und nicht über die Pfortader) erfolgt.

Diagnostik
- **Anamnese** (s. Abschnitt 6.1)
- **Klinische Untersuchung**: oft keine spezifischen Befunde (s. Abschnitt 6.2).
- **Laboruntersuchungen**: unspezifische Veränderungen (s. Abschnitt 6.4).
- **Koloskopie und histologische Untersuchung**

Methode der Wahl zum Nachweis kolorektaler Tumore ist die **Koloskopie mit gleichzeitiger Entnahme von Biopsien zur histologischen Befundsicherung**. Für die Therapieplanung, insbesondere nach operativer Entfernung des Primärtumors, ist die exakte Stadieneinteilung essenziell.
Für die Stadieneinteilung werden die Klassifikation nach Dukes und das TNM-System verwendet (s.u.). Maßgeblich für die exakte Bestimmung des Erkrankungsstadiums sind die pathologische Untersuchung des Primärtu-

Steckbrief

mors nach Resektion sowie der Nachweis bzw. Ausschluss von Fernmetastasen durch Sonografie, CT oder Röntgen-Thorax vor oder direkt nach der Operation. Aktuelle Therapiestrategien führen derzeit zu einer deutlichen Verbesserung der Prognose in den einzelnen Tumorstadien. Es wird erwartet, dass sich die unten angegeben Zahlen für die 5-Jahres-Überlebensraten in den nächsten Jahren, sobald ausreichend neue Zahlen zur Verfügung stehen, wesentlich verbessern wird. Neuere Untersuchungen an kleineren Patientengruppen zeigen einen deutlichen Anstieg der 5-Jahres-Überlebensrate im metastasierten Stadium (M1-Stadium) von bisher deutlich unter 10% auf 20% und mehr.

Besonders beachtet werden muss bei allen Patienten mit kolorektalem Karzinom das Auftreten von

- **synchronen Tumoren**: ≥ 2 Primärtumoren, die durch normales Darmgewebe voneinander getrennt sind (bei bis zu 5% der Patienten) und
- **metachronen Tumoren**: erneutes kolorektales Karzinom, das > 6 Monate nach der initialen Diagnose festgestellt wird (bei bis zu 3% der Patienten).

Ausmaß des Primärtumors und seiner lokalen Ausbreitung	
Tx	Primärtumor nicht beurteilbar
T0	kein Anhalt für Primärtumor
Tis	Carcinoma in situ
T1	Invasion der Submukosa
T2	Invasion der Muscularis propria
T3	Invasion der Subserosa oder des perikolischen bzw. perirektalen Gewebes
T4	Perforation des viszeralen Peritoneums oder Invasion in angrenzende Organe (Vagina, Prostata, Blase, Ureter, Nieren)
Befall regionärer Lymphknoten	
NX	regionäre Lymphknoten nicht beurteilbar
N0	Lymphknoten tumorfrei
N1	Befall von 1-3 perikolischen bzw. perirektalen Lymphknoten
N2	Befall von ≥ 4 perikolischen bzw. perirektalen Lymphknoten
N3	Befall von Lymphknoten entlang den Mesenterialgefäßen (nur Kolonkarzinom, nicht definiert für Rektumkarzinom)
Fernmetastasen	
MX	Fernmetastasen nicht beurteilbar
M0	keine Fernmetastasen
M1	Fernmetastasen
histologischer Differenzierungsgrad	
GX	Differenzierungsgrad nicht beurteilbar
G1	gut differenziert
G2	mäßig differenziert
G3	gering differenziert
G4	undifferenziert/anaplastisch

Steckbrief

Resektion	
RX	Resektionsrand nicht beurteilbar
R0	bei Resektion mikroskopisch Resektionsränder frei
R1	mikroskopischer Residualtumor
R2	makroskopischer Residualtumor
venöse Invasion	
VX	venöse Invasion nicht beurteilbar
V0	keine venöse Invasion
V1	mikroskopisch nachweisbare venöse Invasion
V2	makroskopisch nachweisbare venöse Invasion
Präfixe	
a	autoptisch gesicherte Stadieneinteilung
c	klinisch gesicherte Stadieneinteilung
p	pathologisch gesicherte Stadieneinteilung
r	Rezidivtumor

TNM-Klassifikation	Dukes-Stadium	UICC-Stadium	5-Jahres-Überlebensrate	Häufigkeit zum Zeitpunkt der Erstdiagnose
Tis N0 M0		0	100%	
T1-2 N0 M0	A	I	90–95%	20%
T3-4 N0 M0	B	II	65–75%	30%
jedes T N1-2 M0	C	III	25–60%	25%
jedes T jedes N M1	D	IV	ca. 20%	20%

- **Staging-Untersuchungen** (s. Abschnitt 6.5):
  - Abdomensonografie: Beurteilung des Lokalbefunds und Nachweis/Ausschluss von Metastasen.
  - Röntgen-Thorax in 2 Ebenen: Screening auf pulmonale Metastasen.
  - CT von Thorax, Abdomen und Becken: Beurteilung des Lokalbefunds und Nachweis/Ausschluss von Metastasen.
  - MRT: bei speziellen Fragestellungen.
  - Kolon-Kontrastmitteleinlauf oder virtuelle Koloskopie mittels CT oder MRT: nur bei inkompletter Koloskopie, s. Infobox 6.4.
  - Skelettszintigrafie: nur bei Verdacht auf ossäre Metastasen.

- **Moderne bildgebende Verfahren** (s. Infobox 6.5):
  - Positronen-Emmisions-Tomografie mit oder ohne CT (PET bzw. PET-CT).
  - CT- oder MR-basierte virtuelle Koloskopie.

Differenzialdiagnose n

Die Symptome von Kolonkarzinomen sind unspezifisch; daher kommen zahlreiche Differenzialdiagnosen in Betracht, z.B.
- Hämorrhoiden: Blutbeimengungen zum Stuhl, perianale Schmerzen.
- Divertikulitis: Blutbeimengungen im Stuhl, abdominelle Schmerzen, evtl. Peritonitis.
- Infektionen: Änderung der Stuhlgewohnheiten, Blutbeimengungen im Stuhl, abdominelle Schmerzen.

Steckbrief

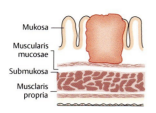
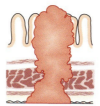
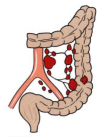
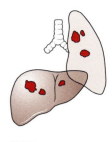

UICCI: Tumorwachstum auf Mukosa und Submukosa beschränkt.

UICCII: Tumor infiltriert alle Darmwandschichten. Keine Lymphknotenmetastasen.

UICCIII: regionäre Lymphknotenmetastasen, unabhängig vom Infiltrationsgrad.

UICCIV: Fernmetastasen, unabhängig vom Infiltrationsgrad des Primärtumors und des Lymphknotenbefalls.

Abb. 6.9 Stadien des kolorektalen Karzinoms
a UICCI bzw. Stadium Dukes A, **b** UICCII bzw. Stadium Dukes B, **c** UICCIII bzw. Stadium Dukes C, **d** UICCIV bzw. Stadium Dukes D.

- Chronisch entzündliche Darmerkrankungen: Blutbeimengungen im Stuhl, abdominelle Schmerzen.

Als Besonderheit können Patienten mit einem kolorektalen Karzinom erstmals durch eine Sepsis mit Streptococcus bovis oder Clostridien auffallen. Patienten, die eine Sepsis mit einem dieser Keime durchmachen, weisen in bis zu 25 % ein kolorektales Karzinom auf.

Chirurgische Therapie
Die Therapie des Kolonkarzinoms erfolgt stadienadaptiert und primär operativ.

Kurative chirurgische Therapie
Eine kurative Behandlung lokal begrenzter Tumore kann nur durch operative Resektion erfolgen.

Zentrale Ziele:
1. **Komplette Tumorresektion mit tumorfreien Resektionsrändern** mit Sicherheitsabstand ≥ 5 cm proximal und distal: Verringerung der Wahrscheinlichkeit eines Tumorrezidivs im Bereich der Anastomose.
2. **Großzügige Lymphadenektomie** zur Entfernung aller drainierenden Lymphknoten.
3. **Sorgfältige Exploration des Operationssitus** zum Ausschluss von Metastasen (z.B. in der Peritonealhöhle oder der Leber).

Kurative chirurgische Therapie bei Metastasierung
Im Rahmen individueller Therapieansätze werden zunehmend häufiger einzelne, in erster Linie hepatische und pulmonale Metastasen in kurativer Absicht operiert. Treten nach erfolgreicher Teilresektion und vorübergehender Tumorfreiheit erneut Lebermetastasen auf, kann in Einzelfällen auch eine neuerliche Resektion durchgeführt werden.

Palliative chirurgische Therapie
Ziele:
- Prophylaxe eines Ileus
- Therapie rezidivierender Blutungsepisoden oder relevanter chronischer Blutverluste
- zwingend notwendig bei einer Perforation

Tumorlokalisation	Standardoperationsverfahren
Zökum und Colon ascendens	Hemikolektomie rechts
rechte Colonflexur und proximales Colon transversum	erweiterte Hemikolektomie rechts
mittleres und distales Colon transversum	Transversumresektion
linke Colonflexur	erweiterte Hemikolektomie links
Colon descendens und proximales Colon sigmoideum	Hemikolektomie links
mittleres und distales Colon sigmoideum	Sigmaresektion

Steckbrief

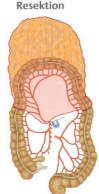
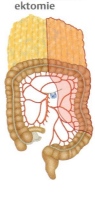
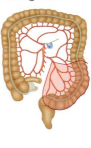

Abb. 6.10 Standardoperationsverfahren bei Kolonkarzinom:
a Hemikolektomie rechts, **b** erweiterte Hemikolektomie rechts, **c** Transversumresektion, **d** Hemikolektomie links, **e** Sigmaresektion

Chemotherapie
Adjuvante Chemotherapie
- **Zeitpunkt:** nach chirurgischer Resektion eines Kolonkarzinoms in kurativer Absicht.
- **Hintergrund:** „Mikrometastasen", die zum Zeitpunkt der Operation noch nicht mittels Bildgebung darstellbar sind, erhöhen das Risiko eines lokalen Tumorrezidivs oder des Auftretens von Metastasen. Die Höhe dieses Risikos hängt direkt mit dem Erkrankungsstadium zusammen.
- **Indikation:**
  - Stadium UICC III bzw. Dukes C (jedes T, N1-2, M0): eindeutige Indikation bei positivem Lymphknotenbefall.
  - Stadium UICC II bzw. Dukes B (T3-4 N0 M0): keine aus Studien abzuleitende Indikation; wird nach Einzelfallentscheidung durchgeführt, z.B. bei erhöhtem Risikoprofil, wie Perforation des Primärtumors (T4-Stadium), inkompletter Lymphknotenasservierung bei der Operation (Unterscheidung Stadium II und III nicht eindeutig möglich) oder histologisch entdifferenziertem Karzinom; der absolute Nutzen für eine adjuvante Therapie im Stadium II wird auf kleiner 3% Risikoreduktion für ein Tumorrezidiv geschätzt.
- **Durchführung:** 6-monatige Behandlung mit 5-Fluoruracil (5-FU)-haltigem Therapieschema, in der Regel erfolgt eine zusätzliche Gabe von Oxaliplatin.
- **Behandlungserfolg (Stadium III):** Reduktion des Auftretens neuer Erkrankungsmanifestationen (um bis zu 30%, je nach individuellem Risikoprofil) und damit der Mortalität.

Palliative Chemotherapie
- Mittlere Überlebenszeit unbehandelter Patienten im Tumorstadium UICC IV bzw. Dukes D (jedes T jedes N M1): 8 – max. 15 Monate
- Derzeit in Deutschland für diese Indikation zugelassene Medikamente:
  - 5-Fluorouracil (5-FU) mit Leukovorin
  - Capecitabine: Prodrug von 5-FU, oral anwendbar
  - Irinotecan
  - Oxaliplatin
  - Bevacizumab (Antikörper gegen Vascular Endothelial Growth Factor = VEGF)
  - Cetuximab (Antikörper gegen Epidermal Growth Factor Receptor = EGFR)
  - Panitumumab (voll humanisierter Antikörper gegen EGFR; bisher nur als Monotherapie nach Versagen der anderen Therapien zugelassen)
- Derzeit zugelassene Erstlinientherapien:
  - 5-FU/Leukovorin (Monotherapie)
  - 5-FU/Leukovorin mit Irinotecan oder Oxaliplatin (Kombinationstherapie)
  - 5-FU/Leukovorin mit Irinotecan oder Oxaliplatin plus entweder Bevacizumab oder Cetuximab (Kombinationstherapie + Antikörpertherapie).

Steckbrief

- Aus den aktuell vorliegenden Daten sind prinzipiell alle diese Therapieoptionen bei Behandlungsbeginn möglich.
- **Wichtig** (Prüfungsfragen): EGFR-Antikörper sind unwirksam, wenn im Tumormaterial eine Mutation des Protoonkogens k-ras nachgewiesen wird (erster Schritt in eine individualisierte Therapieplanung durch molekulare Marker; Testung vor Therapie obligat!).
- Bei Patienten, die nach einem guten Ansprechen die Perspektive auf eine Metastasenresektion haben, wird i.d.R. initial ein Schema mit Kombinationstherapie und Antikörpertherapie ausgewählt.
- Tritt unter der Behandlung mit einem dieser Regime ein Progress auf, kann auf ein anderes Regime gewechselt werden.
- Nach neueren Daten können durch die sequenzielle Anwendung der zur Verfügung stehenden Medikamente mittlere Überlebenszeiten > 24 Monaten erreicht werden.

Palliative Lokalmaßnahmen

Für Patienten, bei denen keine kurative Leberteilresektion möglich ist, wurden lokal ablative Verfahren entwickelt, die als palliative regionale Therapiestrategien angesehen werden können.

- **Kryotherapie**
  - Durch Unterkühlung von Leberläsionen Induktion einer Nekrosezone von bis zu 5 cm.
  - Nachteil: aufwändige technische Durchführung, meist Laparotomie erforderlich.
  - 3- bzw. 5-Jahres-Überlebensraten: 32 bzw. 13%.
  - Im weiteren Verlauf meist neuerliche Metastasenbildung nach erfolgreicher Kryotherapie.
- **Radiofrequenzablation (RFA)**
  - Hypertherme Koagulation von Tumorknoten.
  - Vorteil: perkutane Durchführung möglich.
  - Bei adäquater Indikationsstellung nur selten Wiederauftreten von Tumoren an der abladierten Stelle. In anderen Bereichen der Leber können jedoch neue Raumforderungen entstehen.
  - 3-Jahres-Überlebensraten bis zu 46%.
- **Transarterielle Chemoembolisation (TACE)**
  - Aus der Überlegung, dass Metastasen in der Leber mit einer Größe von > 5 mm mehr als 80% ihrer Blutversorgung arteriell aus Ästen der A. hepatica beziehen, während "gesunde/nicht-transformierte" Hepatozyten überwiegend aus Ästen der Pfortader versorgt werden, entstand das Konzept der transarteriellen Chemotherapie. Zusätzlich sollte durch diesen Therapieansatz der **first-pass-Effekt** der Leber zu einer ausgeprägten Wirkung im Bereich der Lebermetastasen mit geringeren systemischen Nebenwirkungen führen.
  - Im Vergleich zu systemischer Chemotherapie bessere Ansprechraten der Leberraumforderungen, allerdings kein überzeugender Vorteil hinsichtlich der Gesamtüberlebenszeit

Nachsorge
Siehe Abschnitt 6.7

Prognose

> **Merke:** Die Prognose korreliert direkt mit dem Tumorstadium (s.o.).

Bei Diagnosestellung in einem frühen Tumorstadium kann eine kurative Therapie mit sehr guter Prognose durchgeführt werden. Im metastasierten Stadium ist eine Heilung nur in Einzelfällen möglich und die 5-Jahres-Überlebensrate der betroffenen Patienten wird derzeit auf ca. 20% geschätzt. Trotz einer erfolgreichen operativen Entfernung des Primärtumors und einer adjuvanten Chemotherapie entwickeln bis zu 40% der Patienten im UICC-Stadium III ein Tumorrezidiv. Handelt es sich dabei um einzelne Metastasen im Bereich der Leber oder der Lunge, kann nach Literaturlage durch eine operative Entfernung dieser Metastasen („salvage surgery") ein Langzeitüberleben ohne erneutes Auftreten von Tumormanifestationen bei 20–25% der Patienten erzielt werden. Für Patienten mit isolierten operablen Lebermetastasen ist eine 5-Jahres-Überlebensrate von 40% berichtet worden.

Ihr Alltag

Eine 64-jährige Frau stellt sich mit wechselnder Stuhlgangkonsistenz (Wechsel von Obstipation und Diarrhö – „paradoxe Diarrhö") und Gewichtsverlust von 6 kg in 2 Monaten vor. Als Ursache kann koloskopisch ein Adenokarzinom im oberen Teil des Rektums bei 9 cm ab ano diagnostiziert werden.

In der Koloskopie werden synchrone Kolonkarzinome ausgeschlossen. Zur Beurteilung der betroffenen Organstrukturen und des umgebenden Gewebes einschließlich Lymphknoten wird eine MRT-Untersuchung durchgeführt. Als Ergebnis reicht der Tumor zwar bis an die Oberfläche des Rektums, jedoch liegt keine erkennbare Invasion von Strukturen außerhalb des Rektums vor. Mehrere perirektale Lymphknoten, insgesamt mehr als 4, sind vergrößert und morphologisch dringend verdächtig auf Tumorbefall. Somit besteht nach klinischer Diagnostik ein Tumorstadium cT3cN2cM0, entsprechend einem Tumorstadium UICC III oder Dukes C (s. Steckbrief).

Frage

Wie sieht die therapeutische Strategie bei Vorliegen eines Rektumkarzinoms aus?

Lösung

Die therapeutischen Strategien sind bei Rektumkarzinomen nicht völlig identisch zu dem Vorgehen bei Karzinomen im restlichen Teil des Kolons. Ergänzend zu den bisher diskutierten Maßnahmen gelten beim Rektumkarzinom folgende Prinzipien:

- **Oparative Therapie** (s. Abb. 6.11)
  - Tumor im oberen oder mittleren Drittel des Rektums (85%): möglichst kontinenzerhaltende Resektion.
  - Tumoren im unteren Drittel des Rektums (15%): abdominoperineale Exstirpation mit Anlage eines endständigen Anus praeter, je nach anatomischer Lage ist evtl. eine Sphinkter-erhaltende Resektion oder eine nur vorübergehende Anlage eines Anus praeter möglich.
- **Neoadjuvante (präoperative) Radiochemotherapie**
  - Indikationen: lokal fortgeschrittene Tumoren (UICC Stadium II und III).
  - Ziel: sekundäre Operation ermöglichen bzw. erleichtern.
- **Adjuvante Radiochemotherapie**
  - Indikation: nach erfolgreicher Resektion im UICC-Stadium II und III, sofern keine neoadjuvante Radiochemotherapie erfolgt ist.
- **Adjuvante Chemotherapie**
  - Indikation: nach neoadjuvanter Vorbehandlung erfolgt unabhängig vom Tumorstadium am Operationspräparat eine adjuvante Chemotherapie.
- **Singuläre Leber- oder Lungenmetastasen**
  - Resektion mit kurativer Intention.

In dem vorgestellten Fall erfolgt somit zunächst eine neoadjuvante Radiochemotherapie, gefolgt von einer kontinenzerhaltenden Tumorresektion und einer anschließenden adjuvanten Chemotherapie.

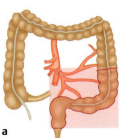
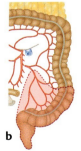
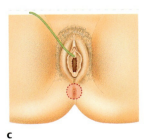
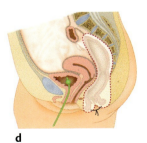

a　　　　　　　　b　　　　　c　　　　　　　d

Abb. 6.11 Operative Verfahren bei Rektumkarzinom
a Tiefe anteriore Resektion **b, c, d** Abdominoperineale Exstirpation.

Fall 7

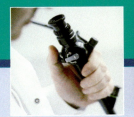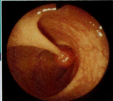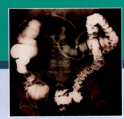

Ulrich M. Lauer

Fall 7

68-jähriger Patient mit rezidivierendem Erbrechen und Diarrhö – Stationäre Einweisung durch den Hausarzt

„Also, das Ganze hat vorgestern angefangen. Erst habe ich so drückende Schmerzen im Bauch bekommen; dann musste ich mich mehrmals richtig heftig erbrechen und dann kam zu dem ganzen Unglück auch noch Durchfall dazu. Am Anfang bin ich von der Schüssel gar nicht mehr herunter gekommen. Heute musste ich schon viermal auf die Toilette und es kommt fast nur noch reines Wasser. Fieber hab ich auch noch, mir ist ganz hundeelend und ich bin so schwach, dass ich mich nur mit Mühe auf den Beinen halten kann. Jetzt kann ich nicht mehr. So schlimm war es noch nie! Ich hab das Gefühl, dass das überhaupt nicht mehr aufhört; mir ist immer noch übel und ich habe entsetzliche Kopfschmerzen; und alles andere tut mir auch weh."

An welche möglichen Ursachen der Beschwerden denken Sie? Beachten Sie dabei: Häufiges ist häufig, Seltenes ist selten!

Die häufigste Ursache dieses Beschwerdekomplexes ist eine akute Gastroenteritis. Allerdings muss unbedingt geprüft werden, ob nicht evtl. ein anderes akutes oder etwa ein chronisches bzw. chronisch-rezidivierendes Geschehen vorliegt; insbesondere muss z. B. an chronisch-entzündliche Darmerkrankungen (CED: M. Crohn, Colitis ulcerosa) und auch an Durchblutungsstörungen des Darmes (mesenteriale Ischämie) gedacht werden.

Was würden Sie jetzt vom Patienten wissen wollen, welche Fragen stellen Sie ihm gezielt zusätzlich zu der normalen internistischen Anamnese?

Anamnese und körperliche Untersuchung sind der eigentliche Schlüssel zur Diagnosestellung. Die wichtigsten Fragen finden Sie in der folgenden Tabelle.

7.1 Anamnese

Frage	Hintergrund der Frage	Antwort des Patienten
Wann haben die Beschwerden begonnen?	Hinweise zur Differenzierung akute/chronische Symptomatik.	Vorgestern Nachmittag waren wir noch spazieren, dann haben wir im Seniorenheim noch einen Kartoffelsalat mit Würstchen gegessen. Am Abend ging es mir schon nicht mehr gut; als ich zu Bett gehen wollte, musste ich mich zunächst nur erbrechen.

7.2 Körperliche Untersuchung (Teil I, problemzentriert)

Frage	Hintergrund der Frage	Antwort des Patienten
Was haben Sie erbrochen? Wie sah das Erbrochene aus? War evtl. auch Blut mit dabei?	Hinweis z.B. auf eine sog. Mallory-Weiss-Läsion (längliche Schleimhauteinrisse nahe des unteren Ösophagussphinkters mit Blutung; verursacht durch plötzliche Druckerhöhung im Magen mit nachfolgend heftigem Erbrechen).	Zunächst habe ich Essensreste erbrochen; dann nur noch reine Galle. Blut war Gott sei Dank nie dabei.
Wie sieht der Stuhlgang aus? Haben Sie evtl. Beimengungen oder Auflagerungen auf dem Stuhl beobachtet?	Genauere Einordnung der Durchfallsymptomatik.	Anfangs war der Stuhl noch breiig, von brauner Farbe; jetzt besteht er nur noch aus Wasser. Pro Tag habe ich bis zu 10 Durchfälle; sogar nachts muss ich viele Gänge zum (Nacht)stuhl machen (Herkunft des Begriffes Stuhlgang). Auflagerungen auf dem Stuhl (Blut, Eiter, Schleim, Unverdautes, etc.) sind nicht dabei.
Wie waren und sind die Bauchschmerzen? Wo sind die Bauchschmerzen lokalisiert? Ist Ihnen evtl. aufgefallen, dass beim Betasten der Bauchdecke insbesondere das Loslassen ausgesprochen schmerzhaft war?	Genauere Eingrenzung von Lokalisation und Art der abdominellen Beschwerdesymptomatik; z.B. Hinweis auf Peritonitis, Kolik, etc.	Es sind drückende Schmerzen, die immer ein wenig nachlassen, wenn ich den nächsten Stuhlgang habe. Als mein Hausarzt auf dem Bauch herumgedrückt hat, hat es überall mehr oder weniger gleichmäßig weh getan. Wenn er losgelassen hat, war es allenfalls ein bisschen schlimmer.

Bereits während dieser wenigen initialen Fragen zur Anamneseerhebung stellen Sie fest, dass der Patient in einem so schlechten Zustand ist, dass Sie entgegen der sonst üblichen Systematik zunächst die Fortführung der Anamneseerhebung unterbrechen müssen.

Merke: Nie blind Ihr Untersuchungsschema durchziehen, sondern den Überblick über die Situation behalten und immer die Bedürfnisse des Patienten scharf beobachten!

An dieser Stelle müssen Sie zwingend zunächst die Messung der Vitalparameter vorziehen.

7.2 Körperliche Untersuchung (Teil I, problemzentriert)

besonders achten auf	mögliche Befunde/Hinweise	Befunde des Patienten
Bestimmung der Kreislaufparameter und Körpertemperatur	Bei Kreislaufinsuffizienz (positiver Schock-Index) ist von einem hypovolämischen Schock infolge einer massiven Dehydratation auszugehen. Ein hochfieberhafter Verlauf kann zu dieser Symptomatik beitragen. **Merke:** Der Schock-Index ist der Quotient aus Pulsfrequenz (Schläge/Min) und systolischem Blutdruck (mmHg)! Der Schock-Index beträgt beim Gesunden 0,5; bei einem Schock >1.	RR systolisch 95 mmHg Tachykardie (120/min) subfebril (< 38 °C) erhöhte Temperatur (37,8 °C)

besonders achten auf	mögliche Befunde/Hinweise	Befunde des Patienten
Hydratationszustand des Patienten	Stehende Hautfalten (z.B. an den Unterarmen), trockene Haut, Lippen und trockener Mund sind Hinweis auf eine Dehydratation.	Der Patient bietet alle Zeichen einer ausgeprägten Dehydratation: Die Haut steht in Falten und ist trocken, Lippen und Mund sind ebenfalls trocken.

Aufgrund Ihrer Untersuchungsergebnisse zur Kreislaufsituation besteht unmittelbarer Handlungsbedarf. Die ganz offensichtlich durch massive Dehydratation verursachte Kreislaufinsuffizienz (Schock-Index von 1,3) muss unverzüglich behandelt werden. Sie entschließen sich, einen peripher-venösen Zugang/Katheter (PVK) zu legen und beginnen mit einer frei laufenden Infusion (kein Infusiomat, kein Tropfenzähler) einer Elektrolytlösung (0,9% NaCl). Ziel ist es, 500 ml in den nächsten 10-20 Minuten zu infundieren und den Erfolg dieser Erstmaßnahme mit den parallel weiter zu erhebenden Kreislaufparametern zu korrelieren.

Erst über die von Ihnen herbeigeführte zügige Stabilisierung des Kreislaufes Ihres Patienten schaffen Sie die erforderlichen Voraussetzungen, um Anamnese und körperliche Untersuchung unter geordneten Verhältnissen weiterführen zu können.

Frage	Hintergrund der Frage	Antwort des Patienten
Haben Sie Veränderungen beim Wasserlassen bemerkt, z. B. ein Brennen oder dass die Menge des Urins sehr gering war? War die Farbe des Urins evtl. sehr dunkel?	Hinweis auf ein prärenales Nierenversagen (akute prärenale Niereninsuffizienz infolge einer ausgeprägten Dehydratation).	Anfangs war mein Urin noch normal, dann ist er immer dunkler geworden. Seit heute Morgen konnte ich keinen Urin mehr lassen, Brennen beim Wasserlassen hatte ich nicht.
Haben Sie früher schon einmal solche Beschwerden gehabt?	Hinweise zur Differenzierung akute/chronische Symptomatik.	Ja, im letzten Jahr und auch im Jahr davor hatte ich jeweils einmal in ähnlicher Weise für ein paar Tage einen Brechdurchfall.
Waren das die einzigen Vorepisoden?	Hinweise zur Differenzierung akute/chronische Symptomatik.	Ja, als ich noch nicht im Seniorenheim wohnte, habe ich so was weder so häufig noch so heftig gehabt.
Haben Ihrer Kenntnis nach noch andere Mitbewohner im Seniorenheim die gleichen Beschwerden?	Suche nach infektiöser/toxischer Ursache der Symptomatik.	Ja, meinen beiden Freundinnen ging es ein paar Tage zuvor ähnlich schlecht; aber so heftig wie mich hat es die beiden nicht erwischt.
Was haben Sie die letzten drei Tage gegessen?	Speisen als mögliche Infektionsquelle? Erfragung der Speisen in den letzten drei Tagen vor Erstmanifestation der Symptomatik (insbesondere rohe Speisen, Eierspeisen, Essen in Lokalen, ungewaschenes Obst oder Gemüse, Krabben, Muscheln).	Also, im Kartoffelsalat waren auch Eier drin; ob da was schlecht war, weiß ich nicht; so direkt aufgefallen ist mir nichts.
Sind bei Ihnen andere Erkrankungen bekannt?	Vorliegen von Begleiterkrankungen? Kardiale oder renale Erkrankungen, Immundefizienz, zusätzliche chronische Infektionskrankheiten, die den Verlauf komplizieren könnten?	Also, ich bin immer noch rüstig für meine fast 70 Jahre und kann alles wie früher besorgen, nur etwas langsamer als zuvor.

7.2 Körperliche Untersuchung (Teil I, problemzentriert)

Frage	Hintergrund der Frage	Antwort des Patienten
Haben Sie die Körpertemperatur gemessen?	Hinweis auf eine infektiöse Ursache.	Mein Pfleger hat nur leichte Temperaturerhöhungen bis 38,5 °C festgestellt; er hat gefragt, ob ich frösteln oder frieren würde; das war aber nicht der Fall.
Haben Sie in den letzten Wochen und Monaten an Gewicht verloren? Wie war der Appetit?	Hinweise zur Differenzierung akute/chronische Symptomatik. Tumorsymptomatik? Chronische bzw. chronisch-rezidivierende Entzündung?	Den Kartoffelsalat und die Würstchen habe ich mit Appetit verzehrt, mir schmeckt eigentlich immer alles und mein Gewicht hat sich nicht verändert.
Haben Sie und ihre Mitbewohner eine Auslandsreise in den letzten Tagen und Wochen gemacht?	Hinweis auf eine (eingeschleppte) Reisediarrhö (z.B. Amöbenkolitis, Malaria u.a.)?	Nein, wir kommen ja nicht mehr viel herum. Am vorletzten Wochenende bin ich mit meinen Freundinnen auf einer Kaffeefahrt gewesen, da war aber alles völlig in Ordnung.
Sind bei Ihnen Allergien bekannt? Nehmen Sie regelmäßig Medikamente?	Hinweise auf toxische/allergische Ursachen. Einnahme von Antibiotika, Immunsuppressiva. Laxantienabusus	Nein, für mein Alter bin ich eigentlich sehr rüstig und kann noch viel unternehmen. Medikamente nehme ich grundsätzlich nicht ein, obwohl die letzten Tage die Glieder- und Kopfschmerzen fast unerträglich waren.
Besteht eine zeitliche Beziehung des Durchfalls zur Nahrungsaufnahme?	Beispielsweise bei Laktasemangel kann nach Milchgenuss prompt und regelmäßig eine Diarrhö induziert werden.	Nein, auch wenn ich gar nichts gegessen habe, musste ich ständig auf die Toilette.
Haben Sie vielleicht selbst versucht, einfach mal längere Zeit nichts zu essen, um zu sehen, ob der Durchfall dann aufhört oder zumindest weniger wird?	Eine osmotische Diarrhö (s. Infobox 7.3) sistiert bei Nahrungskarenz (Fasten/Fastentest: s. Infobox 7.3)	Nein, wie gesagt, auch wenn ich gar nichts gegessen habe, musste ich ständig auf Toilette.
Sind Operationen oder Bestrahlungen am Bauch bekannt?	Hinweise auf Interventions-bedingte strukturelle Anomalien	Am Bauch hatte ich nur eine Blinddarmoperation als Kind.
Haben Sie neu aufgetretene Veränderungen an der Haut, den Gelenken oder Augen bemerkt?	Auftreten von extraintestinalen Manifestationen bei CED (M. Crohn/Colitis ulcerosa)	Nein, meine Kniegelenksschmerzen habe ich schon seit einigen Jahren.
Was könnte Ihrer Meinung nach Auslöser der aktuellen Probleme sein?	Offene Fragestellung; Möglichkeit, die Befindlichkeit des Patienten und dessen eigene Überlegungen mit in die Differenzialdiagnose einzubeziehen.	Also, ich versteh nicht, dass mich das dieses Jahr schon wieder erwischt; ich hab doch wirklich aufgepasst; vielleicht war doch was in meinem Essen drin.

Der nächste Schritt auf dem Weg zur Diagnosesicherung und zur Einschätzung des Schweregrades der akuten Gastroenteritis ist die körperliche Untersuchung. Entscheidend sind hier vor allem die abdominelle Untersuchung sowie die Beschau des Stuhles (Stuhlgang-Visite), die im Folgenden dargestellt werden.

Fassen Sie die wesentlichen aus der ersten Inspektion und Anamnese gewonnenen Erkenntnisse zusammen und interpretieren Sie die erhobene Ursachenforschung!

Der Patient hat offensichtlich eine akute Gastroenteritis. Hinweise für ein anderes akutes Geschehen oder eine chronische bzw. chronisch-rezidivierende Entzündung ergeben sich zunächst nicht. Eine wichtige Information ist, dass andere Heimbewohner zuvor bereits an einer ähnlichen, aber nicht so schwerwiegenden Symptomatik erkrankt sind. Damit kommen sowohl infektiöse als auch toxische Ursachen in Frage, was Konsequenzen hinsichtlich einer etwaigen Meldung an das zuständige Gesundheitsamt (gemäß den Erfordernissen des Infektionsschutzgesetzes - IfSG) hätte.

Gibt es Fragenbereiche, die Sie noch nicht (ausreichend) berücksichtigt haben?

Mit hoher Wahrscheinlichkeit kann von einer akuten Gastroenteritis ausgegangen werden. Allerdings dürfen zu diesem Zeitpunkt weder Ursachen für eine chronische bzw. chronisch-rezidivierende noch für eine funktionelle (s. Infobox 7.2) Symptomatik aus den Augen verloren werden.

Zu den organischen Störungen mit chronischem Verlauf zählen:
- chronisch-entzündliche Darmerkrankungen (M. Crohn und Colitis ulcerosa; s. Fall 8 chronisch-entzündliche Darmerkrankungen)
- Laktasemangel-Syndrom
- chronischer Laxanzienabusus
- Stoffwechselkrankheiten (Schilddrüsenüberfunktion)
- Glutenallergie (Zöliakie)
- Durchblutungsstörungen im Verdauungstrakt
- paradoxe Diarrhö bei stenosierenden Tumorerkrankungen des Darms (z.B. Kolon-/Rektumkarzinom)
- Darmtuberkulose (sehr selten)
- übermäßiger Genuss zuckerfreier Bonbons oder Kaugummis, die den Zuckeraustauschstoff Sorbitol enthalten
- Konsum großer Mengen von Alkohol, Kaffee oder Süßigkeiten
- Medikamenteneinnahme (Antibiotika, Colchizin, Chinidin u. a.)
- Störung der Aufnahme von Nahrungsbestandteilen aus dem Darmlumen
- Störung der Enzym- und/oder Gallensekretion im Darm.

Der nächste Schritt auf dem Weg zur Diagnosesicherung und zur Einschätzung des Schweregrades der Hauptverdachtsdiagnose einer akuten Gastroenteritis besteht in der Fortführung der körperlichen Untersuchung. Entscheidend sind hier vor allem die ausführliche Untersuchung des Abdomens und die rektale Untersuchung mit Stuhlgang-Visite.

7.3 Körperliche Untersuchung (Teil II)

besonders achten auf	mögliche Befunde/Hinweise	Befunde des Patienten
Auskultation des Abdomens	Quantifizierung der Darmaktivität; Hinweise auf einen mechanischen oder paralytischen Ileus.	Ausgesprochen lebhafte Darmgeräusche in allen vier Quadranten, leicht hochgestellte Darmgeräusche (hohe Tonfrequenzen) einhergehend mit glucksenden und gurgelnden Tönen, die auf eine vermehrte Flüssigkeitsfüllung und eine vermehrte Propulsion des Darminhaltes hindeuten.
Palpation des Abdomens: Druckschmerz und/oder Resistenzlokalisation	Lokalisation (Punctum maximum) der Druckschmerzen, Suche nach Resistenzen (Tumor).	Druckschmerz über allen vier Quadranten auslösbar, kein Loslassschmerz (Peritonitiszeichen), keine Resistenzen tastbar.
Perkussion des Abdomens	Hinweis auf Peritonitis (Auslösung eines Erschütterungsreizes des Bauchfelles); Hinweis auf übermäßige Füllung des Darmes mit Darmgas.	Keine Schmerzauslösung; geringgradiger Meteorismus (vermehrte Darmgasansammlung im Magen-Darm-Trakt).

7.3 Körperliche Untersuchung (Teil II)

besonders achten auf	mögliche Befunde/Hinweise	Befunde des Patienten
Suche nach für CED typischen extraintestinalen Symptomen	Augenveränderungen (typisch für M. Crohn): ■ Episkleritis, Iritis, Uveitis, Keratitis, Konjunktivitis. Gelenkveränderungen (typisch für M. Crohn): ■ Arthritiden; speziell ankylosierende Spondylitiden, Sakroileitis. Hautveränderungen (typisch für M. Crohn): ■ Erythema nodosum, Pyoderma gangraenosum.	Keine Veränderungen an den Augen, Gelenken oder der Haut erkennbar.
perianale Inspektion	Hinweise auf Fisteln oder Abszesse wie sie in typischer Weise beim M. Crohn auftreten	Kein Hinweis auf Fisteln und Abszesse.
rektal-digitale Untersuchung	Hinweis auf Rektum- und/oder Prostatakarzinom; Bestimmung des Sphinktertonus.	Unauffälliger Befund: kein Tumor tastbar, normaler Sphinktertonus.
Stuhlanalyse am Untersuchungshandschuh (Fingerling)	Beschau von in der Rektumampulle befindlichem Stuhl und ggf. auch Stuhlbeimengungen.	Rektumampulle vollkommen leer (dementsprechend ist zu diesem Zeitpunkt keine Stuhlanalyse möglich).
Stuhlgang-Visite (Ärztliche Begutachtung des Stuhls)	Suche nach Stuhlauffälligkeiten, Stuhlauflagerungen: ■ Konsistenz: breiig, wässrig, schaumig, geformt, schleimig, fettig. ■ Menge/Volumen der Ausscheidung: große Stuhlmengen typisch bei Dünndarm- oder Pankreaserkrankungen; kleine Stuhlmengen/ hohe Stuhlfrequenz typisch für Erkrankungen des distalen Kolons bzw. Rektosigmoids. ■ Auflagerungen: Blut, Eiter, Schleim, Unverdautes. Dünndarmerkrankung: wässrige, schaumige, hellfarbene Stühle ohne sichtbare Blutauflagerungen, gelegentlich vermengt mit unverdauten Speiseresten. Dickdarmerkrankung: häufiger Stuhldrang mit kleinen Stuhlvolumina, Schleim- und Blutauflagerungen, dunkelfarben. Exokrine Pankreasinsuffizienz, Sprue-Syndrom: fettglänzende, voluminöse, übelriechende Stühle.	Wässriger, wenig breiiger (brauner) Stuhl; Auflagerungen auf dem Stuhl (Blut, Eiter, Schleim, Unverdautes) sind nicht dabei, keine erkennbare Fettbeimengung.

besonders achten auf	mögliche Befunde/Hinweise	Befunde des Patienten
Stuhlgang-Protokoll (ab sofort prospektiv und so weit möglich auch retrospektive Aufzeichnung aller Stuhlgänge seit Krankheitsbeginn mit Angabe zum jeweiligen Zeitpunkt des Stuhlganges)	Rückschlüsse aus Frequenz, Volumen und Konsistenz des Stuhlganges auf Schweregrad und Verlauf/ therapeutische Beeinflussbarkeit der Diarrhö; zusätzlich Quantifizierung evtl. begleitender Abdominalschmerzen.	Innerhalb von 24 Stunden 9-maliges Absetzen von kleinvolumigen vorwiegend wässrigen, wenig breiigen Stühlen; kontinuierlich anhaltende Druckschmerzen über dem gesamten Abdomen.

Bewerten Sie die erhobenen Befunde in der Zusammenschau mit der Anamnese! Welche weitere Diagnostik veranlassen Sie und warum?

Die Anamnese und die Ergebnisse der körperlichen Untersuchung sprechen sehr für eine akute Gastroenteritis, die mit schwerwiegenden Komplikationen (Kreislaufinsuffizienz, V. a. prärenales Nierenversagen) einhergeht.

Ziel der laborchemischen und apparativen Diagnostik ist diese Verdachtsdiagnose gezielt zu erhärten (oder eben mit negativen Ergebnissen entsprechend auszuschließen) und das weitere Vorgehen zu planen.

Laboruntersuchungen dienen zur Objektivierung der vermuteten Infektion sowie zur Prüfung sekundärer Organkomplikationen (z.B. Nierenfunktionsparameter; Prüfung auf gravierende Elektrolytverschiebungen). Die mikrobiologische Diagnostik aus Stuhlasservaten und aus Blutkulturen dient der gezielten Erregerdiagnostik. Wichtig sind jetzt v.a. auch bildgebende Verfahren, zunächst nicht-invasiv mit Ultraschall (geringere Patientenbelastung), im Anschluss ggf. eine radiologische Darstellung des Abdomens (Röntgen-Abdomen-Übersicht zum Ausschluss freier Luft und Prüfung der Darmgasverteilung).

7.4 Labor

Methode	Indikation und Sinn der Untersuchung	Ergebnisse des Patienten
Blutbild	Hinweis auf systemische Inflammation; Hinweis auf Hämokonzentration als Ausdruck einer höhergradigen Exsikkose.	Leukozyten 6.300/µl (↔) Hb 16,8 g/dl (↔) Thrombozyten 310.000/µl (↔) Hämatokrit 53% (↑↑↑)
Entzündungsparameter	Hinweis auf das Vorliegen entero-invasiver Pathogene (EIEC; Yersinien, Shigellen, Salmonellen, Listerien), die intestinale Epithelialzellen infizieren und dort effizient replizieren sowie nachfolgend vom Intestinum ausgehend systemisch disseminieren und Organe kolonisieren, was zu einer systemischen Inflammation führt.	BSG und CRP normwertig
Retentionsparameter	Hinweis auf ein prärenales Nierenversagen (akute prärenale Niereninsuffizienz infolge einer ausgeprägten Dehydratation).	Kreatinin 2,1 mg/dl (↑↑↑), Harnstoff 135 mg/dl (↑↑)

Methode	Indikation und Sinn der Untersuchung	Ergebnisse des Patienten
Elektrolyte im Serum	Hinweis auf Diarrhö-bedingte Elektrolytverluste, die rasch ausgeglichen werden müssen.	Natrium 131 mmol/l (↓), Kalium 2,6 mmol/l (↓↓↓)
Laborchemische Stuhluntersuchung	Steatorrhö (vermehrte Fettausscheidung mit dem Stuhl, sog. „Salbenstuhl") bei exokriner Pankreasinsuffizienz infolge Maldigestion durch Lipasemangel. Bestimmung von Stuhlgewicht, Fettgehalt, ggf. Stuhl-Pankreaselastase.	Klinisch kein Anhalt für Steatorrhö, entsprechend ist zu diesem Zeitpunkt keine derartige Diagnostik indiziert.
mikrobiologische/virologische und immunpathologische Stuhldiagnostik: Erregernachweis aus frisch abgesetztem Stuhl (PCR, ELISA, Kultur, Mikroskopie, etc.)	Die Entscheidung für/gegen eine Erregerdiagnostik (Kosten!) muss abhängig gemacht werden von ■ Anamnese (Reiseanamnese, Immunsuppression, epidemisches Auftreten von Gastroenteritiden, Infektionsschutzgesetz (IfSG), Tätigkeit im Nahrungsmittelgewerbe), ■ Ergebnissen der körperlichen Untersuchung und ■ Verlauf und Schweregrad der Erkrankung. Bei entsprechender Indikationsstellung **frühzeitig** zu **verschiedenen Zeiten** mindestens 3 Stuhlproben einsenden (erhöhte Trefferquote bei Mehrfachbestimmungen; ab dem 3. Krankheitstag deutlich sinkende Rate Erreger-positiver Stuhlproben)! Nachweis von **Bakterien**, **Parasiten** bzw. **Viren** im „frischen" Stuhl (Proben sobald wie möglich direkt einsenden und bis dahin im Kühlschrank kühlen; **Ausnahme** Untersuchung auf Lamblien/Amöben: Stuhlprobe per speziellem Wärmetransport (37°C) direkt ins Labor.	Positiver Nachweis von Norwalk-Virus im Stuhl durch RT-PCR-Test und Antigen-ELISA-Test; Stuhlkulturen auf enteropathogene Bakterien negativ.
mikroskopische Stuhluntersuchung	Hinweise auf das Vorliegen einer enteroinvasiven Gastroenteritis: Nachweis von Leukozyten/Erythrozyten in frischen Stuhlproben; Nachweis von Laktoferrin, das in polymorphkernigen Leukozyten enthalten ist und bei deren Aktivierung durch entzündliche Prozesse freigesetzt wird.	kein Erregernachweis
Blutkulturen	Hinweise auf septischen Verlauf bzw. auf metastatische Erreger-Absiedlungen	Aufgrund der aktuell lediglich subfebrilen Temperaturen wurden zunächst keine Blutkulturen angelegt.

Methode	Indikation und Sinn der Untersuchung	Ergebnisse des Patienten
serologische Untersuchungen	Indikationsstellung nahezu ausschließlich bei chronischer Diarrhö (beachte: bei streng lokalen Infektionen ist nur in Ausnahmefällen mit einer positiven serologischen Reaktion zu rechnen): ■ Gliadin-/Endomysium-Serologie (zusätzlich zur Entnahme einer Gewebeprobe des Dünndarms) bei Verdacht auf Sprue ■ Lues-Serologie ■ Antikörper gegen HIV (Suchtest) ■ Antinukleäre Antikörper (Vaskulitis, autoimmune Enteropathie) ■ (Auto-)Antikörper gegen charakteristische Strukturen neutrophiler Granulozyten (als perinukleäre antineutrophile zytoplasmatische Antikörper (p-ANCA) gegen Myeloperoxidase); bei Colitis ulcerosa zur Differenzierung gegenüber M. Crohn.	Serologische Untersuchungen wurden im vorliegenden Fall nicht durchgeführt.

7.5 Vorstellung beim Oberarzt und weitere Planung

Sie haben sich Ihr Bild und Ihren Plan gemacht; jetzt rufen Sie Ihren Oberarzt, um das weitere Vorgehen abzusprechen. Was berichten Sie? Beachten Sie, dass es auf eine möglichst kompakte, aber dennoch umfassende Information ankommt.

68-jähriger Patient mit den Zeichen einer hochgradigen akuten Gastoenteritis mit ausgeprägter Exsikkose, aktuell subfebriler Temperatur und Verdacht auf prärenales Nierenversagen. Einweisung vom Hausarzt zur Stabilisierung und zur weiteren diagnostischen Abklärung.

Klinisch positiver Schock-Index (RR systolisch 95 mmHg, HF 120/min), entsprechend sofortige Einleitung einer hochvolumigen Flüssigkeitszufuhr.

Anamnestisch kein Anhalt für chronische Diarrhö; der Patient lebt im Heim; dort gab es möglicherweise in den vergangenen Tagen Indexfälle; als Ursache kommen möglicherweise auch kontaminierte Lebensmittel in Frage.

Deutliche Druckschmerzen über dem gesamten Abdomen. Kein Peritonismus. Sehr lebhafte, leicht hochgestellte Darmgeräusche in allen vier Quadranten. Rektale Untersuchung unergiebig, da keinerlei Material am Fingerling; die nachfolgende Stuhlvisite zeigt kleinvolumigen vorwiegend wässrigen, wenig breiigen Stuhl ohne Auflagerungen, ohne Fettbeimengung.

Eine Blutentnahme für das Zentrallabor wurde bereits durchgeführt: Die Entzündungsparameter sind nicht erhöht; allerdings liegt eine ausgeprägte Hämokonzentration vor; die Nierenwerte sind deutlich erhöht, somit passend zu dem klinisch bereits vermuteten akuten prärenalen Nierenversagen; es liegt eine ausgeprägte Hypokaliämie vor, die bereits über intravenöse Kaliumsubstitution ausgeglichen wurde. Für die mikrobiologische und virologische Diagnostik wurde Stuhl asserviert und verschickt; Blutkulturen wurden bei zunächst lediglich subfebrilen Temperaturen nicht abgenommen.

Als nächster Schritt ist eine apparative Diagnostik mittels Abdomensonografie vorgesehen. Um im Verlauf ggf. eine Koloskopie durchführen zu können, bleibt der Patient nüchtern und wird für diese Untersuchung aufgeklärt.

7.6 Apparative Diagnostik

diagnostische Methode	Indikation und Sinn der Untersuchung	Ergebnisse des Patienten
Darmsonografie	Einfache, sehr aussagekräftige und kostengünstige Methode, die hervorragend zur Diagnostik und Verlaufskontrolle von Darmerkrankungen geeignet ist: Bei einer Entzündung der Darmwand nimmt die **Dicke der Darmwand** durch Hyperämie und Invasion von Entzündungszellen zu (auf > 5 mm); die sonst eng aneinander liegenden Darmschichten demarkieren sich und werden wie die Ringe von Schießscheiben (Kokarden) sichtbar. Neben der Bestimmung der Darmwanddicke sowie der **Länge entzündeter Darmabschnitte** können **Flüssigkeiten** oder **Eiteransammlungen** (Abszesse) sowie die Eigenbeweglichkeit des Darmes (**Peristaltik**) sichtbar gemacht werden. Bei Darmverschluss (Ileus) oder deutlicher Einschränkung der Darmtätigkeit (Subileus) zeigt sich eine **Erweiterung des Lumens von Darmschlingen** mit vermehrter **Flüssigkeitsansammlung**. Bei M. Crohn können **Fistelgänge** zwischen verschiedenen Organen auftreten, die sich im Ultraschall darstellen lassen.	Der Patient weist vor allem im Dünndarmbereich mehrere Kokarden auf; es sind langstreckig Verdickungen der Darmwand zu verfolgen; die Darmschlingen sind stark mit Flüssigkeit gefüllt, die Peristaltik ist ausgesprochen lebhaft; freie Flüssigkeit (Aszites) findet sich nicht; Hinweise auf einen Abdominaltumor/-abszess ergeben sich nicht; kein Nachweis von Fistelgängen.
Koloskopie	Bei Verdacht auf chronische Diarrhö systematische Biopsienentnahme (sog. **Stufenbiopsiegewinnung** unter Einschluss des terminalen Ileums: alle 10-20 cm jeweils 4 Proben); Probennahme insbesondere auch bei makroskopisch unauffälliger Mukosa und fehlendem Erregernachweis! **Blickdiagnose** der **pseudomembranösen Kolitis**: nach antibiotischer Vortherapie kommt es zur Verdrängung konventioneller Keime und Überwucherung mit dem Keim Clostridium difficile, dessen Toxin (Clostridium difficile Toxin) akute Entzündungen der Dickdarmschleimhaut hervorruft. Dabei entstehen noduläre oder diffuse Exsudate, die als gelbliche Plaques von 2–5 mm Größe (Pseudomembranen) imponieren; beim Abstreichen werden leicht Blutungen hervorgerufen (erhöhte Schleimhautvulnerabilität). Von großer Bedeutung ist auch der Ausschluss von Tumoren und Stenosen.	Auf eine Koloskopie wurde im vorliegenden Fall (keine vorausgegangene Antibiotikaeinnahme, keine chronische Diarrhö) verzichtet. Eine Koloskopie kann im Intervall (nach vollständiger Ausheilung der akuten Gastroenteritis) ambulant erfolgen (bislang wurde beim Patienten noch nie die ab dem 55. Lebensjahr empfohlene Vorsorge-Koloskopie durchgeführt).

7.7 Abschließende Bewertung und Diagnosestellung

Jetzt haben Sie alles, was Sie brauchen?! Stellen Sie die Diagnose und begründen Sie Ihre Entscheidung!

Die Verdachtsdiagnose hat sich bestätigt – der Patient hat eine akute Gastroenteritis. Das Kriterium einer chronischen Diarrhö (Dauer mehr als 4 Wochen) sowie einer chronisch-rezidivierenden Diarrhö ist nicht erfüllt, da sich aus der Anamnese nur wenige Vorepisoden mit kurzzeitiger Diarrhö ergeben, die ebenfalls als akute Gastroenteritiden gewertet werden können. Als Folgen der ausgeprägten Diarrhö entwickelten sich bei dem Patienten eine lebensbedrohliche Kreislaufinsuffizienz (positiver Schock-Index), ein akutes Nierenversagen, eine hochgradige Hypokaliämie sowie eine geringgradige Hyponatriämie.

Die Abklärung der Ursachen der hier vorliegenden Durchfallerkrankung ergab folgende Ergebnisse: Als Erreger konnte Norovirus identifiziert werden (positiver RT-PCR-Nachweis und positiver Antigen-ELISA-Test aus einer Stuhlprobe). Hinweise für andere Erreger (enteropathogene Bakterien, Parasiten, etc.) fanden sich nicht. Durch Noroviren übertragene Erkrankungen treten sehr häufig in Form von Ausbrüchen auf, wobei insbesondere Gemeinschaftseinrichtungen wie z.B. Senioren- und Pflegeheime betroffen sind. Da der Patient im Heim lebt und zwei Heimbewohnerinnen, mit denen er befreundet ist, ein paar Tage vorher ebenfalls an einer Gastroenteritis erkrankt waren, ist neben einer fäkal-oralen Übertragung auch eine Übertragung durch Aerosole denkbar. Nicht ausgeschlossen werden kann, dass die Übertragung eventuell durch eine kontaminierte Speise (z.B. Kartoffelsalat) erfolgte.

7.8 Therapeutisches Vorgehen

Welche grundsätzlichen Therapieansätze gibt es?

- **Symptomatische Therapie:** Die Therapie erfolgt symptomatisch durch Ausgleich des zum Teil erheblichen Flüssigkeits- und Elektrolytverlustes.
- **Kausale Therapie:** Antibiotische Therapie bei blutigen Durchfällen, schwerem Krankheitsverlauf, Fieber, bei Säuglingen und älteren Menschen möglichst gezielt nach Stuhldiagnostik, bei hochakutem Verlauf ungezielte Soforttherapie. Mittel der Wahl Ciprofloxacin (wirksam gegen Shigellen, Salmonellen und E. coli); alternativ Trimetoprim oder Cotrimoxazol.

In der Regel reicht eine ambulante Behandlung aus. Eine stationäre Behandlung kann erforderlich werden bei:

- Vorliegen einer lebensbedrohlichen Kreislaufinsuffizienz infolge massiver enteraler Flüssigkeitsverluste und ausgeprägter Elektrolytverschiebungen (ggf. Notwendigkeit einer vorübergehenden Monitorüberwachung bei ausgeprägter Hypokaliämie).
- Vorliegen eines akuten Nierenversagens (ggf. mit passagerer Dialysepflichtigkeit).

Welche Therapie kommt bei Ihrem Patienten in Frage?

Der Patient lebt im Heim und wird mit einer akuten Gastroenteritis und einem positiven Schock-Index stationär aufgenommen. Im Rahmen der Diagnostik wird im Stuhl das Norovirus nachgewiesen.

Zur Stabilisierung des Kreislaufes wird sofort eine Infusion mit 0,9% NaCl (initial 500 ml in 10–20 Minuten) verabreicht und der derangierte Elektrolythaushalt durch Substitution von Kalium ausgeglichen.

Bei einer viral induzierten Gastroenteritis kann nur symptomatisch und nicht kausal therapiert werden, da keine kausale antivirale Therapie zur Verfügung steht und eine antibakterielle Therapie bei einer akuten viralen Gastroenteritis nicht indiziert ist. Auch eine immunstimulierende Therapie mit allgemeinen Maßnahmen zur Stimulation und Verbesserung der immunologischen Abwehr ist bei akuten viralen Gastroenteritiden weder indiziert noch zielführend.

7.8 Therapeutisches Vorgehen

Wie geht es bei Ihrem Patienten weiter? Welche weiteren Maßnahmen müssen ggf. getroffen werden?

Der Patient wurde in der akuten Erkrankungsphase isoliert; gleichzeitig wurde Bettruhe verordnet. Die Symptome der akuten Gastroenteritis klangen nach 3 Tagen ab. Aufgrund einer konsequenten Flüssigkeits- und Elektrolytsubstitution stabilisierten sich die Kreislaufsituation sowie die Nierenfunktion und der Patient konnte in gutem Allgemeinzustand entlassen werden. Allerdings ist zu beachten, dass der Patient auch nach Abklingen der Symptomatik noch 48 Stunden infektiös ist und das Virus bis zu 14 Tagen mit dem Stuhl ausgeschieden werden kann. Deshalb müssen entsprechende Hygieneregeln (regelmäßiges Händewaschen, viruswirksame Desinfektionsmittel, evtl. Mund-Nasen-Schutz, s. auch Infobox 7.1) auch nach der Rekonvaleszenz des Patienten weiterhin beachtet werden.

Der Laborarzt bzw. der behandelnde Arzt muss die Infektion mit Norovirus melden, da zwei weitere Heimbesucher anamnestisch ein paar Tage zuvor evtl. auch eine durch Norovirus verursachte Gastroenteritis durchgemacht haben.

Infobox 7.1

Hygiene- und Vorsichtsmaßnahmen bei Norovirus Infektion

- **Hygienemaßnahmen:** Von grundsätzlicher Bedeutung ist die strenge Einhaltung der allgemeinen Hygieneregeln, insbesondere der Händehygiene in Gemeinschaftseinrichtungen und Küchen. Zur Vermeidung einer Übertragung durch kontaminierte Speisen sollten insbesondere Gerichte mit Fisch und Meeresfrüchten gut durchgegart sein.
- **Maßnahmen für Patienten und Kontaktpersonen:** Erkrankte Personen sollten in der akuten Erkrankungsphase Bettruhe einhalten und isoliert werden. Zur Vermeidung einer fäkal-oralen Übertragung ist die konsequente Anwendung von Hygienemaßnahmen (zuallererst Isolation der erkrankten Personen, ggf. Gruppenisolierung bzw. Kohortenpflege, Tragen von Handschuhen und Schutzkitteln, intensivierte Händehygiene unter Einsatz viruswirksamer Desinfektionsmittel für Hände, patientennahe Flächen, Sanitärbereich) erforderlich. Zur Desinfektion sind nur Präparate mit nachgewiesener Viruswirksamkeit (gegen unbehüllte Viren) geeignet.
- **Ansteckungsfähigkeit:** Eine Ansteckungsfähigkeit kann bereits vor Auftreten gastrointestinaler Beschwerden bestehen. Bei Kontakt mit Erbrochenem bzw. der Pflege der entsprechenden akut erkrankten Patienten ist das Tragen eines Mund-Nasen-Schutzes zur Vermeidung der Inhalation von Tröpfchen sinnvoll. Personen, die evtl. Kontakt mit Stuhl bzw. Erbrochenem eines Erkrankten hatten, sollen für die Dauer der Inkubationszeit und die folgenden 2 Wochen eine besonders gründliche Händehygiene betreiben (gründliches Händewaschen nach jedem Toilettengang und vor der Zubereitung von Speisen, Abtrocknen mit Einmal-Papierhandtüchern, anschließende Desinfektion mit viruswirksamem (alkoholischem) Händedesinfektionsmittel). Eine Virusausscheidung kann auch nach Sistieren der Durchfälle erfolgen, sodass die persönlichen (Hände-)Hygienemaßnahmen noch für mindestens zwei weitere Wochen fortgeführt werden sollten.
- **Bei Ausbrüchen:** Ausbrüche von Gastroenteritiden erfordern sofortige Maßnahmen zur ätiologischen Klärung. Bei klinischem Verdacht auf Infektionen durch Noroviren ist die gezielte Diagnostik parallel zu den anderen üblichen Untersuchungen durchzuführen. Es sollten Stuhlproben von 5 typisch Erkrankten eingesendet werden. Kommen als Ursache kontaminiertes Essen oder Getränke in Frage, müssen umgehend Maßnahmen eingeleitet werden, um das Wirken dieser Quelle auszuschalten. Insbesondere müssen in Gemeinschaftseinrichtungen wie Krankenhäusern und Altenheimen umgehend hygienische und organisatorische Maßnahmen getroffen werden, um die weitere Ausbreitung einzudämmen. So sollten Patienten-, Perso-

Infobox 7.1

nal- und Besucherbewegungen innerhalb der Stationen möglichst eingeschränkt werden, um die Ausbreitung zwischen einzelnen Stationen und Bereichen der Einrichtung weitgehend zu minimieren.
- **Regelungen für erkranktes Personal von Gemeinschaftseinrichtungen/Krankenhäusern:** Erkranktes Personal sollte auch bei geringen gastrointestinalen Beschwerden von der Arbeit freigestellt werden und erst frühestens 2 Tage nach Ende der klinischen Symptomatik die Arbeit wieder aufnehmen.
- **Meldepflicht:** Für Leiter von Laboratorien ist nach § 7 IfSG der direkte Nachweis von Norovirus aus dem Stuhl meldepflichtig. Für Ärzte sind nach § 6 IfSG Krankheitsverdacht und Erkrankung an einer akuten infektiösen Gastroenteritis meldepflichtig, wenn die erkrankte Person eine Tätigkeit im Sinne des § 42 ausübt (Tätigkeits- und Beschäftigungsverbot beim Herstellen, Behandeln oder Inverkehrbringen von Lebensmitteln sowie in Küchen von Gaststätten und sonstigen Einrichtungen mit oder zur Gemeinschaftsverpflegung) oder wenn zwei oder mehr gleichartige Erkrankungen auftreten, bei denen ein epidemiologischer Zusammenhang wahrscheinlich ist oder vermutet wird.

Steckbrief

Akute Gastroenteritis

Englische Bezeichnung: acute gastroenteritis

Definition
Eine Diarrhö liegt vor bei mehr als 3 Entleerungen pro Tag eines zu flüssigen Stuhls (sehr weich, ungeformt: breiig oder wässrig). Das Stuhlgewicht pro Tag muss bei über 200 Gramm liegen. Eine Diarrhö ist ein Symptom und keine eigenständige Krankheit. Akute Diarrhoen haben eine Dauer von bis zu 14 Tagen. Eine akute Gastroenteritis definiert sich über Symptome wie Übelkeit, Erbrechen, Diarrhö, ggf. auch Fieber und Kopfschmerzen.

Ätiologie
Sowohl **infektiöse** als auch **nicht-infektiöse** Ursachen können für eine akute Gastroenteritis verantwortlich sein.
Infektionen können durch **enteropathogene Bakterien**, **Viren** (Anteil bis zu 40%, vorwiegend Kinder und alte Menschen betreffend) und **Parasiten** verursacht werden.
Zu den **nicht-infektiösen** Ursachen zählen:
- Medikamente (v.a. Antibiotika!),
- Lebensmittelvergiftung durch bakterielle Toxine, ohne dass zum Beginn der Symptomatik noch replikationsfähige Erreger vorhanden sind,
- Nahrungsmittelallergien,
- primäre gastrointestinale Erkrankungen wie z.B. CED,
- Hyperthyreose,
- Karzinoidsyndrom.

Erreger der infektiösen Gastroenteritis	
Viren	Noroviren, Rotaviren, Adenoviren, Caliciviren, Coronaviren, Herpes-simplex-Virus, Zytomegalie-Virus, Astroviren
Bakterien und Bakterientoxine	Shigella spp. Salmonella spp., E. coli (ETEC, EHEC, EPEC, EIEC, EAggEC), Campylobacter spp., Yersinia spp., Clostridien (Toxin): C. difficile, C. perfringens, Staphylococcus aureus (Toxin), Bacillus cereus (Toxin), Vibrio spp., Chlamydia spp., Treponema pallidum, N. gonorrhoeae, Aeromonas spp., Plesiomonas shigelloides
Parasiten	Gardia lamblia, Cryptosporidium parvum, Entamoeba histolyticum, Cyclospora spp.

Steckbrief

Risikofaktoren
Wesentliche Risikofaktoren sind unsachgemäß gehandhabte Nahrungsmittel, fäkal kontaminierte Nahrung und Wasser, unzureichende Hygienemaßnahmen (unterlassenes Händewaschen mit Seife, unterlassenes Tragen von Schutzhandschuhen und Schutzkleidung), Gemeinschaftseinrichtungen aller Art.

Pathophysiologie
Die Vielgestaltigkeit der Ätiologie akuter Gastroenteritiden bildet sich ab in einer Vielzahl an pathophysiologischen Veränderungen: Infektiöse Erreger, die zur Gruppe der **enteroinvasiven Pathogene** gehören wie z.B. Salmonellen, Shigellen, Listerien, EIEC (= enteroinvasive E. coli), Yersinien adhärieren an der Darmwand, dringen in diese ein (Invasion) und gelangen von dort aus in das submukosal gelegene Lymphsystem, von wo aus sie systemisch streuen und systemische Entzündungen auslösen können. Diese Erreger können ihre Internalisierung auch in normalerweise nicht-phagozytierende Zellen wie Enterozyten induzieren. **Enterotoxine**, die im Rahmen einer Lebensmittelintoxikation in den Magen-Darm-Trakt gelangen, induzieren die intestinale Sekretion von Wasser, Elektrolyten und anderen Stoffen. Weiterhin kann es zu einer Abflachung oder Atrophie der intestinalen Mukosa kommen, aus der sich z.B. eine transiente Malabsorption (z.B. für Fette und D-Xylose) ergeben kann.

Klinik
Die Klinik akuter Gastroenteritiden gestaltet sich nach deren Ätiologie. Nach unterschiedlich langen Inkubationszeiten (meist bis 72 Stunden) können die ersten Symptome langsam oder aber auch abrupt eintreten. Dazu zählen abdominelle Krämpfe, Übelkeit, Erbrechen, Diarrhö (ggf. mit Blut und Schleimbei-

klinische Klassifikation der Gastroenteritiden

Diarrhö-Typ	nicht entzündlicher-invasiver Typ	entzündlich-invasiver Typ (**Dysenterie**)	Sonderform des entzündlich-invasiven Typs (**Hämorrhagische Kolitis**)	protrahierter Verlauf, meist nicht-invasiver Typ	Sonderform des nicht-invasiven Typs (**Cholera-Typ**)
typische klinische Symptomatik	■ **wässrige Stühle** (ggf. > 1l/Tag) ■ kein Fieber ■ keine Bauchkrämpfe	■ häufige kleinvolumige Stühle ■ **Schleim- und Blutbeimengung** ■ **Tenesmen**, starke Bauchschmerzen ■ **Fieber**	■ massive Blutbeimengung ■ evtl. weitere hämorrhagische Symptome	■ Dauer > 14 Tage ■ meist keine systemischen Symptome	■ häufige Stühle 20–30/d (schwere Verlaufsform) ■ großvolumige Stühle ■ sog. „**Reiswasser-Stühle**" (dünnflüssig, mit Schleimflocken durchsetzt)
Haupterreger	■ Rotaviren ■ ETEC, EPEC ■ Cryptosporidium parvum ■ Campylobacter spp.	■ EIEC ■ C. jejuni ■ Shigella spp. ■ Entamoeba histolytica (Reisende)	■ EHEC ■ C. difficile	■ EPEC ■ Gardia lamblia	■ Vibrio cholerae (O1, O139, auch non-O1) ■ ETEC
Prozentualer Anteil des Diarrhö-Typs	90%	5–10%	<1%	3–4%	< 1% (in Endemiegebieten höher)

Steckbrief

mengungen). Zu den systemischen Beschwerden zählen generalisierte Myalgien, Abgeschlagenheit und Kopfschmerzen. Fieber und peritoneale Zeichen können Anhaltspunkte für eine Infektion mit **invasiven Enteropathogenen** darstellen. Bei ausgeprägter Exsikkose drohen Kreislaufinsuffizienz und ein prärenales Nierenversagen.

> **Merke** Hinweise auf eine entero-invasive Diarrhö können sein: Blut- oder Schleimspuren, geringeres Stuhlvolumen und festere Konsistenz als bei nicht-invasiver Diarrhö, mikroskopischer Nachweis von Leukozyten und Erythrozyten in frischen Stuhlproben sowie Nachweis von Laktoferrin in polymorphkernigen Leukozyten.

Diagnostik

Da die überwiegende Anzahl an akuten Gastroenteritiden selbstlimitierend verläuft, ist in der Regel keine spezifische Diagnostik erforderlich. Ausnahmen von dieser Regel sind: immundefiziente (HIV)/ immunsupprimierte Patienten (nach Transplantation, unter Chemotherapie), Patienten mit Komorbiditäten und entsprechend erhöhter Risikokonstellation, Patienten mit zugrunde liegenden chronisch-entzündlichen Darmerkrankungen (Superinfektionen), in den Bereichen Nahrungsmittelgewerbe und Gemeinschaftseinrichtungen tätige Patienten.

Ohne Erregerdiagnostik ist eine Eingrenzung des potenziellen Erregers allein aufgrund der klinischen Symptomatik (Menge und Konsistenz der Diarrhö, Blutbeimengung, Fieber) nur beschränkt möglich. Großvolumige wässrige Stühle, diffuse Schmerzen im Mittelbauch und eine Tendenz zur Dehydratation sprechen für eine Infektion vorwiegend des Dünndarms (häufig mit einem Enterotoxin-produzierenden Erreger). Tenesmen (schmerzhaft-spastischer Stuhldrang bei Schließmuskelkrämpfen im Rahmen einer ampullären Mastdarmaffektion), Unterbauchschmerzen, Stühle mit Blut- oder Schleimbeimengung sind für eine Kolitis (Infektion des Dickdarms) typisch.

Eine weiterführende klinisch-chemische, mikrobiologische oder apparative Diagnostik ist unter folgenden Konstellationen angezeigt:

- Durchfälle nach Tropenaufenthalt, insbesondere bei Hinweis auf eine entero-invasive Infektion (Suche nach Parasiten im Stuhl, Nachweis oder Ausschluss einer Amöbiasis);
- blutige Diarrhöen bzw. Hinweis auf eine Kolitis nach Antibiotika-Therapie (Bestimmung von Clostridium difficile Toxin im Stuhl);
- lokale Epidemien nach Genuss suspekter Nahrungsmittel (Stuhlkultur auf Salmonellen);
- Gastroenteritiden mit schwerem und protrahiertem Verlauf, Hinweis auf entero-invasive Infektion (Stuhlkultur auf Salmonellen, Shigellen, Campylobacter);
- Hinweise auf einen septischen Verlauf bzw. Verdacht auf metastatische Absiedlungen (Blutkultur).

Differenzialdiagnosen

- Akutes Abdomen
- Abgrenzung zu chronischer oder chronisch-rezidivierend auftretender Diarrhö.
- Infektiöse Diarrhö: Diarrhö nach potenziell verdorbener Nahrung (inadäquat behandelte Tiefkühlkost, nicht abgekochtes Wasser, nicht gewaschenes Gemüse, etc.) spricht für eine infektiöse Diarrhö. Darmkrämpfe vor und während des Stuhlgangs kommen bei Entzündungen oder Stenosen vor.
- Organische Formen der chronischen Diarrhö (chronisch entzündliche Darmerkrankungen [M. Crohn, Colitis ulcerosa]).
- Paradoxe Diarrhö (bei stenosierenden Tumorerkrankungen des Darms), Darmkrämpfe vor und während des Stuhlgangs kommen bei Entzündungen oder Stenosen vor.
- Durchblutungsstörungen im Verdauungstrakt (mesenteriale Ischämie).
- Darmtuberkulose.
- Laktasemangel-Syndrom (Kuhmilch-Unverträglichkeit)
- Durchfälle nach bestimmten Nahrungsmitteln kommen bei Nahrungsmittelallergien vor.
- Chronischer Laxanzienabusus.
- Osmotische Diarrhö (übermäßiger Genuss zuckerfreier Bonbons/Kaugummis, die den Zuckeraustauschstoff Sorbitol enthalten); Sistieren der Durchfälle unter Nahrungskarenz spricht für eine rein osmotische Diarrhö; übelriechende Stühle sprechen für eine mangelhafte Eiweißverdauung und eine osmotische Diarrhö.
- Sekretorische Diarrhö: persistierende Durchfälle unter Nahrungskarenz sprechen für eine sekretorische Komponente.

Steckbrief

- Funktionelle Formen der chronischen Diarrhö (Reizdarmsydrom/Colon irritabile): Diarrhoe aus dem Schlaf heraus spricht gegen eine funktionelle Ursache.
- Im Rahmen einer Hyperthyreose: Durchfälle zusammen mit Zittrigkeit können auf eine Hyperthyreose hindeuten.

Therapie
Bei uns verlaufen akute Gastroenteritiden bei ansonsten gesunden Erwachsenen (ohne Risikoanamnese und ohne Komplikationen) in den allermeisten Fällen unkompliziert und bedürfen **meist keiner ärztlichen Behandlung**. Eine supportive oder gar spezifische Therapie kann meist unterbleiben. Die Erkrankung verläuft selbstlimitierend.

Symptomatische Therapie
Orale Rehydratation, Ausgleich des Elektrolytverlustes (s. auch WHO-Lösung) und Anpassung der Diät. Sofern die Patienten nicht ausreichend Flüssigkeit auf oralem Weg zu sich nehmen können oder wollen, ist eine stationäre Einweisung zur parenteralen Substitution erforderlich.

WHO-Lösung
Die "WHO (Weltgesundheits-Organisation)-Lösung" beruht auf der gleichzeitigen Verabreichung von Natrium und Glukose bei zusätzlicher Substitution von Kalium und Bikarbonat (oder Zitrat) und sollte in erster Linie auf oralem Weg erfolgen. Die orale Hydratation macht sich zunutze, dass eine glukosehaltige Lösung **gleichzeitig** die Resorption von Natrium und Wasser auf einem Weg stimuliert, der durch Enterotoxine nicht gehemmt wird. Wegen ihres zu hohen Glukose- und zu geringen Natriumgehaltes (suboptimales Mischungsverhältnis) sind Getränke wie Cola oder Fruchtsäfte zur Flüssigkeits- und Elektrolytsubstitution in kritischen Fällen nicht geeignet.
Die WHO empfiehlt als Zutaten auf 1 Liter Wasser (mit dieser Mixtur werden Elektrolythaushalt und Flüssigkeitsbedarf am besten wiederhergestellt):
- 4 Teelöffel (gestrichen) Zucker (20 g Glukose)
- 3/4 Teelöffel Kochsalz (3,5 g NaCl)
- 1 Teelöffel Bikarbonat/Soda (2,5 g $NaHCO_3$)
- 1 Becher Orangensaft (1,5 g KCl).

> **Merke:** Bei akuter Diarrhö ist eine ausreichende Volumen- und Elektrolytsubstitution die wichtigste und eventuell lebensrettende Maßnahme! V.a. Säuglinge und Kleinkinder sind sehr schnell durch Dehydratation gefährdet.

Kausale Therapie
- **Antibiotikatherapie**
  Antibiotika sollten nicht bei leichten infektiösen Durchfallerkrankungen eingesetzt werden, da diese in aller Regel selbstlimitierend verlaufen. Bei schweren Infektionen mit Dysenterie (entzündliche Erkrankung des Dickdarms), Verdacht auf systemische Infektion, bei hohem und protrahiertem Fieber und bei immunsupprimierten Personen ist eine Antibiotikatherapie dagegen ggf. sinnvoll und notwendig. Vor Beginn einer ungezielten (empirischen) Therapie muss unbedingt Material für eine Erregerisolierung (Stuhlkultur, bei hochfieberhaften Verläufen auch Blutkulturen) asserviert werden. Aufgrund des breiten Wirkspektrums sind Chinolone (z.B. Ciprofloxacin) bei den meisten bakteriellen Enteritiserregern Mittel der ersten Wahl, besonders wenn zunächst ungezielt behandelt werden muss. Die empirische Antibiose wird in der Regel über 3–5 Tage durchgeführt.

> **Merke:** Bei Verdacht auf EHEC ist eine antibakterielle Therapie nicht angezeigt, da diese die Bakterienausscheidung verlängern und zur Stimulierung der Toxinbildung führen kann. Bei Verdacht auf Clostridium difficile Infektion kann bevorzugt eine enterale Verabreichung des Antibiotikums erfolgen (Metronidazol 3 x 500 mg p.o. oder Vancomycin 4 x 125 mg p.o.)!

Besondere Überlegungen treffen für immunkomprimierte Patienten zu, die lebensbedrohliche Krankheitsbilder (ausgeprägte pseudomembranöse Colitis, toxisches Megakolon) aufweisen. Bei Verdacht z.B. auf eine Clostridium difficile Infektion wird eine kombinierte Therapie mit Vancomycin (oral oder über enterale Sonden) und Metronidazol (i.v.) empfohlen.

- **Motilitätshemmende Medikamente**
  Motilitätshemmende Medikamente (z.B. Loperamid) können bei leichteren Durchfallerkrankungen verordnet werden. Bei schwerer Diarrhö und vor allem bei Verdacht auf eine invasive Infektion sind sie

Steckbrief

kontraindiziert, da sie die Ausscheidung infektiöser Erreger verzögern.

Prognose

Aufgrund des in aller Regel selbstlimitierenden Verlaufes hat die akute Gastroenteritis bei adäquater symptomatischer Therapie eine sehr gute Prognose. Andererseits gehören die infektiösen Durchfallerkrankungen zu den fünf führenden Todesursachen weltweit und sind insbesondere für die weltweit sehr hohe Kindersterblichkeit (v.a. in den Entwicklungsländern weltweit jährlich 1 Million Todesfälle allein durch viral bedingte akute Gastroenteritiden) verantwortlich. Erhöhte Sterblichkeit auch bei immunkomprimitierten Patienten, Patienten mit Komorbiditäten sowie alten Patienten.

Infobox 7.2

Funktionelle Formen der chronischen Diarrhö

Definition

Häufig durch psychische Auslöser hervorgerufene Fehlsteuerung und Fehlfunktion des vegetativen Nervensystems, woraus Störungen der Darmmotorik resultieren, wodurch es zu überschneller Entleerung des Darmes und damit nicht zu ausreichender Eindickung des Verdauungsbreies kommt.

Zum Formenkreis der funktionellen Diarrhö gehört in erster Linie das **Reizdarmsyndrom** (Colon irritabile/Colon spasticum), bei dem es sich um einen sehr häufigen Beschwerdekomplex handelt, der z.B. durch Stress, Infektionen, Medikamente, etc. exazerbieren kann.

Typische Klinik

- Schleimige Stuhlentleerungen
- Blähungsgefühle
- intermittierende abdominelle Schmerzen (nach Absetzen des häufig dünnflüssigen Stuhlganges Besserung der Schmerzsymptomatik)
- Wechsel zwischen Obstipation (Verstopfung) und Diarrhö
- Gefühl einer unvollständigen Darmentleerung.

Da sich eine derartige Symptomatik bei vielen organischen Krankheiten findet, handelt es sich immer um eine **Ausschlussdiagnose** (Abwesenheit jeglicher biochemischer oder struktureller Normabweichungen)!

Therapie

Therapeutisch stehen im Vordergrund:
- Gesprächstherapie,
- zusätzlich ggf. Antidepressiva bzw.
- symptomorientierte medikamentöse Behandlungsversuche (z.B. Spasmolytika bei Schmerzen, Prokinetika, Quellmittel bei Obstipation).

Infobox 7.3

Pathophysiologische Aspekte der chronischen Diarrhö

Osmotische Diarrhö

Die osmotische Diarrhö **sistiert bei Nahrungskarenz** (Fasten/Fastentest). Die Natriumkonzentration im Stuhl ist gering (ca. 30 mval/l). Die osmotische Diarrhö entsteht durch **Übertritt osmotisch wirksamer Substanzen aus dem Dünndarm in den Dickdarm** z.B. magnesiumhaltige Magenschutz- oder Abführmittel, Polyäthylenglykol, Laktulose, Sorbit, Xylit, Acarbose (kompetitiver Alpha-Glukosidase-Hemmer), Disaccharide bei angeborenem oder erworbenem Disaccharidase-Mangel, mangelhaft zersetzte und daher nicht vollständig resorbierte Nahrungsbestandteile bei Pankreasinsuffizienz oder bakterieller Fehlbesiedelung des Dünndarms oder bei Dünndarmerkrankungen (Sprue, Morbus Whipple), beschleunigte Dünndarmpassage bei Hyperthyreose, Karzinoid, Gastrinom oder Kurzdarmsyndrom.

Sekretorische Diarrhö

Die sekretorische Diarrhö **sistiert nicht bei Nahrungskarenz**. Die Natriumkonzentration im Stuhl liegt mit etwa 100 mval/l sehr viel höher als bei der osmotischen Diarrhö.
Durch **fehlerhafte Sekretion oder Resorption von Elektrolyten** kommt es aus **osmotischen** Gründen zur vermehrten Bindung von Wasser im Darmlumen. Dieses Wasser wird gemeinsam mit den osmotisch wirksamen Stoffen ausgeschieden.
Ursachen für sekretorische Diarrhöen sind: darmreizende Laxantien (z.B. Anthrachinone, Bisacodyl, Oxyphenisatin, Senna, Aloe, Rhizinusöl), Toxine (z.B. Arsen, Pilzgifte, Koffein), Medikamente (z.B. Theophyllin, Chinidin, Colchicin, Thiazide, Furosemid, Prostaglandine wie Misoprostol), Bakterientoxine (z.B. von C. difficile, Staphylococcus aureus, Colistämmen, Yersinien, Campylobacter), Nahrungsmittelallergene, Gallensäuren (Gallensäure-*spill-over* in das Kolon, chologene Diarrhö); bei Gastrinom, Vipom, Karzinoid, villösem Adenom.
Fastentest (enterale Nahrungs- und Flüssigkeitskarenz unter begleitender parenteraler Flüssigkeitszufuhr): Erlaubt weniger die Stellung einer spezifischen Diagnose als die Eingrenzung der pathophysiologisch der Diarrhö zugrunde liegenden Ursachen. Eine unter Fasten auch an Tag zwei weiter persistierende Diarrhö stellt einen Indikator für eine sekretorische Diarrhö dar; ein komplettes Sistieren der Diarrhö unter Fasten zeigt an, dass die Ursache der Diarrhö mit der Nahrungsaufnahme verbunden ist z.B. durch nicht-absorbierbare Stoffe (Nahrungsmittel, Medikamente, etc.) oder durch nicht ausreichend absorbierte Fettsäuren oder Abführmittel bedingt wird, die eine osmotische/sekretorische Diarrhö unterhalten.

Malassimilatorische Diarrhö

Bei **Malabsorption** und **Maldigestion** (z.B. im Rahmen von Gallensäuremangel, Zöliakie, Pankreasinsuffizienz, Fruktose-Intoleranz und Kurzdarm) wirken die unverdauten Nahrungsbestandteile osmotisch und bewirken eine Verflüssigung des Stuhls. Charakteristisch für die malassimilatorische Diarrhö ist die geringe Menge an Elektrolyten bei hoher Osmolarität des Stuhls.

Ihr Alltag

Ein 63-jähriger Patient kommt zu Ihnen in die Notfallambulanz und berichtet über eine seit gestern Abend bestehende ausgeprägte wässrige Diarrhö (> 10 Portionen/Tag) mit gleichzeitig bestehenden starken beidseitigen Unterbauchschmerzen; gleichzeitig Übelkeit, Appetitlosigkeit, alle klinischen Zeichen einer ausgeprägten Exsikkose. Der Patient gibt an, vor wenigen Tagen eine schwere, hochfieberhafte Lungenentzündung mit ausgeprägter Dyspnoe gehabt zu haben; unter derzeitiger Kombinationsbehandlung mit Amoxicillin und Clindamycin zunächst deutliche Besserung des Befindens mit Entfieberung und Sistieren der Dyspnoe; jetzt überraschend neu oben aufgeführte Durchfall-Symptomatik.

In der klinischen Untersuchung Fieber um 38~°C, regelmäßiger Puls, dabei Tachykardie um 130/min, RR systolisch 100 mmHg, Pulmo frei, jedoch deutlicher Peritonismus, keine Darmgeräusche hörbar (als Zeichen eines paralytischen Ileus). Die Labordiagnostik liefert folgende Befunde: Hb 15,7 g/dl, Leukozyten 16.000/µl, Linksverschiebung im Differenzialblutbild (90% Neutrophilenanteil), Thrombozyten 695.000/µl, INR 1,0; PTT 34 sec, Kreatinin 1,7 mg/dl (Norm < 1,2 mg/dl), CRP 9,6 mg/dl.

Fragen

1. Wie lautet Ihre Verdachtsdiagnose?
2. Welche Diagnostik schlagen Sie vor, um die Diagnose zu sichern?
3. Handelt es sich aus Ihrer Sicht hier um einen Notfall mit dringlicher Handlungsindikation?
4. Was tun Sie jetzt bei gesicherter Diagnose?

Lösungen

1. Es wird die Verdachtsdiagnose einer schweren Antibiotika-assoziierten Kolitis gestellt, da der Patient aufgrund einer fieberhaften Pneumonie seit einigen Tagen mit Amoxicillin und Clindamycin behandelt wird.
2. Nach Kreislaufstabilisierung (Schock-Index von 1,4) durch Volumensubstitution sollte die Diagnose zügig im Rahmen einer Koloskopie gesichert werden. Hierbei zeigen sich charakteristische gelbliche Darmwand-Auflagerungen (Plaques) mit einem Durchmesser von 2-10 mm. Damit wird die Verdachtsdiagnose einer pseudomembranösen Kolitis bestätigt. Zusätzlich wird aus Stuhlproben der Nachweis von C. difficile Toxin erbracht.
3. Ja, es handelt sich um einen Notfall mit dringlicher Handlungsindikation.
4. Aufgrund der Schwere der Symptomatik wird eine antibiotische Therapie mit Metronidazol p.o. für eine Dauer von 7-14 Tagen eingeleitet. Innerhalb von drei Tagen kommt es zu einer nachhaltigen Besserung der Beschwerden, bis schließlich die Durchfälle komplett sistieren. Ein Kostaufbau wird eingeleitet. Der Patient wird mobilisiert und kann nach 10 Tagen wieder entlassen werden (mit der Maßgabe der sofortigen Wiedervorstellung bei evtl. neuerlicher Symptomatik: Rezidiv).

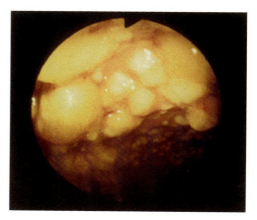

Abb. 7.1 Antibiotika-assoziierte Kolitis: charakteristische erhabene gelbliche Plaques.

Infobox 7.4

Clostridium difficile Infektionen

C. difficile führt zu einer der häufigsten nosokomialen Infektionen und weist insbesondere unter älteren Patienten eine hohe Morbidität und Mortalität auf. C. difficile kolonisiert in der Regel nur dann den Intestinaltrakt, wenn die normale Darmflora zuvor im Rahmen einer Antibiotikatherapie geschädigt wurde. C. difficile ist der Verursacher der Antibiotika-assoziierten Kolitis.

Antibiotika-Auslöser („*the big three*" in absteigender Reihenfolge):
1. Ampicillin/Amoxicillin
2. Clindamycin
3. Cephalosporin
4. jedes andere Antibiotikum.

Besonders der breite Einsatz von Clindamycin in den 1970er Jahren hat zur Häufung von C. difficile Infektionen geführt. Bis zu 20% der Krankenhauspatienten weisen eine Besiedlung des Dickdarms mit C. difficile auf. Die asymptomatische Besiedlung des Kolons mit C. difficile muss von einer symptomatischen Form unterschieden werden, da nur die symptomatischen Patienten von einer Therapie profitieren. Bei den symptomatischen Verlaufsformen kann das Krankheitsbild von einer leichten Durchfallerkrankung bis hin zu einer schweren pseudomembranösen Kolitis einschließlich einem sog. Toxischen Megakolon reichen.

Die Therapie der pseudomembranösen Kolitis besteht zuerst in symptomatischen Maßnahmen (Rehydrierung, Elektrolytersatz) und Beendigung der auslösenden antibiotischen Therapie, wenn irgend möglich. Das alleinige Absetzen der auslösenden Antibiose ist bei etwa 20% der symptomatischen Patienten ausreichend. Bei schweren Verlaufsformen werden Metronidazol und Vancomycin therapeutisch eingesetzt. Rezidive sind nicht selten (ca. 10–20%) und treten meist 2–10 Tage nach Therapieende auf und erfordern eine erneute antibiotische Therapie (mit Metronidazol oder Vancomycin). Wiederkehrende Rezidive können mit einer antimikrobiellen Intervalltherapie in Kombination mit Probiotika behandelt werden.

Fall 8

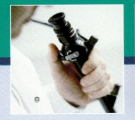 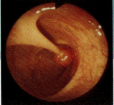 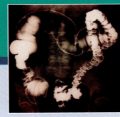

Ulrich M. Lauer

Fall 8

22-jährige Patientin mit Bauchschmerzen und Durchfällen - Stationäre Einweisung durch den Hausarzt

„Seit einem halben Jahr habe ich wiederholt krampfartige Bauchschmerzen und wässrige, teils blutige Durchfälle. Nachdem sich diese Beschwerden anfänglich besserten, sind sie nun richtig schlimm und unerträglich geworden und ich habe fast 10 kg an Gewicht verloren. Zusätzlich habe ich seit 3 Wochen eine offene Stelle am rechten Unterschenkel, die größer zu werden scheint. Die Bauchschmerzen sind im rechten und linken Unterbauch, in den letzten Wochen sind sie immer heftiger geworden."

An welche möglichen Ursachen der Beschwerden denken Sie? Beachten Sie dabei: Häufiges ist häufig, Seltenes ist selten!

Nach Ausschluss einer infektiösen Genese ist eine der häufigsten Ursachen dieses Beschwerdekomplexes die Manifestation einer **chronisch entzündlichen Darmerkrankung (CED)**. Man unterscheidet dabei zwischen **Morbus Crohn** und **Colitis ulcerosa**. In der Differenzialdiagnose sind andere Erkrankungen mit zu berücksichtigen, die ebenfalls zu einer chronischen Diarrhö führen können (z.B. Zöliakie/Sprue, Morbus Whipple, Hyperthyreose, exokrine Pankreasinsuffizienz, bakterielle Fehlbesiedelung des Dünndarms, mikroskopische Kolitis, neuroendokrine Tumoren).

8.1 Anamnese

Was würden Sie jetzt von der Patientin wissen wollen, welche Fragen stellen Sie ihr gezielt zusätzlich zu der normalen internistischen Anamnese?

Wie so oft sind auch hier Anamnese und körperliche Untersuchung der eigentliche Schlüssel zur Diagnosestellung. Die wichtigsten Fragen finden Sie unmittelbar im Anschluss, aber überlegen Sie zunächst einmal selbst!

Frage	Hintergrund der Frage	Antwort der Patientin
Haben Sie sich in letzter Zeit im Ausland aufgehalten?	Hinweise auf infektiöse Gastroenteritiden (häufigste Ursache von akuten Durchfallerkrankungen)	Nein, mein letzter Urlaub war vor 2 Jahren in der Toskana.
Nehmen Sie regelmäßig Medikamente ein?	Hinweis auf Laxantienabusus	Nein, außer der Pille, die ich seit 2 Jahren nehme, nehme ich nichts; allenfalls gelegentlich mal eine Kopfschmerztablette.

Frage	Hintergrund der Frage	Antwort der Patientin
Sind Sie in letzter Zeit mit Antibiotika behandelt worden?	Hinweise auf eine pseudomembranöse Antibiotika-assoziierte Kolitis	Nein, Antibiotika habe ich noch nie gebraucht.
Wann genau haben der Durchfall und die Bauchschmerzen begonnen?	Unterscheidung akut/chronisch ■ **Akute Infektionen:** meist aus völliger Gesundheit ■ **CED:** Bei genauerem Nachfragen Symptomatik meist seit Monaten; Leitsymptome: Abdominalschmerzen, Durchfälle > 3 Wochen	Wenn ich genau darüber nachdenke, trat der Durchfall wohl erstmals vor über einem dreiviertel Jahr auf. Anfangs dachte ich, die Bauchschmerzen und der Durchfall kommen vom Stress im Studium. Zunächst war das ja auch alles nicht so schlimm.
An exakt welchen Stellen im Bauch sind die Schmerzen und wie fühlen sich diese an?	Mögliche klinische Differenzierung der CED. **Morbus Crohn:** Vorkommen an jeder Stelle des Verdauungstraktes möglich, am häufigsten jedoch in der Ileocoecalregion, daher häufiger Lokalisation der Schmerzen im rechten Unterbauch. **Colitis ulcerosa:** Meist ist das distale Kolon und das Rektum betroffen, daher häufiger Schmerzen im linksseitigen Abdomen.	Die Bauchschmerzen sind überwiegend ziehend, teils aber auch krampfartig im gesamten Bauchraum. Am stärksten waren und sind die Schmerzen aber immer im rechten und linken Unterbauch.
Welche Veränderungen in Häufigkeit und Festigkeit beim Stuhlgang haben Sie bemerkt?	Abschätzung der Aktivität eines Morbus Crohn (s. Abb. 8.1). Anmerkung: Bei Colitis ulcerosa haben sich Aktivitätsindizes bisher nicht etabliert.	Vor 1 Jahr hatte ich in der Regel 1-mal/Tag Stuhlgang, der Stuhl war ganz normal geformt. Seit etwa 9 Monaten hat sich da etwas verändert. Ich muss nun seit Monaten 3–6 Mal/Tag auf die Toilette, die Konsistenz des Stuhls ist viel weicher und meist breiig.
Ist Schleim dabei oder gibt es Blutbeimengungen?	Blutig-schleimige Stühle: klassisches Symptom bei Colitis ulcerosa, aber auch bei Morbus Crohn bei Befall des Kolons. Daneben bei Colitis ulcerosa häufig vermehrter Stuhldrang, nächtliche Defäkation, Tenesmen (Schließmuskelkrämpfe v.a. bei ampullärer Mastdarmaffektion) und das Gefühl inkompletter Stuhlentleerung.	In den letzten 4 Wochen ist mein Stuhlgang sogar richtig wässrig-schleimig und mit Blutspuren! Ich renne bis zu 20-mal/Tag auf die Toilette und muss auch nachts regelmäßig aufstehen, das macht mich total fertig.
Haben Sie seit Beginn der Symptome Fieber oder erhöhte Temperaturen bemerkt?	Subfebrile Temperaturen kommen in Aktivitätsphasen sowohl bei Morbus Crohn als auch bei Colitis ulcerosa häufig vor. Hohes Fieber ist ungewöhnlich und muss immer an Komplikationen denken lassen, insbesondere an Fisteln und Abszesse bei Morbus Crohn.	Nein, Fieber habe ich nicht festgestellt. Weil ich mir allerdings nicht ganz sicher war, habe ich ab und an Fieber gemessen, dabei habe ich in den letzten 4 Wochen immer wieder Temperaturen um 37 °C gehabt, aber nie höher.

Frage	Hintergrund der Frage	Antwort der Patientin
Haben Sie außer der Stelle am Unterschenkel noch andere Hautveränderungen, Gelenkbeschwerden oder Augensymptome bemerkt?	Extraintestinale Manifestationen können bei Morbus Crohn (bei bis zu 25% der Betroffenen) und Colitis ulcerosa auftreten. Mitunter können sie wegweisend für die Diagnose sein. Häufig werden sie jedoch verkannt und fehlgedeutet. (s. Abb. 8.2)	Wieso, was hat das mit meinem Darm zu tun? Während der letzten 9 Monate hatte ich 2-mal eine Entzündung an den Augen, meine Augenärztin hat mir gesagt, das sei eine Episkleritis, eine Bindegewebeentzündung. Auf eine Lokaltherapie hin ist das dann wieder verschwunden. Ich selber dachte, dass das mit meinen Kontaktlinsen zusammenhängt.
Ist eine Darmerkrankung in Ihrer Familie bekannt?	Familiäre Häufung bei CED bei bis zu 10% der Patienten. Bis zu 50% der Patienten mit Morbus Crohn haben Mutationen des NOD2-Gens. (s. Infobox 8.1).	Nein, meine Eltern und meine Großeltern sind gesund. Ich habe noch eine jüngere Schwester, sie ist 20 Jahre alt und auch gesund.
Haben Sie Gewicht verloren? Wie groß sind Sie und wie viel wiegen Sie aktuell?	Es können Gewichtsverluste von bis zu 20% auftreten. Meist sind sie Folge der entzündlichen Aktivität in Verbindung mit Inappetenz und allgemeinem Krankheitsgefühl. Ein starker Gewichtsverlust spricht tendenziell gegen funktionelle Darmerkrankungen wie das Reizdarmsyndrom.	Insgesamt habe ich nun 10 kg verloren. Das meiste davon, etwa 7 kg, in den letzten 4 Wochen. Wenn ich weniger esse, habe ich zumindest das Gefühl, dass die Beschwerden nicht noch schlechter werden. Ich bin 170 cm groß und wiege jetzt 50 kg (BMI = 17,3; deutliches Untergewicht).
Haben Sie schon einmal so etwas wie Wunden um den Anus herum bemerkt?	Analfisteln bei Morbus Crohn als Erstsymptom der Erkrankung (bis zu 40% der Fälle)	Nein, da ist bei mir alles in Ordnung.
Rauchen Sie?	■ **Morbus Crohn:** Erhöhtes Krankheitsrisiko bei Rauchern (etwa 2-fach). Rauchen gilt als ungünstiger prognostischer Faktor, daher unbedingt Anstreben einer Nikotinentwöhnung. ■ **Colitis ulcerosa:** Manifestation häufig nach Raucherentwöhnung	Ja, seit ich 20 bin, rauche ich etwa 10–15 Zigaretten am Tag. Irgendwie glaube ich, dass ich das brauche.
Wurde bei Ihnen der Blinddarm entfernt?	Die Appendektomie gilt als Risikofaktor für die Entwicklung eines Morbus Crohn.	Ja, als Kind bin ich da operiert worden.
Was machen Sie beruflich?	In einzelnen Studien beschriebene **Risikofaktoren**: sitzende Tätigkeit, geringe körperliche Belastung, Schichtarbeit, künstliches Licht, höheres Einkommen. Die Ableitung einer Kausalbeziehung aufgrund dieser Daten ist jedoch mehr als fragwürdig einzuschätzen!	Ich studiere Jura und bin bisher eigentlich sehr zufrieden mit meinem Studium. Durch die zuletzt täglichen Bauchschmerzen und die hohe Durchfallhäufigkeit, auch nachts, hatte ich das Gefühl, den Vorlesungen nicht mehr richtig folgen zu können. Das beunruhigt mich sehr, weil demnächst Prüfungen anstehen.
Wie geht es Ihnen psychisch? Wie kommen Sie mit dieser Belastungssituation zurecht?	Siehe Infobox 8.2	Bisher habe ich da keine Probleme gehabt. In den letzten Wochen hatte ich dann aber einfach Angst, irgendwie ernsthaft krank zu sein. Vor allem nachdem die Stuhluntersuchungen, die mein Hausarzt veranlasst hat, keine banale Infektion nachweisen konnten.

8.1 Anamnese

> **Merke:** Die individuelle Wahrnehmung ist sehr unterschiedlich – Manchmal berichten Patienten trotz massiver Entzündung nur über geringe Bauchschmerzen und Durchfälle.

Fassen Sie die wesentlichen aus der ersten Inspektion und Anamnese gewonnen Ergebnisse zusammen! Interpretieren Sie die in diesem Zusammenhang erhobene Risikofaktorenkonstellation!

Die Patientin präsentiert sich mit schwerer chronischer Diarrhö seit etwa einem dreiviertel Jahr und krampfartigen abdominellen Schmerzen, v.a. im rechten und linken Unter-

---

Stühle – ungeformte und Durchfälle, tägliche Anzahl, Summe über sieben Tage

Mo + Di + Mi + Do + Fr + Sa + So = ☐   x 2 = ☐

Bauchschmerzen – tägliche Einzelbewertung, Summe über sieben Tage

| keine 0 | leichte 1 | mäßige 2 | starke 3 |

Mo + Di + Mi + Do + Fr + Sa + So = ☐   x 5 = ☐

Allgemeinbefinden – tägliche Einzelbewertung, Summe über sieben Tage

| meistens gut 0 | beeinträchtigt 1 | schlecht 2 | sehr schlecht 3 | unerträglich 4 |

Mo + Di + Mi + Do + Fr + Sa + So = ☐   x 2 = ☐

Andere Symptome (Morbus-Crohn-assoziiert)   ja 1   nein 0

- Gelenkschmerzen/Arthritis ☐
- Augensymptome (Iritis/Uveitis) ☐
- Läsion an Haut oder Mund (z. B. Pyoderma gangraenosum, Erythema nodosum, Stomatitis aphthosa) ☐
- Fissuren, Fisteln in der Analregion oder perirektale Abszesse ☐
- Andere Fisteln ☐
- Körpertemperatur über 37,5 °C in den vergangenen sieben Tagen ☐   x 20 = ☐

Antidiarrhoika   ja 1   nein 0   ☐   x 30 = ☐

Resistenz im Abdomen   nein 0   fraglich 2   sicher 5   ☐   x 10 = ☐

Hämatokrit (Hkt) (auch negative Zahlenwerte möglich)   Frauen: 42-Hkt   Männer: 47-Hkt   ☐   x 6 = ☐

Körpergewicht nach der Formel (auch negative Zahlenwerte möglich)   ☐   x 1 = ☐

$$100 - \frac{\text{Gewicht} \times 100}{\text{Standardgewicht}}$$

CDAI
< 150 ruhende Erkrankung, Remission
> 150 aktive Erkrankung
> 450 sehr schwerer Schub

Summe = **CDAI**   ☐

Abb. 8.1 CDAI (Crohn Disease Activity Index)

bauch. Der Stuhlgang ist wässrig-schleimig mit Blutspuren, Stuhlfrequenz bis ca. 20-mal/d. Anamnestisch 2-mal Episkleritis im letzten dreiviertel Jahr. Kein Fieber. Familienanamnese negativ. Gewichtsverlust von 7 kg in den letzten 4 Wochen, aktuell BMI 17,3 (deutliches Untergewicht). Raucherin. Zustand nach Appendektomie. Vom Hausarzt wurden infektiöse Ursachen der Beschwerden ausgeschlossen.

Die wahrscheinlichste Differenzialdiagnose ist eine chronisch entzündliche Darmerkrankung, die nun durch körperliche Untersuchung, Labordiagnostik und apparative Diagnostik weiter abgeklärt werden muss.

Infobox 8.1

Genetische Prädisposition bei Morbus Crohn

Morbus Crohn ist multifaktoriell bedingt, ein genetischer Einfluss auf die Entstehung ist jedoch unbestritten. In zahlreichen Arbeiten konnte beispielsweise dokumentiert werden, dass das NOD2/CARD15-Gen auf Chromosom 16 über bakterielles Lipopolysaccharid und Peptidoglykan eine Aktivierung des Immunsystems induziert. Diese Funktion spielt bei Gesunden wahrscheinlich eine wichtige Rolle bei der Abwehr bakterieller Infektionen des Darmes. Ein genetisch determinierter Barrieredefekt könnte einen wichtigen pathophysiologischen Schlüssel des Morbus Crohn darstellen. Studienergebnisse sprechen dafür, dass Mutationen dieses Gens das Risiko erhöhen, an Morbus Crohn zu erkranken. Heterozygote Träger (eine defekte Genkopie) haben ein bis zu 2,5-fach erhöhtes Risiko. Bei homozygoten Anlageträgern ist das Risiko bis zu 100-mal höher als in der Allgemeinbevölkerung. Für die klinische Diagnostik wird allerdings aufgrund des bisher nicht ausreichend geklärten Stellenwertes der NOD2/CARD15 Gentest nicht empfohlen. Interessanterweise spielt das NOD2/CARD15-Gen für die Veranlagung zur Colitis ulcerosa keine Rolle.

Infobox 8.2

Psychische Komponenten bei CED

Häufig werden bestimmte Persönlichkeitsstrukturen mit der Manifestation einer chronisch entzündlichen Darmerkrankung in Verbindung gebracht; dies konnte jedoch bisher nicht wissenschaftlich gesichert werden.

Die Entwicklung von chronischem Stress durch die CED kann zu Angstzuständen und Depressionen führen. Zusätzliche psychosoziale Konflikte und beruflicher Stress können bei einem Teil der Patienten psychopathologische Entwicklungen auslösen, die rechtzeitig einer Behandlung zugeführt werden müssen.

Individuell konnten psychotherapeutische Maßnahmen einen positiven Effekt erzielen. Auf alle CED-Patienten bezogen konnte allerdings kein eindeutig nachweisbarer Effekt auf Krankheitsaktivität, Verlauf und Rezidivhäufigkeit festgestellt werden.

8.2 Körperliche Untersuchung

Der nächste Schritt auf dem Weg zur Diagnosesicherung und zur weiteren Planung der notwendigen Diagnostik ist die körperliche Untersuchung.

Wie gehen Sie bei der körperlichen Untersuchung vor, worauf achten Sie besonders und warum?

Entscheidend sind neben der Palpation und Auskultation des Abdomens die rektale Untersuchung und genaue Inspektion der Perianalregion, um mögliche Fisteln oder Abszesse zu erfassen. Eine Inspektion des Mund- und Rachenraumes ist ebenfalls obligat, um Aphthen oder Ulzerationen zu entdecken. Darüber hinaus ist auf weitere extraintestinale Manifestationen der Haut, der Augen, der Gelenke und der Gallengänge (Ikterus?) zu achten.

besonders achten auf	mögliche Befunde/Hinweise	Befunde der Patientin
Inspektion des Mund- und Rachenraums	**Aphthen** und **Ulzera** als mögliche Hinweise auf eine CED.	unauffällig
Inspektion und Spiegelung der Augen	Rötungen, Schwellungen oder Schmerzen an den Augen: Hinweis auf **Episkleritis, Iritis, Uveitis, Keratitis** oder **Konjunktivitis**. Augensymptome werden bei Morbus Crohn in einer Häufigkeit von bis zu 7% angegeben (Abb. 8.2).	unauffällig
Haut- und Schleimhautinspektion	▪ **Anämie: Blässe** und **anämischer Schleimhautaspekt** als Hinweis auf einen Vit. B12-Mangel (**megaloblastäre Anämie**). Blutverlust über den Darm kann eine **Eisenmangelanämie** hervorrufen. ▪ **Ikterus:** Gelbfärbung von Haut und Skleren bei Hyperbilirubinämie, bei CED Hinweis auf eine zusätzlich vorliegende primär sklerosierende Cholangitis ▪ **Erythema nodosum:** symmetrisch meist an den Unterschenkelstreckseiten auftretende, druckschmerzhafte und gerötete Knoten bis zu 5 cm (Abb. 8.2). ▪ **Pyoderma gangraenosum** (Dermatitis ulcerosa): Vaskulitis mit einzelnen Ulzerationen mit 2–5 mm dickem Randwall v.a. an den unteren Extremitäten (Abb. 8.3). ▪ **Zinkmangeldermatosen** durch Malabsorption: vesikulobullöse, später schorfbedeckte Effloreszenzen im Mundraum und an den Akren.	2 x 5 cm großer und ca. 0,5 cm tiefer Hautdefekt am rechten Unterschenkel, nässend, ulzeriert, mit Randwallgranulation, nicht belegt (Anmerkung: Es handelt sich um ein Pyoderma gangraenosum, das u.a. bei Morbus Crohn auftritt). Sonst keine weiteren Auffälligkeiten.
Auskultation und Palpation des Abdomens	**Abdominelle Druckschmerzen** und **Resistenzen** können auf die Lokalisation der Entzündung, **hochgestellte Darmgeräusche** bei Auskultation des Abdomens auf Stenosen und einen mechanischen Ileus hinweisen.	Druckschmerz und Abwehrspannung im rechten und linken Unterbauch. Darmgeräusche lebhaft in allen 4 Quadranten; gluckernder Charakter als Ausdruck einer vermehrten Flüssigkeitsfüllung, keine Hochstellung der Darmgeräusche.

besonders achten auf	mögliche Befunde/Hinweise	Befunde der Patientin
Inspektion, Palpation und Beweglichkeitsprüfung der Gelenke und der Wirbelsäule	Schwellung, Rötung und schmerzhafte Bewegungseinschränkung der Gelenke sowie Schmerzen und Bewegungseinschränkungen der Wirbelsäule: Hinweis auf eine begleitende **Arthritis** oder **Spondylitis**. Klinische Diagnose nach den allgemein gültigen rheumatologischen Kriterien. Bei atypischer Lokalisation sollten andere Arthritiden, v.a. eine rheumatoide und eine psoriatrische Arthritis, ausgeschlossen werden. **Arthritiden**, v.a. **ankylosierende Spondylitiden** und **Sakroileitiden** werden bei bis zu 20% der Patienten mit Morbus Crohn beschrieben (s. Abb. 8.2).	unauffällig
rektale Untersuchung und perianale Inspektion	Hinweise für **Fisteln** oder **Abszesse** Analfisteln gelten bei 40% der Patienten mit Morbus Crohn als erstes Symptom, anorektale Abszesse werden in bis zu 25% der Fälle beschrieben.	Unauffällig. Kein Blut oder Schleim am Fingerling. Normaler Sphinktertonus. Kein Hinweis auf Fisteln und Abszesse.

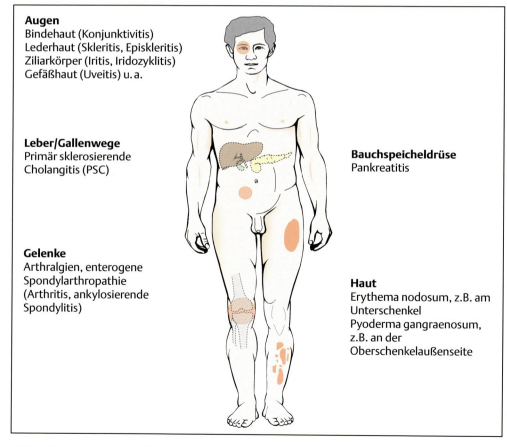

Abb. 8.2 Extraintestinale Manifestationen bei CED
Extraintestinale Manifestationen sind entzündliche Veränderungen außerhalb des GI-Traktes, bei denen aufgrund klinischer Assoziation und/oder pathogenetischen Mechanismen ein Zusammenhang mit CED dokumentiert ist oder vermutet wird.

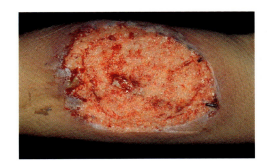

Abb. 8.3 Pyoderma gangraenosum.

Zum Zeitpunkt der Diagnosestellung weisen 20–30% der Patienten mit Morbus Crohn einen isolierten Befall des terminalen Ileum, 18–27% eine partielle oder komplette Colitis Crohn und 41–55% der Patienten einen kombinierten Befall auf. Der Morbus Crohn kann den gesamten Gastrointestinaltrakt befallen, wobei meist ein diskontinuierlich-segmentaler Befall vorliegt.
Bei der CU ist bei 25–55% der Patienten die Erkrankung auf das Rektum beschränkt; es besteht in aller Regel ein kontinuierliches Befallsmuster.
Serologische Marker existieren nicht. Die Biopsie bei Pyoderma gangraenosum ist umstritten (eine Biopsie kann zur Exazerbation führen).

Bewerten Sie die erhobenen Befunde in der Zusammenschau mit der Anamnese! Welche weitere Diagnostik veranlassen Sie und warum?
Anamnese (mit der charakteristischen Diarrhösymptomatik) und körperliche Untersuchung sprechen sehr für eine chronisch entzündliche Darmerkrankung mit den extraintestinalen Manifestationen einer Episkleritis und eines Pyoderma gangraenosum am rechten Unterschenkel.
Mit apparativer Diagnostik und Labordiagnostik geht es jetzt darum, diese Verdachtsdiagnose gezielt zu erhärten und das weitere Vorgehen zu planen.

8.3 Vorstellung beim Oberarzt und weitere Planung

Nach Zusammentragen aller Befunde und weiterer Planung rufen Sie Ihren Oberarzt zur Besprechung des weiteren Vorgehens in die Ambulanz. Was berichten Sie?
22-jährige Studentin, die vom Hausarzt vorgestellt wird mit seit einem dreiviertel Jahr bestehenden, rezidivierend auftretenden, aktuell deutlich aggravierten krampfartigen Bauchschmerzen und wässrigen, teils blutigen, teils schleimigen Durchfällen, die nach Eigenangaben zumindest initial teilweise stressinduziert auftraten. Im letzten halben Jahr Gewichtsverlust von 10 kg, 2 Episoden mit einer augenärztlich diagnostizierten Episkleritis im letzten dreiviertel Jahr. Medikamenten- und Familienanamnese leer. Nikotinabusus seit 2 Jahren. Mehrfacher Ausschluss einer gastrointestinalen Infektion durch vom Hausarzt veranlasste Stuhldiagnostik.
Klinisch Druckschmerz und Abwehrspannung im rechten und linken Unterbauch. Darmgeräusche lebhaft in allen 4 Quadranten. Weiterhin auffallend Pyoderma gangraenosum am rechten Unterschenkel, seit 3 Wochen bestehend. Aktuell kein Fieber. Rektale Untersuchung unauffällig. Kein Hinweis auf Fisteln oder Abszesse.
Als weitere Untersuchungen sind zunächst vorgesehen: Blutentnahme mit Bestimmung der Entzündungsparameter, Retentionswerte und Serum-Elektrolyte, Abdomensonografie mit der Frage nach Darmwandveränderungen, Fisteln und Abszessen, im Verlauf: Ösophago-Gastro-Duodenoskopie (ÖGD) und Ileokoloskopie (mit Stufenbiopsie-Gewinnung); ggf. MR-Enteroklysma (oder Enteroklysma nach Sellink).

8.4 Laberdiagnostik

Merke Es existieren keine spezifischen Marker für CED.

diagnostische Methode	Indikation und Sinn der Untersuchung	Ergebnisse der Patientin
Blutbild (BB), Blutsenkungsgeschwindigkeit (BSG), C-reaktives Protein (CRP), Thrombozytenzahl	■ **Entzündungsparameter** (BSG, CRP, Leukozyten): Bedeutung sowohl in der Primärdiagnostik als auch zur **Einschätzung der entzündlichen Aktivität** im Verlauf. Bei Colitis ulcerosa mit geringer Aktivität oder distalem Befall und selten beim Morbus Crohn (v.a. bei isoliertem Dünndarmbefall) können diese Parameter normwertig sein (dann ist die klinische Symptomatik führend und wegweisend). ■ **Thrombozytenzahl:** Widerspiegelung der **Krankheitsaktivität**. Häufig ist sie erhöht, bleibt allerdings auch bei manchen schweren Verläufen normal, sodass in dieser Konstellation lediglich ein relativer Anstieg verwertbar ist. ■ **BB und Differenzial-BB:** Regelmäßige Kontrolle bei immunsuppressiver Therapie, z.B. mit Azathioprin oder Methotrexat, um frühzeitig eine **Myelosuppression** zu erkennen.	BSG 50/85 mm n.W. (↑↑), CRP 8 mg/dl (↑), Leukozyten 18.000/μl (↑↑), Thrombozyten 500.000/μl (↑↑): hochgradige Entzündungskonstellation (Ausdruck der akuten und hochfloriden entzündlichen Darmaktivität). Hb, MCH, MCV und MCHC normwertig
Kreatinin und Harnstoff	Die Retentionswerte werden bei Morbus Crohn und Colitis ulcerosa bestimmt, weil es im Rahmen relevanter enteraler Flüssigkeitsverluste und einer begleitenden Inappetenz (mit zu niedriger oraler Flüssigkeitsaufnahme) zu einem prärenalen Nierenversagen kommen kann.	Kreatinin 1,0 mg/dl (↔) Harnstoff 40 mg/dl (↔)
γGT (Gamma-Glutamyl-Transferase) und AP (Alkalische Phosphatase)	■ **γGT**: empfindlichster **Indikator bei Störungen der Leber und des Gallengangssystems**. Die höchsten Werte finden sich bei Cholestase und toxischer Hepatitis (**regelmäßige Kontrollen unter Immunsuppressiva** erforderlich). ■ **AP**: Anstieg bei **intra-** und **extrahepatischer Cholestase**. Bei Morbus Crohn und Colitis ulcerosa auch wichtig zur Abklärung einer primär sklerosierenden Cholangitis (PSC).	normwertig

diagnostische Methode	Indikation und Sinn der Untersuchung	Ergebnisse der Patientin
GOT (Glutamat-Oxalazetat-Transaminase) und GPT (Glutamat-Pyruvat-Transaminase)	**Transaminasen:** sensitive **Indikatoren einer Leberzellschädigung.** Bei Therapie mit bestimmten Immunsuppressiva (z.B. Azathioprin, 6-Mercaptopurin, Methotrexat) **regelmäßige Laborkontrolle** zur frühzeitigen Detektion einer **medikamentös-induzierten toxischen Hepatitis.**	Normwertig; damit bestehen vor einer ev. Immunsuppression mit Antimetaboliten normwertige Ausgangsverhältnisse.
Quick-Wert (INR) (Prothrombinzeit - Angabe als International Normalized Ratio = INR)	Eine Erhöhung ist aufgrund der kurzen Halbwertszeit der global erfassten Blutgerinnungsfaktoren **II, VII, IX und X** (Vitamin K-abhängiger Prothrombinkomplex) hinweisend auf einen **Vitamin K-Mangel** im Rahmen einer **Resorptionsstörung** der fettlöslichen Vitamine (A, D, E, K).	Normwertig, somit kein Hinweis auf Vitamin K-Mangel.
fettlösliche Vitamine (A, D, E, K)	Hinweis auf **Resorptionsstörung** im Rahmen von chronisch aktiven Verläufen sowie nach Ileocoecal- und Dünndarmresektionen, bei verkürzter Darmpassagezeit bzw. Kurzdarmsyndrom. Ein Vitamin D-Mangel wird gehäuft nach Dünndarmresektion gefunden.	Bestimmung der Einzelfaktoren in aller Regel nicht erforderlich. Bei normwertigem Quick-Wert (INR) und fehlendem klinischem Verdacht auf Mangelzustände zunächst keine Notwendigkeit für eine diesbezügliche Blutabnahme.
Folsäure und Vitamin B12	Folsäure und Vitamin B12 sind unter anderem für die Blutbildung wichtig. Vitamin B12 wird im terminalen Ileum resorbiert. Bei Mangel aufgrund ungenügender Zufuhr oder gestörter Resorption kommt es zu Blutbildungsstörungen (**megaloblastäre Anämie**, Granulo- u. Panzytopenie). Bei CED-Patienten Bestimmung des **Folsäure-Spiegels** zunächst nur bei Verdacht auf Blutbildungsstörung. Mit Hilfe des **Schillingtests** lässt sich ein **Vitamin B12 Mangel** bereits vor der Erschöpfung der Speicher nachweisen.	Nicht bestimmt, da Hb, MCH, MCV, MCHC normwertig und somit kein Verdacht auf eine Blutbildungsstörung besteht.
Bilirubin	Parameter, der die **Galle-Exkretionsleistung** des hepatobiliären Systems anzeigt. Kann bei zusätzlichem Vorhandensein einer primär sklerosierenden Cholangitis erhöht sein.	Gesamt-Bilirubin 0,5 mg/dl (↔)
Albumin	Ausgedehnte Darmläsionen im akuten, chronisch aktiven oder fulminanten Verlauf können zu einem **enteralen Eiweißverlust** mit Erniedrigung des Serumalbuminspiegels führen.	normwertig

diagnostische Methode	Indikation und Sinn der Untersuchung	Ergebnisse der Patientin
Ferritin, Serumeisen	**Anhaltende Entzündungsaktivität**: Reduzierung des **Serumeisens** und Erhöhung des **Ferritins**. Ein Eisenmangel im Zusammenhang mit einer CED ist häufig und muss oft **enteral oder parenteral substituiert** werden. Neben einer entzündlichen Genese kann der Eisenmangel auch **Folge rezidivierender Blutungen** sein oder durch **Resorptionsstörungen** bzw. **postoperative Situationen** bedingt sein.	normwertig
Zink	Ein Zinkmangel in der **Folge von Resorptionsstörungen** ist häufig für **Zinkmangeldermatosen** bei Patienten mit CED verantwortlich und manifestiert sich beispielsweise mit Störungen der Wundheilung, trockener schuppender Haut, entzündlichen Hauterkrankungen.	Nicht bestimmt, da klinisch kein Verdacht auf einen Mangelzustand (z.B. kein Anhalt für Dermatose)
Serumelektrolyte	Bei ausgeprägter Diarrhö finden sich häufig **Elektrolytentgleisungen**.	normwertig
immunpathologisches Labor	Zur Detektion von Autoimmunerkrankungen der Leber oder der Gallengänge und in unklaren Fällen ggf. zur Differenzierung der CED: ■ **p-ANCA** (perinukleäre anti-neutrophile cytoplasmatische Antikörper): häufig Nachweis bei PSC und Colitis ulcerosa, selten bei Morbus Crohn ■ **ASCA** (Antikörper gegen Hefe Saccharomyces cerevisiae): häufig Nachweis bei Morbus Crohn, selten bei Colitis ulcerosa	Nicht durchgeführt, da kein Verdacht auf eine primär cholestatische Lebererkrankung (normwertiges Bilirubin und normal imponierende Gallengängen in der Sonografie).
Stuhlkulturen und Test auf Clostridium-difficile-Toxin	Ausschluss einer infektiösen Ursache der Beschwerden. Zunächst Stuhlkulturen auf die häufigsten Erreger (Salmonellen, Shigellen, Campylobacter) sowie Nachweis von Clostridium difficile Toxin. Weiterführende Stuhldiagnostik bei Anamnese für Fernreisen.	bei der Patientin bereits ambulant mit negativem Resultat durchgeführt
Calprotectin im Stuhl	Differenzierung zwischen funktionellen (↔) und entzündlichen (↑) Ursachen der Beschwerden	nicht durchgeführt

8.5 Apparative Diagnostik

diagnostische Methode	Indikation und Sinn der Untersuchung	Ergebnisse der Patientin
hochauflösende Abdomensonografie mit Farb-Duplex-Sonografie der betroffenen Darmabschnitte	Sonografie der Darmabschnitte: Einfache, sehr aussagekräftige und kostengünstige Methode, daher wichtige Untersuchung sowohl in der Primär- als auch in der Verlaufsdiagnostik von Morbus Crohn und Colitis ulcerosa. Verbesserung der Sensitivität ggf. durch retrograde Wasserfüllung des Darmlumens (**Hydrokolonsonografie**). ■ Detektion und örtliche Zuordnung von **prästenotischen Dilatationen** und **Stenosen** ■ Detektion von akuten Wandverdickungen (Darm- und Mesenterialschichten), sichtbar als **Kokarden**: ringartige Echo-Muster, ähnlich wie Ringe in einer Zielscheibe (Target-Sign). ■ Detektion von **interenterischen Fisteln** bzw. Abszessen. ■ **Leber- oder Pankreasbeteiligung** im Sinne einer PSC (Gallen- und Pankreasgänge).	Pathologische Kokarden: In Projektion auf das terminale Ileum über eine Darmstrecke von 5 cm Nachweis einer Darmwandverdickung von bis zu 10 mm und in Projektion auf das Colon descendens im Übergang zum Sigmabereich über ca. 3 cm Darmlänge Nachweis einer Darmwandverdickung von bis zu 9 mm. In der Farb-Duplex-Untersuchung zusätzlich Nachweis einer Hyperämie der betroffenen Darmabschnitte. Kein Hinweis auf interenterische Fisteln. Gallengänge ohne pathologischen Befund. Insbesondere keine Kalibersprünge (pathognomonisch für PSC).
Ileokoloskopie	Makroskopische Differenzierung der Erkrankung und Entnahme von Stufenbiopsien (s. Infobox 8.3) In 10-20% der Fälle kann initial keine eindeutige Diagnose gestellt werden, in diesen Fällen muss zunächst eine **Colitis indeterminata (CID)** konstatiert werden.	Passierbare Stenose (segmental über ca. 4 cm) im Sigma (30 cm ab ano) mit typischen aphthoiden Läsionen (rundliche, gerötete Herde mit fest haftenden fibrinösen Belägen (Pseudomembranen) und zentralen Erosionen mit Schleimhautödem (s. Abb. 8.4a). Nach weiterem Vorspiegeln wieder makroskopisch unauffällige Schleimhaut mit regelhafter Haustrierung und normal durchschimmerndem submukösem Gefäßnetz ohne ulzeröse Läsionen. Entzündlich ödematös geschwollene Ileozoekalklappe mit aphthoiden Läsionen. Im terminalen Ileum segmental ulzerierte Schleimhaut (über mindestens 5 cm Länge) mit begleitender mit dem Endoskop nicht passierbarer Stenose, Restlumenweite < 1 cm.

diagnostische Methode	Indikation und Sinn der Untersuchung	Ergebnisse der Patientin
histologische Auswertung der Stufenbiopsien	histologische Differenzierung der Erkrankung (s. Infobox 8.3)	Terminales Ileum und Sigma ■ aphthoide Ulzerationen und Mukosaödem ■ vereinzelte intramurale epitheloidzellige Granulome ■ teilweise obliterierend imponierende Lymphangitis ■ transmurale Entzündung in den betroffenen Abschnitten 40 Stufenbiopsien aus Coecum, Colon ascendens, Colon transversum, Colon descendens und Rektum ■ morphologisch unauffällige Schleimhautverhältnisse Die Ergebnisse sind vereinbar mit einem **Morbus Crohn.**
Ösophago-Gastro-Duodenoskopie (ÖGD) (bei Morbus Crohn)	Nach Diagnosestellung eines Morbus Crohn muss der GI-Trakt komplett nach weiteren möglichen Manifestationen (inkl. Biopsien und Histologie) abgesucht werden.	makroskopisch und histologisch unauffällig
Perianal-Dammsonografie (bei Morbus Crohn)	Untersuchung der Weichteilbrücke zwischen Anus und Skrotum bzw. Commissura labiorum posterior: Detektion von **perianalen Fisteln** und **Abszessen** mit hoher Sensitivität und Spezifität	kein Hinweis auf perianale Fisteln oder Abszesse
Enteroklysma nach Sellink (bei Morbus Crohn)	Bei Morbus Crohn und Verdacht auf Stenosen früher Methode der 1. Wahl zur Dünndarmdarstellung. Hohe Strahlenbelastung! Als klassische Korrelate für Morbus Crohn gelten **fadenförmige Stenosen (string sign)** und **Pflastersteinrelief.**	aufgrund der hohen Strahlenbelastung und des niedrigen Alters der Patientin nicht durchgeführt
MR-Enteroklysma (bei Morbus Crohn)	Bei Verfügbarkeit und entsprechender Expertise dem konventionellen Sellink gleichzusetzen. Nicht-invasive Methode der 1. Wahl zur Darstellung des Dünndarms. Keine Strahlenbelastung! Wichtig bei jüngeren Patienten und häufigen Wiederholungsuntersuchungen bei chronischem Verlauf.	Stenose im terminalen Ileum mit segmentaler Wandverdickung über ca. 5 cm; Verziehung des ileocoecalen Übergangs. Kein Hinweis auf Fisteln. Keine weiteren Manifestationen. Keine prästenotische Dilatation.
MRT-Becken (bei Morbus Crohn und Verdacht auf Fisteln)	Bei **ausgedehntem perianalem Fistelsystem**, oder Verdacht auf rektovaginale oder rektovesikale Fistel. Häufig präoperativ zur genauen Operationsplanung erforderlich.	nicht durchgeführt, da weder inspektorisch noch sonografisch Hinweise auf Fisteln
ERCP (bei Verdacht auf PSC)	Goldstandard bei Verdacht auf primär sklerosierende Cholangitis (PSC). Bei etwa 50% der Patienten mit PSC finden sich zusätzliche Veränderungen im Pankreasgang.	nicht durchgeführt, da kein Hinweis auf eine assoziierte PSC (normwertiges Bilirubin und normal imponierende Gallengänge in der Sonografie)

diagnostische Methode	Indikation und Sinn der Untersuchung	Ergebnisse der Patientin
MRCP (bei Verdacht auf PSC)	nicht-invasive Alternative zur ERCP	nicht durchgeführt
Osteosonografie und CT-Osteodensometrie (DEXA der LWS)	Osteopenie und Osteoporose sind bei CED häufig. Bekannte Risikofaktoren: ■ systemische Steroidmedikation ■ Rauchen ■ Dünndarmresektionen ■ chronisch aktive Verläufe ■ erniedrigter BMI ■ Östrogenmangel ■ zusätzlich Laktoseintoleranz	Eine Osteosonografie wurde im weiteren Verlauf durchgeführt, um den Ausgangsstatus vor einer möglicherweise länger dauernden Kortisontherapie zu dokumentieren.
Laktose-H_2-Atemtest	Erfassung einer **begleitenden Laktoseintoleranz**. Diese führt auch ohne Entzündung zu Durchfällen und ist bei bis zu 30% der Morbus Crohn Patienten anzutreffen (Cave: Pathologisches Ergebnis auch bei bakterieller Fehlbesiedlung).	Nicht durchgeführt, da sich aus der Anamnese kein Hinweis auf das zusätzliche Vorliegen einer Laktoseintoleranz ergibt.
Glukose-H_2-Atemtest	Abklärung einer ebenfalls zu Diarrhö führenden **bakteriellen Fehlbesiedlung nach Ileocoecalresektion** oder bei Vorliegen von **Fisteln.**	Nicht durchgeführt, da sich kein Hinweis auf Fisteln ergeben hat und der Darm bis dato in voller Länge erhalten ist.

Infobox 8.3

Makroskopische und mikroskopische Veränderungen bei Morbus Crohn und Colitis ulcerosa

	Morbus Crohn	Colitis ulcerosa
Makroskopie		
Befallsmuster	diskontinuierlich/segmental (skip lesions)	kontinuierlich oralwärts fortschreitend
Läsionen	aphthoide Läsionen (Abb. 8.4a) länglich geformte Ulzerationen (snail trails = Schneckenspuren)	ödematös verdickte, unscharf begrenzte, teils konfluierende Schleimhautulzerationen Kontaktblutungen bei der Koloskopie
Schleimhautoberfläche	Pflastersteinrelief (Abb. 8.4b) Strikturen	häufig Pseudopolypen (durch Schleimhautregenerate oder -reste vorgetäuschte Polypen) oder vergrößerte Lymphfollikel (bei Ileitis follicularis).

Infobox 8.3

	Morbus Crohn	Colitis ulcerosa
Mikroskopie		
Lokalisation der Entzündung	transmural, häufig mit Mukosaödem	Mukosa und Submukosa
Histologische Veränderungen	häufig fibrotische Verdickungen der Submukosa Lymphangiektasien Epitheloidzellgranulome und mehrkernige Riesenzellen häufig Mitbeteiligung der mesenterialen Lymphknoten	Störung der Kryptenarchitektur, erniedrigte Kryptendichte, Kryptenabszesse Becherzellverlust im Spätstadium Schleimhautatrophie Epitheldysplasien

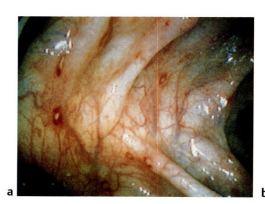 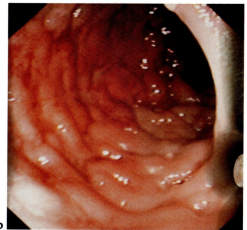

a   b

Abb. 8.4 Endoskopische Befunde bei Morbus Crohn
a Multiple aphtöse Ulzera (erythematöse, leicht erhabene Läsionen mit zentralen Ulzerationen) bei unauffälliger Umgebungsschleimhaut **b** Pflastersteinrelief

Infobox 8.4

Endoskopische Vorsorge bei Colitis ulcerosa

Das kolorektale Karzinom kommt bei Colitis ulcerosa im Vergleich zur Normalbevölkerung signifikant häufiger vor. Das Risiko steigt mit Ausdehnung und Dauer der Erkrankung. Das zusätzliche Vorhandensein einer primär sklerosierenden Cholangitis potenziert das Risiko. Die Karzinommortalität bei Colitis ulcerosa kann durch adäquate endoskopische Überwachung gesenkt werden (verbesserte Detektion von Dysplasien durch Zoom- und Chromo-Endoskopie):

- **subtotale Kolitis und Pankolitis:** Ab dem 8. Krankheitsjahr jährliche Vorsorgekoloskopie mit Entnahme von 40–60 Stufenbiopsien (jeweils mindestens 4 Biopsien aus allen 4 Darmwandquadranten im Abstand von je 10 cm). Die Stufenbiopsien sollten möglichst während einer Remissionsphase

> **Infobox 8.4**

gewonnen werden, um die histomorphologische Abgrenzung von entzündlichen zu low-grade intraepithelialen neoplastischen Veränderungen zu erleichtern.
- **linksseitige Kolitis:** jährliche Vorsorge (Koloskopie mit Stufenbiopsien) ab dem 15. Krankheitsjahr
- **Patienten mit CED und PSC:** jährliche endoskopische Kontrolle (Hintergrund: Colitis ulcerosa-Patienten mit PSC haben ein höheres Risiko für Kolorektalkarzinome als Colitis ulcerosa-Patienten ohne PSC).

Merke: Das Risiko für die Entwicklung eines kolorekalen Karzinoms ist bei Morbus Crohn ebenfalls erhöht (etwa 2,5-fach). Empfehlungen zur Vorsorge fehlen bisher (Studienlage noch nicht ausreichend).

8.6 Abschließende Bewertung und Diagnosestellung

Fassen Sie abschließend die Ergebnisse der Diagnostik zusammen!
Die apparative Diagnostik bestätigt den klinischen Verdacht auf eine chronisch entzündliche Darmerkrankung. Die in der Koloskopie mit Biopsien und im MR-Enteroklysma erhobenen Befunde machen das Vorliegen eines akuten Schubes eines Morbus Crohn sehr wahrscheinlich. Zum jetzigen Zeitpunkt gibt es keine Hinweise auf Begleiterkrankungen wie PSC oder Mangelzustände als Folge der chronischen Entzündung.

8.7 Therapeutisches Vorgehen

Welche grundsätzlichen Therapieansätze und Behandlungsmöglichkeiten gibt es?
Indikation und Art der Medikation richten sich nach Schweregrad der Erkrankung. Folgende therapeutische Prinzipien kommen dabei abhängig von der Stärke des Schubes zum Einsatz: Budenosid, 5-ASA, topische Steroide, systemisch wirkende Steroide (z.B. Prednisolon), Antimetaboliten (Azathioprin/6-Mercaptopurin, Methothrexat als Reservemedikament). Bei Fisteln werden Drainagen, Antibiotika sowie anti-TNF-α-Antikörper eingesetzt. Auch bei schwerem aktivem Morbus Crohn und Nichtansprechen auf Steroide und Immunsuppressiva kann eine Therapie mit anti-TNF-α-Antikörpern versucht werden (s. Steckbrief).

Diätetik und supportive Therapie bieten zusätzlich Möglichkeiten, die Symptome der Patienten zu lindern. Dazu zählen laktosefreie Kost (bei nachgewiesener Laktoseintoleranz, bei ca. 30% der Patienten), Eliminationsdiät (Meiden von Speisen, die der Patient nicht verträgt). Ballaststoffarme Nahrung mit häufigen und kleinen Mahlzeiten bei leichten Schüben, ballaststofffreie Flüssignahrung oder total-parenterale Alimentation bei schweren Schüben. Bei Malabsorptionssyndrom sollte eine Substitution erfolgen, die für ausreichende Zufuhr von Kalorien, Eiweiß, Elektrolyten und Vitaminen sorgt. Bei Eisenmangelanämie sollte eine Eisensubstitution erfolgen. Die Patienten sollten zur Nikotinkarenz angehalten werden, da sich dadurch das Rezidivrisiko reduziert. Eine Anbindung an Selbsthilfegruppen oder psychosomatische Hilfe kann von Nutzen sein.

Welche Therapie kommt bei Ihrer Patientin in Frage? Begründen Sie Ihre Entscheidung!
Nach Diagnosestellung wird umgehend eine orale Akutphasentherapie mit 60 mg/d Prednisolonäquivalent eingeleitet, die nach spätestens 7-14 Tagen zu einem Therapieanspre-

chen führen sollte. Die medikamentöse Therapie des Pyoderma gangraenosum entspricht der der Grunderkrankung.

Die systemische Steroiddosis wird nach Erreichen einer Remission über einen Zeitraum von mehreren Wochen bis zum völligen Ausschleichen reduziert.

Sollte es zum ersten und evtl. auch zum zweiten Rezidiv kommen, wird die orale Akutphasentherapie wiederholt. Danach besteht bei neuerlichem Rezidiv die Indikation für eine intensivierte immunsuppressive Therapie (s. Steckbrief) mit der Zielstellung, die Remissionserhaltung zu verbessern.

Im Rahmen der noch nicht abzuschätzenden Dauer der Steroidtherapie wird zusätzlich eine Osteoporoseprophylaxe mit täglicher Vitamin D- und Kalzium-Substitution eingeleitet.

Wie geht es dann weiter? Ist eine ambulante Behandlung gerechtfertigt?

Die Patientin kann nach entsprechender Diagnostik und eingeleiteter Akutphasetherapie rasch ambulant weiter betreut werden. Der Verlauf der Erkrankung ist individuell und sehr heterogen und bestimmt Art und Intensität der Therapie.

Die Patientin sollte über die Möglichkeit eines Kontaktes zu Selbsthilfegruppen aufgeklärt werden. Selbsthilfegruppe: Deutsche Morbus Crohn/Colitis ulcerosa Vereinigung (www.dccv.de).

Steckbrief

Chronisch entzündliche Darmerkrankungen (CED): Morbus Crohn und Colitis ulcerosa)

Englische Bezeichnung: Morbus Crohn: Crohn's disease; Colitis ulcerosa: Ulcerative colitis

Definition
Morbus Crohn: Diskontinuierlich segmental auftretende chronische Entzündung auch der tiefen Wandschichten des gesamten GI-Traktes mit häufigster Lokalisation im terminalen Ileum und proximalen Kolon.

Colitis ulcerosa: Chronisch entzündliche, auf den Dickdarm beschränkte Erkrankung mit kontinuierlicher Ausbreitung und Ulzerationen der oberflächlichen Schleimhautschichten.

Ätiologie
Bis dato nur „in Fragmenten" bekannt, kein Gesamtkonzept.

Risikofaktoren
- **Rauchen:** 2-fach erhöhtes Risiko für Morbus Crohn bei Rauchern. Manifestation einer Colitis ulcerosa häufig bei Nikotinkarenz.
- **positive Familienanamnese**
- **Appendektomie** (Morbus Crohn)
- **Umstritten:** sitzende Tätigkeit, geringe körperliche Belastung, Schichtarbeit, künstliches Licht, höheres Einkommen

Pathophysiologie
Morbus Crohn: Irreguläre Antwort des mukosalen Immunsystems gegenüber der normalen Darmflora vor dem Hintergrund genetisch prädisponierter Individuen. Zusätzlich wird ein Barrieredefekt der intestinalen Mukosa postuliert. (s. Infobox 8.1)

Colitis ulcerosa: Die pathogenetischen Abläufe im Rahmen der Colitis ulcerosa umfassen eine Aktivierung von T-Lymphozyten (TH2) der Darmwand durch unbekannte Faktoren, die nachfolgende Bildung von Entzündungsmediatoren und daraus resultierend eine lokale Gewebeschädigung mit Ulzerationen.

Klinik
Morbus Crohn
- **Akuter Schub**
  - Durchfälle (häufig ohne Blut)
  - Flatulenzen
  - kolikartige Schmerzen im rechten Unterbauch (wie bei Appendizitis)
  - leicht erhöhte Temperaturen
  - Malabsorptionssyndrom mit Gewichtsverlust
- **Nach Ileumresektion**
  - ev. megaloblastäre Anämie (Vitamin B12-Mangel)
  - ev. Gallensäuren-Verlustsyndrom mit chologener Diarrhö und erhöhtem Risiko für Cholesterin-Gallensteine und Oxalat-Nierensteine

Steckbrief

- **Komplikationen**
  - **Fisteln**: entzündungsbedingt entstandene Gänge: vom Darmlumen an die Körperoberfläche (äußere Fistel = Fistula externa) oder im Körperinneren (innere Fistel = Fistula interna). Inkomplette Fisteln: nur 1 Mündung (anderes Ende blind), komplette Fisteln: doppelmündig. Komplexe Fisteln: mehrere miteinander verbundene („kommunizierenden") Gänge mit mehreren Mündungen (sehr komplex als „Fuchsbaufistel" imponierend). Gefahr von Flüssigkeits- und Elektrolytverlusten, Resorptionsstörungen (Fett, Proteine, Vitamine), Passagebehinderungen, lokalen Abszessen und systemischen Infektionen.
  - **Fissuren**: tief reichende, strichförmige Haut- bzw. Schleimhautrisse
  - **Anorektale Abszesse**: abgekapselte Eiteransammlungen
  - **Strikturen/Stenosen**: hochgradige Lichtungseinengungen des Darmlumens infolge akuter Entzündungen oder postentzündlicher Narbenbildungen
  - **Perforation**: örtlich umschriebene Zerstörung der Darmwand („Durchbruch" eines entzündlichen Prozesses) mit Austritt von Darminhalt in die freie Bauchhöhle („freie Perforation") oder Abdeckung der Durchbruchstelle durch Nachbarorgane („gedeckte Perforation") und Peritonitis.
  - **Spätkomplikationen**: kolorektales Karzinom, Amyloidose.

Colitis ulcerosa
- **Symptomatik im akuten Schub**
  - blutig-schleimige Durchfälle
  - z.T. krampfartige Abdominalschmerzen
  - subfebrile Temperaturen
  - Gewichtsverlust
- **Komplikationen**
  - massive **Blutung**
  - **toxisches Megakolon**: massive Dickdarmdilatation (Durchmesser des Darmlumens ≥ 6 cm), Schock, Erbrechen, Subileus, septische Temperaturen, klinische Zeichen von Sepsis und drohender Perforation. Ursache: Schädigung der Barrierefunktion der Kolonschleimhaut; in deren Folge Eindringen von Bakterien und Stoffwechselabbauprodukten ins Blut. Bei erfolgloser konservativer Therapie Indikation zur Proktokolektomie.
  - **Kolonkarzinom**: Risiko korreliert mit Ausmaß der Kolonbeteiligung und Dauer der Erkrankung
  - selten als **Spätkomplikation**: Amyloidose

Extraintestinale Symptomatik chronisch entzündlicher Darmerkrankungen (s. Abb. 8.2)
- **Haut**
  - Zinkmangeldermatosen
  - seltener: Erythema nodosum, Pyoderma gangraenosum (s. Abb. 8.3)
- **Augen**: Uveitis, Episkleritis
- **Gelenke**: Arthritis, ankylosierende Spondylitis
- **Leber**: PSC

Zusammenhang zwischen CED, kolorektalem Karzinom und primär sklerosierender Cholangitis (PSC)
- Kolorektales Karzinom: Komplikation bei Colitis ulcerosa, deutlich seltener auch bei Morbus Crohn. Das Risiko steigt mit der zeitlichen Dauer und dem Ausbreitungsgrad der CED.
- Jede Darmstenose gilt bis zum Beweis des Gegenteiles als malignitätsverdächtig.
- Zusammenhang zwischen PSC und chronisch entzündlichen Darmerkrankungen:
  - 90% der Patienten mit PSC haben eine Colitis ulcerosa; umgekehrt liegt die Häufigkeit der PSC bei Colitis ulcerosa bei 2–10% der Patienten.
  - 9% der Patienten der Morbus Crohn-Untergruppe mit Colitis haben eine PSC; bei alleinigem Dünndarmbefall kommt die PSC dagegen praktisch nicht vor.
- Aus dieser wechselseitigen Assoziation ergeben sich eine Reihe von Konsequenzen:
  - Alle Patienten mit PSC sollten eine Koloskopie mit Stufenbiopsie-Entnahme zur Prüfung auf das Vorliegen einer CED erhalten; dann weiter jährliche Vorsorgeuntersuchungen.
- Vorsorgeempfehlungen: s. Infobox 8.4

Verlaufsformen
Akuter Schub: definiert durch klinische Symptomatik in Verbindung mit alterierten Laborwerten (BSG, CRP, Hb/Hkt, Thrombo-

Steckbrief

zyten). **Cave:** Endoskopische und radiologische Befunde korrelieren z.T. nur begrenzt oder gar nicht mit der Klinik.
Remission: Asymptomatischer Zustand ohne Zeichen der aktiven Erkrankung, der sich entweder spontan eingestellt hat oder über eine medikamentöse oder chirurgische Intervention erzielt wurde. Patienten, die eine kontinuierliche Steroid-Medikation benötigen, um asymptomatisch zu bleiben (s.u.), befinden sich entsprechend nicht in Remission.
Refraktärer Verlauf: Definiert als andauernd symptomatischer Zustand der Patienten (Steroid-abhängiger bzw. Steroid-refraktärer Verlauf).

Diagnostik
- **Anamnese** (s. Abschnitt 8.1)
- **körperliche Untersuchung** (s. Abschnitt 8.2)
  - Mund- und Rachenraum: Suche nach Aphthen und Ulzerationen
  - Abdomen
  - rektale Untersuchung und Inspektion der Perianalregion: Suche nach Fisteln oder Abszessen
  - Suche nach extraintestinalen Manifestationen: Haut, Augen, Gelenke
- **Laboruntersuchungen** (s. Abschnitt 8.4)
- **apparative Untersuchungen** (s. Abschnitt 8.5)
  - Sonografie der Gallengänge: PSC?
  - Panendoskopie (Ösophago-Gastro-Duodenoskopie und Ileokoloskopie) mit Stufenbiopsiegewinnung bei Morbus Crohn, Koloskopie mit Stufenbiopsien bei Colitis ulcerosa
  - MR-Enteroklysma oder Enteroklysma nach Sellink bei Morbus Crohn

Differenzialdiagnosen
- Divertikulitis
- Appendizitis
- Nahrungsmittelallergien
- Glutensensitive Enteropathie (Sprue)
- Morbus Whipple
- Kolonkarzinom und -polypen (s. Fall 6 Kolonkarzinom)
- Karzinoid
- Maligne Lymphome des Dünndarms
- Reizdarm-Syndrom: typische Klinik, keine blutigen Durchfälle

Morbus Crohn	Colitis ulcerosa
Verlaufsformen	
akut rezidivierend	akuter Schub
	fulminanter Schub: Klinische Symptome einer systemischen Mitreaktion: Fieber meist > 38,5 °C, Anämie, Tachykardie, erhöhte Entzündungsparameter.
chronisch aktiv: Persistierende oder rezidivierende Symptomatik über länger als 6 Monate ■ **Steroid-abhängig:** kontinuierliche Steroidtherapie zur Erhaltung einer stabilen Remission erforderlich oder 2 Steroid-Reduktionsversuche innerhalb von 6 Monaten gescheitert. ■ **Steroid-refraktär:** klinische Aktivität trotz Akutphasetherapie und fortgesetzter kontinuierlich hoher Steroidgabe über 6 Wochen (≥ 1 mg Prednisolon-Äquivalent/kg Körpergewicht (KG) oder 60 mg Prednisolon/Tag) nicht durchbrechbar	**chronisch aktiv:** Persistenz klinischer Symptome trotz adäquater Therapie. Es tritt zwar Besserung, jedoch keine vollständige oder dauerhafte Remission ein.
Verlaufstypen	
■ nicht-penetrierend/nicht-strikturierend ■ penetrierend-fistulierend ■ strikturierend	

Steckbrief

Therapie des Morbus Crohn
Allgemeine Gesichtspunkte
- **Immer Ausschluss einer zusätzlichen infektiösen Komponente!** Sie kann ähnliche klinische und laborchemische Veränderungen hervorrufen. Ist dies ausgeschlossen oder unwahrscheinlich, sollte umgehend eine immunsuppressive Therapie eingeleitet werden.
- Der Schweregrad des Schubes, der von Labor und Klinik abzuleiten ist, die Lokalisation und eventuelle Komplikationen sind bei der Auswahl der initialen Therapie mit einzubeziehen.
- Eine enterale Ernährungstherapie bei akutem Schub wird nicht empfohlen. Sie hat keinen Vorteil gegenüber einer oralen Standardernährung bei äquivalenter Kalorienzufuhr.
- Zur Abgrenzung narbiger von entzündlichen Stenosen können die laborchemischen Entzündungszeichen hilfreich sein (narbige Stenosen sind einer medikamentösen Therapie unzugänglich).
- **Akupunktur** kann im akuten Schub komplementär zur Reduktion der Krankheitsaktivität eingesetzt werden, die Wirksamkeit anderer komplemetärmedizinischer Verfahren konnte bisher nicht nachgewiesen werden.

Remissionsinduktion
- **Sehr leichter Schub ohne extraintestinale Manifastationen (Ileozökalbefall)**
  - Ernährungstherapie
  - Symptomatische Therapie mit Analgetika, niedrig dosierten Antidiarrhoika und Spasmolytika
- **Leichte und mäßig schwere Schübe (Ileozökalbefall)**
  - Budesonid p.o. (9 mg/d): Therapie der Wahl. Durch extensiven *first-pass* Metabolismus in der Leber deutliche Reduktion systemischer Steroid-(Neben-)wirkungen
  - 5-Aminosalizylsäure p.o. (3–4 g/d) als Alternative
- **Leicht bis mäßige Schübe (Kolonbefall)**
  - **Sulfasalazin** oder systemische **Kortikoide** p.o.; bei distalem Befall anale Anwendungen (s.u.)
- **Schwere Schübe**
  - **Prednisolon p.o.** (30-60 mg/d): bei schwerem Schub ohne Komplikationen 60 mg/d. Anmerkungen: Eine Anpassung der Prednisolondosis an das Körpergewicht (1 mg/kg KG/d) ist wahrscheinlich von Vorteil, aber bislang nicht durch kontrollierte klinische Studien belegt. Eine Kombinationstherapie von 5-Aminosalizylsäure und Prednisolon ist einer Monotherapie nicht überlegen und wird deshalb nicht empfohlen. Bei Versagen der oralen Steroidtherapie wird häufig eine i.v.-Applikation durchgeführt, obwohl die Resorption von oralen Steroiden nicht wesentlich eingeschränkt ist und die Wirksamkeit in Studien nicht belegt werden konnte.
  - Bei Therapieversagen: **Azathioprin** (2–2,5 mg/kg KG/d p.o), **6-Mercaptopurin** (1-1,5 mg/kg KG/d p.o.) oder **Methotrexat** (15-25 mg 1x/Woche s.c.)

Remissionserhaltung
Eine medikamentöse Therapie ist nicht generell indiziert, die Entscheidung erfolgt individuell bei jedem Patienten.

Allgemeines zur medikamentösen Therapie
- **Antibiotika, Infliximab** (anti-TNF-α-Antikörper), **Cyclosporin** und **Methotrexat** spielen in der Initialtherapie des akuten Schubes **keine Rolle**. Sie sollten nur in Studien oder begründeten Einzelfällen zur Anwendung kommen.
- Eine **anti-TNF-α Antikörpertherapie mit Infliximab** (5-10 mg/kg KG alle 8 Wochen i.v.) ist bei Patienten mit dadurch erreichter Remission über einen Zeitraum von 30-54 Wochen wirksam. Sie ist **bei therapierefraktärem Krankheitsverlauf** unter Medikation mit Steroiden, Azathioprin und Methotrexat **oder chronisch-aktivem Verlauf** und Allergien/Nebenwirkungen gegen die klassischen Immunsuppresiva indiziert.
- **Cyclosporin** und **Mycophenolatmofetil** (MMF) werden zur Remissionserhaltung **nicht empfohlen**. Ebenfalls gibt es keine allgemeine Therapieempfehlung für Probiotika (z.B. E. coli Nissle), Omega-3-Fettsäuren oder andere komplementärmedizinische Verfahren.
- **Aminosalizylaten** wird **in der postoperativen Remissionserhaltung** ein positiver Effekt zugeschrieben (2,5–4,5 g/d über mindestens 1 Jahr). Im Anschluss an eine

Steckbrief

medikamentös erreichte Remission wurde dagegen keine Wirksamkeit gefunden.
- **Steroide** sind für die Remissionserhaltung **ungeeignet**.

Operative Therapie
- **Indikationen:** Im Falle von Komplikationen (s.o.) sollte die Therapie interdisziplinär mit der Viszeralchirurgie festgelegt werden. Eine operative Resektion wird notwendig, wenn postprandiale Schmerzen bestehen, die durch konservative Therapie (inklusive endoskopischer Dilatation) zu nicht beherrschbaren rezidivierenden Subileusereignissen führen oder wenn Kolonstenosen vorliegen, deren Dignität ohne Operation nicht definitiv zu klären ist.

> **Merke:** Der **Nachweis von Stenosen** allein stellt **keine Operationsindikation** dar. Auch hier führt das klinische Beschwerdebild.

  - Eine **absolute Operationsindikation** besteht hingegen bei „hohen" enterokutanen Fisteln mit Hautreaktionen, blind endenden retroperitonealen Fisteln und enterovesikalen Fisteln (Gefahr von rezidivierenden Harnwegsinfekten und Urosepsis).
  - Eine **relative Operationsindikation** besteht bei distalen enterokutanen Fisteln und enterovaginalen Fisteln. Analfisteln sollten nur therapiert werden, wenn sie symptomatisch sind.
- **Operationsverfahren:**
  - Bei Abszess- oder Fistelverhalt sollte zur Entlastung eine **interventionelle Drainage** erfolgen. Bei intraabdominellen Abszessen erfolgt zunächst die interventionelle Drainage und dann die Operation im Intervall.
  - Bei therapierefraktärer **Kolitis** ist die Kolektomie, je nach Rektumbefall, als Ileorektostomie oder Anlage eines definitiven Ileostomas zu erwägen.

Therapie der Colitis ulcerosa
Allgemeines
Ein positiver Einfluss von Diätberatung und Ernährungsform (enteral/parenteral/Trinknahrung) auf die Krankheisaktivität ist nicht generell nachgewiesen.

Remissionsinduktion
- **Schub leichter oder mittlerer Aktivität bei distalem Befall**
  - **Topische Aminosalizylate**. Diese gelten bei topischer Anwendung gegenüber Steroiden als überlegen. Topische Mindestdosis 1 g/d, höhere Dosen scheinen keinen zusätzlichen Vorteil zu bringen.
  - **Proktitis:** als Suppositorien
  - **Proktosigmoiditis:** als Schäume oder Klysmen (durch den After einzubringende Schaum- oder Spüllösungen).
- **Therapieversagen der Initialtherapie**
  - **Zusätzlich topische Steroide,** rektal als Schaum oder Klysma appliziert; bei gleichem Wirkungsergebnis hat sich Budesonid bei rektaler Instillation als nebenwirkungsärmer als systemisch wirksame Steroide etabliert. Empfohlene Applikationsdauer: mindestens 4 Wochen.
  - Bei Versagen dieser Therapie sollten die **Steroide oral** (systemisch) verabreicht werden.
  - Bei Ausdehnung bis zur linken Flexur ist die Kombination topischer Steroide mit **oralen Aminosalizylaten** häufig wirkungsvoll.
- **Schwerer Schub einer distalen Colitis**
  - Kombinationstherapie aus **systemisch wirksamen Steroiden** (1 mg/kg KG p.o.) **und Mesalazin** in **topischer** Anwendung.
  - Es existieren keine pharmakokinetischen Vorteile einer intravenösen gegenüber einer oralen Steroidapplikation!
- **Subtotale Colitis oder Pancolitis leichter bis mittlerer Aktivität**
  - **Orale Aminosalizylate** (3-4 g/d): Zwischen den einzelnen Aminosalizylaten (Sulfasalazin, Balsalazid, Osalazid, Mesalazin) scheint bei Applikation entsprechender Äquivalenzdosen kein relevanter Wirksamkeitsunterschied zu bestehen.
  - Therapieversagen: **zusätzlich orale Steroide** mit systemischer Wirksamkeit (1 mg/kg KG)
- **Chronisch aktiver Verlauf**
  - **Azathioprin** (2-2,5 mg/kg KG/d) oder **6-Mercaptopurin** (1-1,5 mg/kg KG/d)
  - Ein Therapieversagen kann frühestens nach 4-6 Monaten festgestellt werden.

Steckbrief

- Bei Ansprechen der Therapie sollte diese 3-5 Jahre fortgesetzt werden.
- Alternativ evtl. **Methotrexat** (20–25 mg p.o. oder i.m. 1x/Woche; 10–15 mg oral oder i.m. 1x/Monat)
- In Abhängigkeit von Krankheitsdauer (Dysplasierisiko), Krankheitsaktivität und/oder Versagen der immunsuppressiven Therapie evtl. Kolektomie (s.u.)

■ **Schwerer Schub**
- **Systemische Steroide** häufig in Kombination **mit oralen Aminosalizylaten**. Wegweisende Daten aus kontrollierten Studien sind aktuell noch nicht vorhanden.
- Unverträglichkeit gegen Steroide (z.B. Steroidpsychose) oder Therapieversagen: **Cyclophosphamid** (2–4 mg/kg KG/d i.v. als Dauerinfusion) oder **Tacrolimus** (0,1–0,2 mg/kg KG/d i.v.). Auf toxische Nebenwirkungen und Erreichen der erforderlichen Wirkspiegel ist zu achten.
- Die Infusionstherapie im fulminanten Schub erfolgt nach der erforderlichen Kompensation des Verlustes. Das Konzept der Ruhigstellung (*bowel rest*) des Darmes durch parenterale Ernährung hat sich nicht bewährt.

Remissionserhaltung

Mittel der ersten Wahl zur Remissionserhaltung sind **Aminosalizylate** (Applikationsform oral oder rektal). Bei Versagen muss zunächst erneut eine Schubtherapie erfolgen und damit erneut eine Remissionsinduktion erzielt werden. In Abhängigkeit von der patientenindividuellen Situation wird dann entschieden, ob erneut die ursprüngliche Modalität der Remissionserhaltung weiter zur Anwendung kommt oder ein alternatives Regime. Alternativ könnte eine oral-rektale Kombinationstherapie mit Aminosalizylaten, eine Erhöhung der oralen Dosis an Aminosalizylaten oder eine Therapie mit Azathioprin/6-Mercaptopurin zum Einsatz kommen. Kortikosteroide sind für die Remissionserhaltung nicht geeignet.

Operative Therapie

■ **Indikationen**: freie oder gedeckte Perforation, medikamentös therapierefraktärer chronisch aktiver Verlauf, fulminanter Schub, therapierefraktäre Blutung, therapierefraktäres toxisches Megakolon, hochgradige intraepitheliale Neoplasie (DALM - dysplasia-associated lesion or mass), Karzinome, Stenosen unklarer Dignität.
■ **Operationsverfahren**: 1. Proktokolektomie mit ileo-pouch-analer Anastomose (Entfernung des gesamten Dickdarmes und Neukonstruktion eines Mastdarmersatzes); 2. definitives Ileostoma.

Andere Therapiemodalitäten

■ **Therapie mit anti-TNF-α Antikörpern**: indiziert bei Patienten mit mittelschwerer bis schwerer aktiver Colitis ulcerosa, die auf eine konventionelle Therapie, einschließlich Kortikosteroiden und 6-Mercaptopurin oder Azathioprin, unzureichend angesprochen haben, oder eine Unverträglichkeit oder medizinische Gegenanzeige für solche Therapien haben.
■ **Leukozyten- oder Granulozytenapharese**: positive Ergebnisse in der Behandlung der steroidrefraktären Colitis ulcerosa; eine Anwendung dieses experimentellen Verfahrens sollte bislang allerdings nur innerhalb von Studien erfolgen.
■ **Langzeittherapie mit Aminosalizylaten**: Verringerung der Häufigkeit von Rezidiven und Reduktion des Risikos für kolorektale Karzinome (sogar unter das Risiko der gesunden Normalbevölkerung!).

Prognose

■ **Morbus Crohn:** Verlauf schubweise mit einer Rezidivhäufigkeit von 30% nach 1 Jahr und 40% nach 2 Jahren. Bei optimaler Therapie hat die Mehrzahl der Patienten eine normale Lebenserwartung. Wegen des erhöhten Risikos für kolorektale Karzinome sind regelmäßige Kontrollkoloskopien erforderlich (s. Infobox 8.4). Morbus Crohn ist nicht heilbar.
■ **Colitis ulcerosa:** Patienten mit isolierter Proktosigmoiditis haben eine gute Prognose mit normaler Lebenserwartung. Bei Patienten mit Erkrankung des gesamten Kolons (Pancolitis) liegt die 10-Jahresmortalitätsrate bei 5-10%. Bei 25% dieser Patienten wird eine Proktokolektomie durchgeführt. Wegen des erhöhten Risikos für kolorektale Karzinome sind regelmäßige Kontrollkoloskopien erforderlich (s. Infobox 8.4). Die Colitis ulcerosa ist durch Proktokolektomie heilbar.

Fall 8

Ihr Alltag

Ein 43-jähriger Patient mit bekanntem Morbus Crohn wird zu Ihnen in somnolentem, aber erweckbarem Zustand in die Notfallambulanz eingeliefert und klagt über akute, vor 12 Stunden aufgetretene Bauchschmerzen im rechten Mittelbauch mit Ausstrahlung in alle Quadranten. Erbrechen von initial galliger, zuletzt nach Stuhl riechender Flüssigkeit (so genanntes Miserere). Letzter Stuhlabgang (kleine Portion) vor 72 Stunden. Gleichzeitig nach eigenen Angaben seit einigen Stunden Fieber > 39 °C.

Bei der körperlichen Untersuchung akutes Abdomen, Peritonismus, in der rektalen Untersuchung keinerlei Stuhl am Fingerling. Körpertemperatur 39,5 °C, Puls 120/min, RR systolisch 85 mmHg, Lunge und Herz auskultatorisch unauffällig.
Die Labordiagnostik liefert folgende Befunde: Hb 8,7 g/dl, Leukozyten 25.300/µl, Thrombozyten 87.000/µl, INR 2,0, PTT 43 s, Kreatinin 1,5 mg/dl, CRP 18,6 mg/dl.

Fragen

1. Wie lautet Ihre Verdachtsdiagnose?
2. Welche Diagnostik schlagen Sie vor, um die Diagnose zu sichern?
3. Handelt es sich aus Ihrer Sicht hier um einen Notfall mit dringlicher Handlungsindikation?
4. Was tun Sie jetzt bei gesicherter Diagnose?

Lösungen

1. Mechanischer Ileus
2. Abdomensonografie: Komplette Darmstenose im terminalen Ileum. Röntgen-Abdomen-Übersicht: freie Luft (Perforation) unter der Zwerchfellkuppel
3. Ja. Es besteht der Verdacht auf eine lebensbedrohliche Komplikation im Rahmen des bekannten Morbus Crohn: Entzündlicher Dünndarmverschluss mit Perforation. Die sofortige Operation ist erforderlich!
4. Bis zur Operation Maßnahmen zur Stabilisierung der Situation: sofortige Volumengabe, Antibiose mit Gyrasehemmer und Metronidazol oder einem Carbapenem, ggf. Schmerzmedikation.

Fall 9

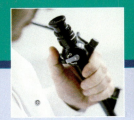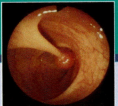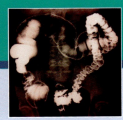

Hans-Georg Lamprecht

Fall 9

42-jähriger Patient mit starken Oberbauchschmerzen und rezidivierendem Erbrechen – Stationäre Einweisung durch den ärztlichen Notdienst.

„Seit heute Nacht habe ich immer schlimmer werdende Bauchschmerzen, die rund um den Bauch in den Rücken ausstrahlen. Die Schmerzen sind kaum auszuhalten. Ich habe mich dreimal erbrochen, dabei kamen am Anfang noch Reste des Essens von gestern Abend, danach nur noch gelbliche Flüssigkeit. Mir ist immer noch übel und ich muss vermehrt aufstoßen. Daraufhin hat meine Frau heute Morgen gegen 8 Uhr den ärztlichen Notdienst gerufen, der mich hierher eingewiesen hat".

An welche möglichen Ursachen der Beschwerden denken Sie? Beachten Sie dabei die Charakteristik des Schmerzes.

Der Patient wird unter dem Bild eines „akuten Abdomens" mit stark reduziertem Allgemeinzustand eingeliefert. Leitsymptom sind die akut aufgetretenen starken Bauchschmerzen, die im Verlauf an Intensität zunehmen sowie deren gürtelförmige Ausstrahlung in den Rücken. Diese Symptome sind typisch für eine akute Pankreatitis. Aber auch andere Ursachen sind in Betracht zu ziehen.

DD akutes Abdomen:
- perforiertes Magen- oder Duodenalulkus (evtl. kurzes schmerzfreies Intervall)
- akute Cholezystitis (meist rechtsseitige Oberbauchschmerzen, ev. Ausstrahlung in die rechte Schulter)
- Nierenkolik (krampfartiger Schmerz)
- Mechanischer Ileus
- Akute Appendizitis
- Divertikulitis
- Akuter Schub einer chronischen Pankreatitis (Anamnese)
- Hinterwandinfarkt (meist keine gürtelförmige Ausstrahlung)
- Lungenembolie (infradiaphragmale Symptomatik).

9.1 Anamnese

Was würden Sie jetzt vom Patienten wissen wollen, welche Fragen stellen Sie ihm gezielt zusätzlich zu der normalen internistischen Anamnese?

Eine gezielte Anamnese und eine gründliche körperliche Untersuchung sind der eigentliche Schlüssel zur Diagnosestellung. Die wichtigsten Fragen finden Sie in der folgenden Tabelle.

Frage	Hintergrund der Frage	Antwort des Patienten
Haben Sie derartige Beschwerden früher schon einmal gehabt?	Zeitlicher Verlauf einer Erkrankung: ■ akutes Erstereignis ■ akut-rezidivierendes Ereignis ■ chronisch-rezidivierender Verlauf Der Verlauf der akuten Pankreatitis ist anders als der der chronischen Pankreatitis. Bei Rezidiv-Episoden einer akuten oder auch einer chronischen Pankreatitis können die Patienten die Beschwerden häufig gut einschätzen.	Nein, solche Bauchschmerzen habe ich noch nie gehabt.
Hatten Sie von Anfang an kontinuierliche Bauchschmerzen, die gürtelförmig in den Rücken ausgestrahlt sind? Oder ist diesen Schmerzen ein wellenförmiger, kolikartiger Schmerz vorausgegangen?	Bei der biliären Pankreatitis geht der eigentlichen Pankreatitis oft eine Gallenkolik voraus.	Nein. Schmerzen, die in Wellen aufgetreten sind, hatte ich nicht. Im Gegenteil, die Schmerzen waren dauerhaft da und sind mir bis in den Rücken gezogen.
Wann genau sind die Schmerzen aufgetreten?	Die Prognose einer akuten Pankreatitis wird mit verschiedenen Scores u.a. mit dem Ranson-Score ermittelt. Die Prognose-Parameter, die in diesen Score einfließen (z.B. Leukozyten, Hämatokrit etc.) müssen bei Aufnahme und 24–48 Stunden nach Symptombeginn bestimmt werden (s. auch Infobox 9.1). CRP ist ein weiterer prognostisch unabhängiger Faktor, der allerdings nicht Bestandteil des Ranson-Scores ist. Dieser Parameter ist erst 36 Stunden nach Krankheitsbeginn aussagekräftg.	Ich bin aufgrund der starken Schmerzen etwa um 2 Uhr nachts aufgewacht, da war ich gerade eine Stunde zu Hause und noch ganz schön angetrunken. Heute morgen als meine Ehefrau den Notdienst gerufen hat, waren die Schmerzen fast unerträglich.
Trinken Sie regelmäßig Alkohol bzw. wie viel Alkohol haben Sie gestern getrunken?	Die beiden häufigsten Ursachen einer akuten Pankreatitis sind: ■ Alkoholabusus ■ Gallensteine Präpapilläre Gallensteine obstruieren den gemeinsamen Ausführungsgang von Ductus hepaticocholedochus (DHC) und Ductus pancreaticus (auch D. wirsungianus genannt), woraus ein Rückstau von Galle und Pankreassekret resultiert.	Normalerweise trinke ich drei Bier am Tag. Aber gestern Abend habe ich viel mehr getrunken als sonst. Außer Bier habe ich auch noch Schnaps getrunken.
Sind bei Ihnen Gallensteine bekannt?	Die durch Gallensteine ausgelöste Pankreatitis nennt man biliäre Pankreatitis.	Nein.
Wie alt sind Sie?	Eine Pankreatitis im Kindes-, Jugend- oder im jungen Erwachsenenalter sollte immer an eine ungewöhnliche Ätiologie denken lassen, z.B. hereditäre Pankreatitis bei Kindern und Jugendlichen. Das Alter ist einer der Prognosefaktoren (ein Alter > 55 Jahre ist mit einer schlechteren Prognose verbunden), die in den Ranson-Score eingehen (s. auch Infobox 9.1)	Ich bin 42 Jahre alt.

Frage	Hintergrund der Frage	Antwort des Patienten
Sind Sie schon einmal ernsthaft krank gewesen?	Vorerkrankungen können einen Hinweis auf die Ursache der aktuellen Symptomatik geben. Begleiterkrankungen sind eine wichtige Information für die Therapieplanung.	Ich bin noch nie ernsthaft krank gewesen. Dies ist mein erster Krankenhausaufenthalt.
Nehmen Sie regelmäßig Medikamente ein?	Ursache für die aktuelle Symptomatik könnte eine Nebenwirkung eines Medikamentes sein.	Nein.

Fassen Sie die wesentlichen aus der ersten Inspektion und Anamnese gewonnenen Erkenntnisse zusammen und interpretieren Sie die gewonnenen Erkenntnisse!

Der Patient wird unter dem Bild eines akuten Abdomens eingeliefert. Der typische Schmerzcharakter und die gürtelförmige Schmerzausstrahlung in den Rücken machen eine akute Pankreatitis zur wahrscheinlichsten Verdachtsdiagnose. Andere Ursachen sind jedoch nicht ausgeschlossen! Der vom Patienten angegebene Alkoholexzess spricht für eine alkoholische Genese. Hinweise auf eine biliäre oder medikamentöse Genese ergeben sich aus der Anamnese nicht.

Gibt es Fragenbereiche, die Sie noch nicht (ausreichend) berücksichtigt haben?

Im Vordergrund steht die Bestätigung der Verdachtsdiagnose akute alkoholische Pankreatitis und der Ausschluss anderer Ursachen eines akuten Abdomens (s. DD eines akuten Abdomens bzw. einer akuten Pankreatitis). Neben Alkoholkonsum und Choledocholithiasis gibt es eine Reihe anderer Ursachen für eine akute Pankreatitis, die selten sind, aber dennoch ausgeschlossen werden müssen. Auch Bauchtraumen, Virusinfektionen sowie Stoffwechselstörungen (ausgeprägte Hyperkalzämie bei primärem Hyperparathyreoidismus) kommen als Ursache in Betracht und sollten daher bei der Anamnese und im Rahmen der Labordiagnostik – ggf. auch zu einem späteren Zeitpunkt – abgeklärt werden. Hinsichtlich der weiteren Ursachen für eine akute Pankreatitis s. Steckbrief.

9.2 Körperliche Untersuchung

Der nächste Schritt auf dem Weg zur Diagnosesicherung ist die körperliche Untersuchung. Entscheidend für die Verlaufsbeurteilung eines akuten Abdomens ist die Erhebung eines exakten Abdominalbefunds und die genaue Dokumentation in der Patientenakte, um z.B. eine kontinuierliche klinische Verlaufsbeurteilung durch ablösende Kollegen möglich zu machen. Weiterhin sind die Vitalparameter zu erfassen und die übrigen Organsysteme systematisch zu überprüfen.

9.2 Körperliche Untersuchung

besonders achten auf	mögliche Befunde/Hinweise	Befunde des Patienten
Punctum maximum (P.m.) des Schmerzes	Schmerzlokalisation: - Epigastrium mit gürtelförmiger Ausstrahlung: typisch für Pankreatitis. - Epigastrium ohne gürtelförmige Ausstrahlung: nicht typisch für Pankreatitis; Verdacht auf Ulkus. - P.m. im rechten Oberbauch: Verdacht auf Cholezystitis; geht häufig mit einer biliären Pankreatitis einher. - Oberbauch-Schmerzen und einseitig klopfschmerzhaftes Nierenlager: Verdacht auf Nierenkolik.	Spontan- und Druckschmerz im Epigastrium mit gürtelförmiger Ausstrahlung in den Rücken.
Abwehrspannung	Abwehrspannung ist ein Zeichen der peritonealen Reizung, die bei schweren Formen der Pankreatitis auftritt. Abwehrspannung ist allerdings auch ein Befund, der bei vielen anderen Ursachen eines akuten Abdomens auftritt.	Keine eigentliche Abwehrspannung, aber diffuse Anspannung der Bauchdecken. Das Abdomen ist palpatorisch nicht hart, sondern von gummiartiger Konsistenz (sog. „Gummibauch" – der Bauch ist teigig weich und gebläht).
Darmgeräusche	Ein reflektorischer paralytischer Ileus tritt häufig bei Pankreatitis auf.	Fehlende Darmgeräusche (sog. „Grabesstille").
Haut/Bindehaut	Ein Sklerenikterus (Gelbfärbung der Bindehaut) deutet auf einen präpapillären Gallengangsverschluss als Ursache der Pankreatitis hin.	Kein Sklerenikterus.
Vitalparameter	- Häufig Tachykardie und niedriger Blutdruck (RR) infolge des intravasalen Flüssigkeitsverlustes. RR kann zunächst auch erhöht sein, z.B. als Folge des ausgeprägten Schmerzes! - Häufig erhöhte Temperaturen im Bereich bis 38,5 °C (max. bis 39 °C) - Tachypnoe bedingt durch Schmerzen im Abdomen oder durch (beginnendes) Lungenversagen **Merke:** Vitalparameter können auch in Folge eines Alkoholentzuges verändert sein (typisch: Tachykardie, Hypertonie, Schweißigkeit, Unruhe).	- RR 100/60 mmHg (↓), Herzfrequenz (HF) 130/min (↑); somit positiver Schock-Index - Körpertemperatur 38,3 °C (↑) - Atemfrequenz (AF) 25/min (↑) - O_2-Sättigung 93% (↔)
Vigilanz	Verschlechterte Vigilanz ist häufig auf Alkoholentzug zurückzuführen.	Wach, ansprechbar, orientiert, wirkt nicht alkoholisiert.

Bewerten Sie die erhobenen Befunde in der Zusammenschau mit der Anamnese! Welche weitere Diagnostik veranlassen Sie und warum?

Die erhobenen Befunde in Zusammenschau mit der Anamnese verstärken den Verdacht auf das Vorliegen einer akuten Pankreatitis. Der rasche Verlauf und die zunehmende Verschlechterung des Allgemeinzustands sowie die eingeschränkten Vitalparameter zeigen, dass der Patient schwer krank ist. Die Schmerzcharakteristik und der Untersuchungsbefund (epigastrischer Spontan- und Druckschmerz mit gürtelförmiger Ausstrahlung, sog. „Gummibauch", paralytischer Ileus) sind typisch für eine Pankreatitis. Die Anamnese eines Al-

koholexzesses vor Beginn der Symptomatik spricht für eine alkoholische Genese.
Von entscheidender Bedeutung sind nun die Labordiagnostik und die apparative Diagnostik, bei der der Schwerpunkt auf bildgebenden Verfahren zur Darstellung des Pankreas und seiner Umgebung liegt.

9.3 Labordiagnostik

Methode	Indikation und Sinn der Untersuchung	Ergebnisse des Patienten
Pankreasenzyme: Amylase und Lipase	Eine Erhöhung der Pankreasenzyme sichert die Diagnose, hat aber keinen eigenständigen prognostischen Wert, d. h. die Höhe der Pankreasenzyme gibt keinen Hinweis auf die Schwere und Prognose des Krankheitsbildes. **Merke:** Ein Anstieg der Amylase und Lipase < dem 3-fachen der oberen Norm sprechen nicht für eine Pankreatitis!	Amylase 1.400 U/l (↑↑↑) Lipase 5.500 U/l (↑↑↑)
Blutbild	Leukozyten* als Entzündungsparameter	Leukozyten 25.000/µl (↑↑)
	Hämoglobinkonzentration (Hb) bzw. Hämatokrit* steigen als Folge des intravasalen Flüssigkeitsverlustes; nach einer effektiven therapeutischen Intervention (Volumentherapie) sinken diese Parameter wieder.	Hb 16,5 g/dl (↑), Hämatokrit 49,5% (nur geringfügig erhöht, oberer Referenzbereich 49%; 48 Stunden später wird als Ausdruck der suffizienten Flüssigkeitssubstitution ein Hämatokrit von 40% bestimmt)
LDH* und Laktat	Diese Parameter steigen in Folge einer Gewebe-Ischämie an.	LDH 400 U/l (↑↑) Laktat 4,2 mmol/l (↑↑)
Transaminasen (GOT* und GPT)	■ Hinweise auf biliäre Genese der Pankreatitis? ■ GOT geht in den Ranson-Score ein	GOT 50 U/l (↑) GPT 100 U/l (↑)
Cholestaseparameter (AP, γGT) und Bilirubin	γGT ist häufig bei chronischem Alkoholismus erhöht.	AP 170 U/l (↑) γGT 45 U/l (↔) Bilirubin gesamt 1,2 mg/dl
Glukose*	Im „Stress" häufig erhöht.	Glukose 210 mg/dl (↑↑)
Kalzium*	Bei der Pankreatitis ist Kalzium häufig erniedrigt.	Kalzium 1,8 mmol/l (↓)
CRP	CRP, das nicht in den Ranson-Score eingeht, ist als Prognoseparameter erst 36 Stunden nach Krankheitsbeginn aussagekräftig. Ein CRP von über 20 mg/dl 36-48 Stunden nach Krankheitsbeginn macht einen nekrotisierenden Verlauf der Pankreatitis wahrscheinlich.	CRP 10 mg/dl (↑)
Elektrolyte (Na, K)	Häufig Elektrolytentgleisungen infolge: ■ Hypovolämie ■ Azidose ■ Nierenversagen ■ therapeutischer Intervention	■ Natrium 138 mmol/l (↔) ■ Kalium 3,2 mmol/l (↓)

Methode	Indikation und Sinn der Untersuchung	Ergebnisse des Patienten
Nierenwerte (Kreatinin, Harnstoff*)	Insbesondere bei der Pankreatitis häufig Nierenversagen	Kreatinin 0,8 mg/dl (↔) Harnstoff 32 mg/dl (↔)
Säure-Basen-Status (pO$_2$*, pCO$_2$, BE*)	Die arterielle Blutgasanalayse gibt Informationen über mögliche pulmonale Komplikationen.	Bei Raumluft: ■ pO$_2$ 65 mmHg (↔) ■ pCO$_2$ 30 mmHg (↓) ■ BE -3 mmol/l (↔)
Gerinnungswerte	In Hinblick auf eine möglicherweise kurzfristig erforderliche Intervention; z.B. ERC (endoskopische retrograde Cholangiografie) und das damit zusammenhängende Blutungsrisiko im Falle der Erfordernis einer Papillotomie.	■ INR 1,0 (↔) ■ PTT 30 Sek. (↔)

Die mit einem Stern (*) markierten Parameter gehen in den akuten bzw. den nach 48 Stunden Therapie ermittelten Ranson-Score ein; s. Infobox 9.1.

Infobox 9.1

Ranson-Kriterien zur Einschätzung der Schwere einer akuten Pankreatitis

Anhand der Pathophysiologie einer akuten Pankreatitis (s. Steckbrief) lassen sich Prognosefaktoren ableiten, die unter anderem in den so genannten **Ranson-Score** eingehen:
- Leukozytose (als Entzündungsmarker)
- LDH (als Ischämie-Marker)
- Arterieller pO$_2$ (als Marker einer pulmonalen Funktionsstörung)
- Flüssigkeitsbedarf innerhalb der ersten 48 Stunden und Veränderung des Hämatokrits (zeigen den Volumenverlust an)
- Basendefizit (als Ausdruck des „Schockgeschehens")
- Hyperglykämie (als Ausdruck des „Stresses")
- Harnstoff (als Marker der Niereninsuffizienz)
- Erniedrigung des Kalziums (Präzipitation von Kalzium in den Fettgewebsnekosen im Retroperitoneum)

Für die Einschätzung der Schwere der akuten Pankreatitis ist es von besonderer Bedeutung, dass das Krankheitsbild in den ersten 48 Stunden eine ausgeprägte Entwicklung nimmt. Manche Patienten wirken vor allem wegen der heftigen Schmerzen zunächst sehr schwer krank und nehmen dann einen relativ milden und komplikationsfreien Verlauf. Umgekehrt gibt es Patienten, die zunächst nicht sehr krank wirken und dann einen sehr schweren Verlauf nehmen, weil sie unerwartet viel Flüssigkeit ins Retroperitoneum verlieren. Dieser Eigenart der akuten Pankreatitis tragen der

Bei Aufnahme	Nach den ersten 48 h
Alter > 55 Jahre	Hämatokritzunahme > 10% (z.B. von initial 35% auf 46%)
Leukozyten > 16.000/μl	Zunahme des Harnstoffes > 10,7 mg/dl
Glukose > 200 mg/dl	Kalzium < 2 mmol/l
LDH > 350 U/l[a]	P$_a$O$_2$ < 60 mmHg
GOT > 250 U/l[a]	Basendefizit > 4 mmol/l
	Flüssigkeitssequestration: > 6 l

[a] Diese Werte beziehen sich auf die alte Messung bei Raumtemperatur; seit 2002 wird in Deutschland bei 37 °C gemessen, sodass die Werte dann etwa doppelt so hoch liegen.

> **Infobox 9.1**
>
> sog. Ranson-Score und auch andere Score-Systeme Rechnung, indem diese eine Reevaluation nach 48 Stunden Therapie mit einbeziehen. Ein Hämatokrit von über 44% bei Aufnahme ist ein Parameter für eine schlechte Prognose, weil ein Anstieg des Hämatokrits in diesen Bereich Ausdruck einer zum Messzeitpunkt bereits ausgeprägt bestehenden Flüssigkeitssequestration in das Retroperitoneum ist.
> Pro zutreffendes Kriterium wird ein Punkt vergeben; aus der Summe errechnet sich dann der Schweregrad der akuten Pankreatitis. Bei einem Summenwert von bis zu zwei Punkten spricht man von einer milden Pankreatitis, bei über drei Punkten ist von einer schweren Verlaufsform auszugehen.
> 0-2 Punkte: Mortalität < 1%, leichte Pankreatitis, gute Prognose
> 3-4 Punkte: 15% Mortalität, schwere Pankreatitis
> 5-6 Punkte: 40% Mortalität, sehr schwere Pankreatitis
> > 6 Punkte: > 90% Mortalität, nicht beherrschbare Pankreatitis

9.4 Apparative Diagnostik

Die bildgebenden Verfahren (Abdomensonografie, Röntgen-Abdomen, CT) haben in erster Linie die Aufgabe, das Pankreas und seine Umgebung sowie Gallenblase und Gallengang darzustellen.

Methode	Indikation und Sinn der Untersuchung	Ergebnisse des Patienten
Abdomensonografie	Methode der Wahl bei der Darstellung der Umgebung des Pankreas, der Gallenblase und des Gallengangs. Das Pankreas selbst ist in der akuten Pankreatitis oft nicht gut darstellbar. Vorteile der Sonografie: ■ sehr aussagekräftig ■ rasch verfügbar ■ einfache Durchführung ■ kostengünstige Methode ■ keine Strahlenbelastung, daher hervorragend für Verlaufskontrollen geeignet! **Pankreas:** ■ Größe (Schwellung)? ■ Aufstau des D. wirsungianus (Papillennahes Konkrement) ■ Raumforderungen	■ Der Pankreaskopf (caput) ist stark ödematös aufgetrieben und unscharf gegenüber der Umgebung abgegrenzt. Pankreaskörper (corpus) und Pankreasschwanz (cauda) sind aufgrund von Darmgasüberlagerung nur eingeschränkt darstellbar. ■ Der D. wirsungianus ist bei der akuten Pankreatitis nicht beurteilbar. ■ Eine umschriebene Raumforderung im Sinne eines Tumors ist nicht erkennbar.

Methode	Indikation und Sinn der Untersuchung	Ergebnisse des Patienten
	■ Verkalkungen als Zeichen einer chronischen Pankreatitis	■ Verkalkungen sind nicht erkennbar.
	■ umgebende freie Flüssigkeit	■ Bei Aufnahme wenig umgebende freie Flüssigkeit.
	■ Exsudate auf den Gerotafaszien	■ Keine Exsudate auf den Gerotafaszien.
	Gallenblase:	
	■ Konkrementnachweis	■ Kein Nachweis von Konkrementen oder Schlamm (Sludge) in der Gallenblase. Entscheidender Befund, der die Annahme der Alkohol-Genese dieser Pankreatitis untermauert
	Morphologische Zeichen einer Cholezystitis	■ Die Gallenblase ist leicht vergrößert mit 7 cm in der Längsachse (Patient ist schmerzbedingt seit Stunden nüchtern). ■ Kein Hinweis auf Cholezystitis, da keine Verdickung der Gallenblasenwand, keine Schichtung der Wand und keine freie Flüssigkeit um die Gallenblase
	DHC: ■ extra-/intrahepatische Cholestase (sehr gute Aussagefähigkeit der Sonografie) ■ Gangkonkremente (eingeschränkte Sensitivität der Sonografie) ■ papillennahes Konkrement (schlechte Sensitivität der Sonografie)	■ Die Gallenwege sind nicht erweitert, somit liegt keine mechanische Cholestase vor. ■ Keine Konkremente im DHC, keine präpapillären Konkremente erkennbar.
	Leber: Umbauzeichen als Folge einer nutritiv-toxischen Organschädigung (Alkoholabusus)	■ Die Leber zeigt eine Ausdehnung von 14 cm in der rechten MCL. ■ Die Oberfläche ist glatt. ■ Die Parenchymstruktur ist homogen verdichtet (echoreich) mit normalen Gefäßstrukturen. ■ Raumforderungen sind nicht erkennbar. ■ Der Pfortaderfluss ist regelrecht prograd (in die Leber gerichtet) und mit 20 cm/Sek. normal schnell. ■ Die A. hepatica und die Lebervenen sind frei durchflossen. ■ Somit keine morphologischen Zeichen eines Leberumbaus (höckrige Oberfläche, Organverkleinerung, Gefäßrarefizierung, Pfortaderflussverlangsamung, etc.)
Röntgen-Übersichtsaufnahme des Abdomens	Wichtige, einfach durchzuführende (kostengünstige) und rasch verfügbare Diagnostik:	

Methode	Indikation und Sinn der Untersuchung	Ergebnisse des Patienten
	■ Ausschluss von Perforationen gastrointestinaler Hohlorgane (z.B. perforierendes Duodenalulcus).	■ Keine freie Luft im Abdomen.
	■ Ausschluss einer Behinderung der Darmpassage (Ileus; dann Zeichen der Luftüberblähung) als wichtige und therapeutisch wegweisende Differenzialdiagnose kolikartiger Oberbauchschmerzen.	■ Keine Spiegelbildungen im Darmlumen (somit kein Ileus). ■ Leicht meteoristisch aufgeblähtes Colon transversum.
	■ Nachweis von Pankreasverkalkungen (Zeichen der chronischen Pankreatitis).	■ Keine Verkalkungen nachweisbar (weder im Pankreas noch in der Gallenblase).
	■ Gallensteinschatten (Hinweis auf biliäre Genese).	■ Keine Gallensteinschatten.
CT-Abdomen/-Becken	Die Methode der Sonografie kann in ihrer Aussagekraft limitiert sein, z.B. durch schlechte Darstellungsmöglichkeit bei sehr adipösen Patienten oder bei Darmgasüberlagerungen (Meteorismus) der zu beurteilenden Organe. In diesen Fällen kann das CT wertvolle Zusatzinformationen liefern (s. Infobox 9.2)	Im vorliegenden Fall ist in diesem Frühstadium der Erkrankung eine CT-Diagnostik nicht erforderlich, da alle relevanten Fragestellungen zunächst sonografisch ausreichend beurteilbar sind. Allenfalls im Verlauf kann ein CT erforderlich werden, insbesondere wenn es um die Fragestellung „Pankreasnekrosen" geht

Infobox 9.2

Aussagekraft der bildgebenden Verfahren (Ultraschall, CT) bei der akuten und chronischen Pankreatitis

Untersuchungsaspekt/-frage	Ultraschall	CT
Pankreatitis/Pankreasvergrößerung	■ Pankreas selbst in der Akutsituation häufig nicht gut einsehbar, ■ aber Nachweis indirekter Zeichen der Pankreatitis: Exsudate auf den Gerotafaszien.	■ Stellt die Pankreasschwellung und die Exsudate gut dar.
Pankreasnekrose	Die Sonografie kann die Pankreasperfusion bzw. eine mögliche Nekrose nicht adäquat darstellen.	„Goldstandard" für die Darstellung von Pankreasnekrosen (nicht durchblutete Pankreasareale zeigen keine Kontrastmittelaufnahme).
Gallensteine	Besser als CT für die Frage nach Gallenblasen-Konkrementen.	Ein CT stellt bei schlechten Untersuchungsbedingungen für den Ultraschall (Adipositas, Meteorismus) eine Alternative zum Ultraschall dar.

> **Infobox 9.2**

Untersuchungsaspekt/-frage	Ultraschall	CT
Extrahepatische oder intrahepatische Cholestase	■ Diagnose einer intrahepatischen Cholestase: Sonografie besser geeignet als CT ■ Diagnose einer extrahepatischen Cholestase: Sonografie bei nicht zu schlechten Untersuchungsbedingungen besser geeignet als CT	■ CT der Sonografie bei dieser Fragestellung unterlegen. ■ Bei schlechten Untersuchungsbedingungen CT der Sonografie bei dieser Fragestellung überlegen.
Alternative Ätiologie eines akuten Abdomens bzw. einer Pankreatitis	Alternative Ätiologie eines akuten Abdomens bzw. einer Pankreatitis: ■ Nierenkolik ■ Gallenkolik ■ intestinale Ischämie ■ Divertikulitis ■ Apppendizitis ■ EUG (Extrauterine Gravidität) CT bessere diagnostische Methode.	Alternative Ätiologie eines akuten Abdomens bzw. einer Pankreatitis: CT bessere diagnostische Methode.

9.5 Vorstellung beim Oberarzt und weitere Planung

Nach Zusammentragen aller Befunde rufen Sie Ihren Oberarzt, um das weitere Vorgehen abzusprechen. Was berichten Sie? Beachten Sie, dass es auf eine möglichst kompakte, aber dennoch umfassende Information ankommt.

Ein 42-jähriger Patient ist durch den ärztlichen Notdienst mit der Verdachtsdiagnose einer akuten Pankreatitis bei Alkoholabusus eingewiesen worden. Anamnestisch handelt es sich um ein Erstereignis. Zu beobachten ist eine progrediente Verschlechterung des Allgemeinzustandes des Patienten.
Bei der körperlichen Untersuchung findet sich ein Spontan- und Druckschmerz mit P.m. im Epigastrium und gürtelförmiger Ausstrahlung in den Rücken. Das Abdomen ist palpatorisch von gummiartiger Konsistenz. Weitere Untersuchungsergebnisse sind Meteorismus, fehlende Darmgeräusche, positiver Schock-Index, deutlich erhöhte Atemfrequenz, Körpertemperatur aktuell 38,3 °C und die O_2-Sättigung beträgt 93%.
Bei klassischer Symptom- und Befundkonstellation wurde bereits vor Einleitung weiterer Diagnostik eine Volumentherapie begonnen.
Bei der Blutentnahme wurden bestimmt:
- Blutbild, das eine Leukozytose > 16.000/µl ergibt (damit ein Punkt bei der Ranson-Score Berechnung),
- Pankreasenzyme (Amylase und Lipase weit über das 3-fache der Norm erhöht),
- Cholestaseparameter und Bilirubin (AP leicht erhöht, γGT im Normbereich, Bilirubin gesamt gering erhöht),
- Gerinnungswerte (INR/Quick, PTT) im Normbereich,
- Nierenretentionswerte (Kreatinin und Harnstoff im Normbereich),

- Serumelektrolyte (Kalzium erniedrigt (damit ein Punkt bei der Ranson-Score Berechnung), Kalium leicht erniedrigt, Natrium im Normbereich),
- Entzündungsparameter (Leukozyten und CRP erhöht),
- Transaminasen (GOT nur leicht erhöht (< 250 U/l); damit kein Punkt bei der Ranson-Score Berechnung),
- LDH (erhöht; damit ein Punkt bei der Ranson-Score Berechnung),
- Glukose (erhöht; damit ein Punkt bei der Ranson-Score Berechnung),
- Säure-Basen-Status (Basendefizit und arterieller pO_2 im Normbereich, arterieller pCO_2 erniedrigt).

Die Berechnung des Ranson-Scores ergibt für den Patienten einen Punktwert von 4; somit ist von einer schweren Pankreatitis auszugehen; die Mortalität kann auf 15% abgeschätzt werden.

Es wurde bereits eine Sonografie durchgeführt, bei der im Bereich des Pankreaskopfes die typischen Zeichen einer akuten Pankreatitis (ödematöse Schwellung, umgebende freie Flüssigkeit) zu sehen waren. Hinweise auf eine biliäre Pankreatitis finden sich weder im Labor noch in der Sonografie, sodass keine Indikation für eine ERC gegeben ist. Eine CT-Untersuchung ist gegenwärtig bei ausreichender sonografischer Beurteilbarkeit nicht erforderlich.

Infobox 9.3

ERCP, MRCP, EUS

Sonografie und CT stellen das Pankreas und die Leber sowie die Gallenblase gut dar. Die Weite des Ductus hepatocholedochus (DHC) kann mit der Sonografie in der Regel gut erfasst werden. Der Ductus pancreaticus (D. wirsungianus) kommt in der Sonografie nur zur Darstellung, wenn er erweitert ist. Für die genaue Bildgebung der beiden Gangsysteme werden andere Verfahren (ERCP, MRCP, EUS) benötigt.

ERCP (Endoskopische retrograde Cholangio-Pankreatikografie)

Durchführung
Über ein spezielles Endoskop wird Kontrastmittel in das Gallengangsystem und bei entsprechender Fragestellung auch in das Pankreasgangsystem gespritzt; anschließend wird auf dem Untersuchungstisch durchleuchtet bzw. es werden Röntgenaufnahmen angefertigt.

Indikation
Bei einer durch einen eingeklemmten Gallenstein ausgelösten **Cholangitis** ist die ERCP als Notfalleingriff das therapeutische Verfahren der Wahl; eine Antibiose allein ist nicht ausreichend. Bei einer **biliär bedingten Pankreatitis** wird die ERCP empfohlen, obwohl sich nur bei etwa 50 % der Patienten ein eingeklemmter Gallenstein nachweisen lässt. Selbst bei fehlendem Steinnachweis wird meist eine endoskopische Papillotomie durchgeführt, um bei erneutem Steinabgang einen erneuten Pankreasgangaufstau zu vermeiden. Nach einer biliären Pankreatitis ist die Cholezystektomie indiziert, auch wenn keine Cholezystitis bestanden hat, es sei denn, es bestehen schwerwiegende Kontraindikationen gegen diese Operation (sehr schlechte kardiopulmonale Situation, fortgeschrittenes Tumorleiden, sehr hohes Alter).

> **Merke:** Bei der nicht-biliären Pankreatitis hat die ERCP als therapeutisches Verfahren keinen gesicherten Wert!

Vorteil der ERCP
Der wesentliche Vorteil der ERCP im Zusammenhang mit der akuten Pankreatitis ist die **Möglichkeit zur Intervention**, d.h. zur endoskopischen Papillo(sphinktero)tomie (transduodenale Spaltung der Papilla Vateri (einschl. Sphinkter)) mit nachfolgender Steinextraktion (s. auch Steckbrief). Wegen der seitlichen Mündung der Papille in das Duodenum hat das ERCP-Gerät hierfür eine zur Seite blickende Optik und einen seitlich austretenden Arbeitskanal, an dessen Spitze mit einem Hebel (Albaran-Hebel) der Winkel verändert werden

Infobox 9.3

kann, in dem Instrumente (z.B. Darstellungskatheter, Messer, Körbchen für die Steinextraktion) aus dem Gerät herausgeführt werden.

Risiken der ERCP
Im Gegensatz zur Ösophagogastroduodenoskopie (ÖGD), die ein sehr geringes Untersuchungsrisiko aufweist, hat die ERCP nennenswerte Risiken, die bei der Indikationsstellung berücksichtigt werden müssen und über die der Patient aufgeklärt werden muss.
- **Post-ERCP-Pankreatitis** oder Verschlimmerung einer bestehenden Pankreatitis infolge Manipulation an der Papille mit dem Gerät bzw. mit Instrumenten und nach Darstellung des Pankreasganges.
- **Cholangitis** nach Darstellung des an sich sterilen Gallengangsystems mit Kontrastmittel (Untersuchungsumgebung sauber, aber nicht steril).
- **Cholangiosepsis** insbesondere bei einem eingeklemmten Konkrement oder einer Gangstenose mit resultierendem Sekretstau (z.B. bei nicht-erfolgreicher Steinextraktion oder nicht-erfolgreicher Stenosebehandlung).
- **Blutung, Perforation** bei Papillotomie (Eröffnung der Papille mit einem Papillotom), die bei therapeutischen Eingriffen unumgänglich ist, nicht aber für die rein diagnostische Darstellung der Gangsysteme.
- **Pulmonale Belastung** durch Untersuchung in Bauchlage.

In der Summe liegt das Risiko einer ERCP hinsichtlich des Auftretens nennenswerter Komplikationen (z.B. Notwendigkeit einer Bluttransfusion, Verlängerung des Krankenhausaufenthaltes, Notwendigkeit einer Intensivbehandlung) bei 1–2%.

Kontraindikationen
Unkooperativer Patient, akute hämorrhagische Pankreatitis, schwere Herzrhythmusstörungen, Herzinsuffizienz oder kurz zurückliegender Myokardinfarkt, Gerinnungsstörungen.

MRCP (Magnetresonanz Cholangio-Pankreatikografie)

Durchführung
Eine ähnliche Darstellung wie bei Durchführung einer ERCP gelingt mit der MRCP, bei der im Magnetresonanztomografen (MRT) Bilder angefertigt werden, die selektiv die Flüssigkeit in den Gallenwegen darstellen. Eine spezielle computergestützte Rekonstruktion liefert Aufnahmen, die in ihrer Aussagekraft der ERCP ähnlich sind.

Vorteile der MRCP
- Nicht-invasive Methode zur Darstellung des Gallengangsystems und der Hauptausführungsgänge des Pankreas.
- Es besteht so gut wie keine Mortalität.

Nachteil der MRCP
- Es besteht nicht die Möglichkeit einer therapeutischen Intervention.

EUS (Endoskopischer Ultraschall)

Indikation
Der distale Gallengang, der für die Frage nach einem eingeklemmten Gallenstein von Interesse ist und der mit der konventionellen Sonografie meist nicht ausreichend eingesehen werden kann, sowie der Hauptgang des Pankreas können auch mit dem EUS gut dargestellt werden.
- Klassischerweise beim Tumor-Staging (z.B. Wandinfiltration von Tumoren),
- Darstellung des DHC und des D. wirsungianus und Nachweis von Konkrementen oder Tumoren,
- bei modernen Endosonografiegeräten Durchführung endosonografisch gesteuerter Punktionen z.B. bei Pankreaspseudozysten.

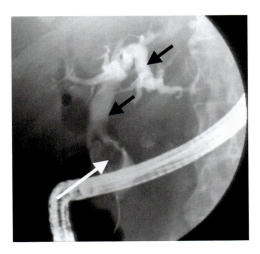

Abb. 9.1 Biliäre Pankreatitis mit großem papillennahem Gallengangstein. Schwarze Pfeile Gallengangsdilatation, weißer Pfeil Gallengangstein ohne Verkalkungen.

> **Infobox 9.3**
>
> **Durchführung**
> Diese Untersuchung erfolgt mit einem speziellen Endoskop, an dessen Spitze ein Ultraschallkopf angebracht ist, der nur eine geringe Eindringtiefe hat, aber auf diese Entfernung sehr hoch auflösende Bilder liefert. Dabei wird mittels eines Wasser-gefüllten Ballons an der Endoskopspitze ein direkter Kontakt zur Schleimhaut im untersuchten Abschnitt des Gastrointestinaltraktes hergestellt und dann ein Bild gewonnen, das nicht durch Luftüberlagerung und deren Artefakte gestört wird. Auf diese Weise können Prozesse im Pankreas ab einer Größe von wenigen Millimetern dargestellt werden!
> In dieser Hinsicht ähnelt das Verfahren dem endovaginalen Ultraschall in der Gynäkologie.

9.6 Abschließende Bewertung und Falldiskussion

Jetzt haben Sie alles, was Sie brauchen! Stellen Sie die Diagnose und begründen Sie Ihre Entscheidung!

Die Verdachtsdiagnose hat sich bestätigt - die typische klinische Symptomatik und sowie die deutliche Erhöhung der Pankreasenzyme im Labor bestätigten in eindeutiger Weise eine Pankreatitis. Anhand des für den Patienten errechneten Ranson-Score Wertes von 4 bei Aufnahme (Leukozyten > 16.000/µl, LDH > 350 U/l, Glukose > 200 mg/dl, Serum-Kalzium < 2 mmol/l) und des erhöhten CRP-Wertes ist mit einer schweren Pankreatitis bzw. einer nekrotisierenden Verlaufsform zu rechnen. Hinweise auf eine biliäre Genese finden sich weder im Labor noch in der Sonografie.

9.7 Therapeutisches Vorgehen

Welche grundsätzlichen Therapieansätze und Behandlungsmöglichkeiten gibt es?

Konservative Therapie
Wegen des häufig raschen Verlaufs und der notwendigen intensiven Therapie sollte ein Überwachungsbogen angelegt und/oder der Patient auf einer Intensivstation behandelt werden. Unmittelbar nach Stellung der Verdachtsdiagnose Einleitung einer kontrollierten massiven Volumensubstitution unter ZVD Kontrolle (Zielwert 6–10 cm Wassersäule).

- Messung von RR, Puls, Temperatur und O_2-Sättigung.
- Flüssigkeitsbilanzierung: i.v. Einfuhr, ggf. orale Einfuhr, Urinmenge (ggf. Anlage eines Harnblasen-Dauerkatheters (DK) zur exakten Bestimmung des Ausscheidungsvolumens), falls Magensonde und andere Drainagen angelegt wurden, deren Fördermenge mit einberechnen.
- Laborkontrollen (mit genauer Zeitangabe, da häufig mehrmals täglich Blut abgenommen wird! und der Parameterverlauf von Bedeutung ist): Blutbild, Hämatokrit, Blutgasanalyse, Gerinnungsstatus, Lipase, CRP, Kalzium, Glukose, Kreatinin.
- Protokollierung der engmaschig im Verlauf erstellten Untersuchungsbefunde: Vigilanz, Abdominalbefund (Schmerzen, Palpation, Auskultation (Peristaltik?), Lungenbefund).
- Ggf. Elektrolyt- und Glukosesubstitution (s. Labor).
- Analgetika nach Bedarf (Tramadol i.v. bei leichten Schmerzen, bei starken Schmerzen Pethidin iv.).
- Nahrungskarenz bis Schmerzfreiheit, dann Kostaufbau mit leichter, fettarmer Kost; bei Schmerzpersistenz > 48 h Sondenernährung, als ultima ratio total parenterale Ernährung.

- Thromboembolieprophylaxe.
- Protonenpumpenhemmer zur Prophylaxe eines Stressulkus.
- Antibiotische Therapie bei nekrotisierender oder biliärer Pankreatitis, bei Abszess, bei infizierten Pseudozysten (erst kalkulierte Therapie, dann nach Antibiogramm).
- Therapie von Komplikationen: Bei Organversagen symptomatische Behandlung (akutes Nierenversagen → Hämodialyse; Lungenversagen → kontrollierte Beatmung).

Im Anschluss an eine Pankreatitis wird unabhängig von der Genese eine absolute Alkoholkarenz für einige Monate empfohlen. Bei Patienten mit einem chronischen Alkoholproblem sollte ein Klinikaufenthalt, z.B. wegen einer akuten Pankreatitis, genutzt werden, um die Möglichkeit einer Entzugstherapie zu überprüfen und ggf. in die Wege zu leiten (Motivations-Chance nutzen!).

Minimal-invasive Therapie
- **Choledochussteine**: Endoskopische Papillotomie und Steinextraktion.
- Interventionelle Drainage symptomatischer **Pankreaspseudozysten** mit einem Durchmesser > 5 cm.
- Punktionsdrainage und Spülung bei **Pankreasabszess**.

Chirurgische Therapie
- Chirurgische Intervention bei infizierten Pankreasnekrosen und Versagen der minimal-invasiven Therapie.

Welche Therapie kommt bei Ihrem Patienten in Frage? Begründen Sie Ihre Entscheidung!

Der Patient sollte aufgrund der prognostizierten schweren Verlaufsform (4 Ranson-Kriterien bei Aufnahme erfüllt) der akuten Pankreatitis und der notwendigen engmaschigen Überwachung rasch auf die Intensivstation verlegt werden. Wegen des hohen Flüssigkeitsbedarfes bei ödematös-exsudativer Pankreatitis und unklarer Kreislaufsituation sollte ein ZVK gelegt werden. In den ersten Stunden muss massiv Volumen substituiert werden (hier initial 4 l/6 h), um zu verhindern, dass der Patient in eine relative Hypovolämie gerät, die die Mikrozirkulation im Pankreas kritisch einschränkt und die Pankreatitis damit noch weiter verschlechtert. Bei einem herzgesunden 42-jährigen Patienten gibt es keine Kontraindikation gegen dieses Vorgehen. Die weitere Volumentherapie erfolgt nach ZVD, der im Zielbereich zwischen 6 und 10 cm Wassersäule gehalten wird. Eine drohende Komplikation, nämlich das pulmonale Versagen, kann zunächst konservativ mittels Sauerstoffgabe behandelt werden.

Flüssigkeitsbilanzierung (Kontrolle der Ein- und Ausfuhr/24 h), regelmäßige Laborkontrollen (Kalzium, Nierenretentionswerte, CRP) sowie eine engmaschige klinische Untersuchung des Patienten sollten durchgeführt werden.

Des Weiteren erhält der Patient wegen sehr starker Schmerzen Pethidin i.v. (Handelsname Dolantin). Aufgrund des schweren Krankheitsverlaufs sollte zusätzlich ein CT-Thorax, -Abdomen und -Becken durchgeführt werden, um frühzeitig eine nekrotisierende Verlaufsform diagnostizieren zu können und die pulmonale Situation mit zu beurteilen (z.B. nach 24 bis 48 Stunden). Es wird die Diagnose einer ödematös-exsudativen Kopfpankreatitis mit kleineren Nekrosen und einem Pleuraerguss rechts gestellt. Bei Nachweis von Nekrosen sollte umgehend eine prophylaktische Antibiotikatherapie begonnen werden z.B. mit Imipenem (4 × 500 mg/die) über 10 Tage. Bei Erreichen einer stabilen Klinik und Schmerzfreiheit kann ein Kostaufbau begonnen werden. Zur Beurteilung der Exsudate, des Pleuraergusses und der Nekrosen wird im Intervall ein Kontroll-CT durchgeführt.

Wie geht es bei dem Patienten weiter?

Der Patient erholt sich unter engmaschiger intensivmedizinischer Betreuung zügig, sodass er am dritten Tag bereits wieder selbständig Flüssigkeit (Tee) zu sich nehmen kann. Bei weiterhin stabiler Klinik erfolgte ein Kostaufbau. Auch im Kontroll-CT zeigte sich eine deutliche Besserung des Befundes (deutlich rückläufiges Pankreasödem, keine neuerlichen Exsudate, keine neuen Nekrosen). Der Patient konnte am 8. Tag beschwerdefrei entlassen werden. Zur Prophylaxe wird dauerhaft eine absolute Alkoholkarenz empfohlen.

Infobox 9.4

Chronische Pankreatitis

Bei der chronischen Pankreatitis steht die zunehmende Zerstörung des Pankreasgangsystems, der Azinuszellmasse sowie der Inselzellmasse im Vordergrund, woraus zunächst eine exokrine und später auch eine endokrine Pankreasinsuffizienz resultieren.

Ätiologie:

- Alkoholische Genese (ca. 80%)
- Ganganomalien (z.B. Pankreas divisum – häufigste angeborene Pankreasanomalie, die auf einer nicht stattgefundenen Verschmelzung der ventralen und dorsalen Pankreasanlage beruht und einen aus diesen anatomischen Gründen schlechten Abfluss der Pankreassekrete nach sich zieht). Wahrscheinlich ist ein weiterer Faktor außer dieser Ganganomalie notwendig, um eine chronische Pankreatitis auszulösen
- Zu beachten: rezidivierende biliäre Pankreatitden führen meist nicht zur chronischen Pankreatitis.

Klinik

- **Rezidivierender Oberbauchschmerz** (> 90% der Fälle) als Leitsymptom; evtl. gürtelförmige Ausstrahlung in den Rücken; im Spätstadium oft keine Schmerzen.
- **dyspeptische Beschwerden**/Verdauungsbeschwerden (abhängig von der Nahrungsaufnahme)
- **Malabsorption** (bei exokriner Insuffizienz):
  - Gewichtsverlust
  - Fettstühle
  - Mangelerscheinungen (z.B. fettlösliche Vitamine A, D, E, K)
- **Diabetes mellitus** (bei endokriner Insuffizienz).

Diagnose

Bei der chronischen Pankreatitis kommt es zu narbigen Veränderungen am Pankreasgangsystem. In den verschiedenen bildgebenden Verfahren (s. Infobox 9.3) finden sich Verplumpungen der Seitenäste, Kaliberschwankungen des Hauptganges, Verkalkungen und Pseudozysten (s.u.; diese stehen entweder mit dem Gangsystem in Verbindung und sind damit in der ERCP nachweisbar oder sind vom Gangsystem abgekoppelt und damit in der ERCP nicht nachweisbar). Die Azinuszellmasse nimmt ab und es kommt zur exokrinen Pankreasinsuffizienz. Sie äußert sich in der Malabsorption von Fett mit Steatorrhoe (Fettdurchfall; vermehrte Fettausscheidung mit dem Stuhl) und Gewichtsabnahme. Die Proteinverdauung ist nicht betroffen. Weiterhin kommt es zur Abnahme der Inselzellmasse mit der Folge des so genannten pankreopriven (durch Ausfall des Pankreas bedingten) Diabetes mellitus.

Therapie

- **Absolute Alkoholabstinenz.** Neuere Daten zeigen auch einen starken negativen Effekt eines fortbestehenden Nikotinabusus, daher auch Nikotinkarenz
- **Therapie des akuten Schubes** (s. 9.7 und Steckbrief).
- **Diät:** fettarme Mahlzeiten, evtl. Einsatz von mittelkettigen Fettsäuren (MCT; Kettenlänge 8–10 C-Atomen). MCT Fette sind im Gegensatz zu langkettigen Fetten bis zu einem gewissen Grad wasserlöslich, können schneller durch noch vorhandene Lipasen gespalten werden bzw. können auch ungespalten aufgenommen werden
- **Exokrine Pankreasinsuffizienz:** Pankreasenzymsubstitution in Form verkapselter magensaftresistenter Mikropellets.
- **Endokrine Pankreasinsuffizienz** (pankreopriver Diabetes mellitus): Insulintherapie, meist nur geringe Dosis notwendig, da keine periphere Insulinresistenz vorliegt.
- **Schmerztherapie:** evtl. Schmerzminderung durch Pankreasenzymsubstitution abwarten, alternativ Opiattherapie.
- **Pankreaspseudozysten:** symptomlose Zysten < 6 cm Durchmesser → sonografische Kontrolle, symptomatische Zysten → perkutane oder endoskopische Drainage, Zystojejunostomie.
- **Pankreasresektion bzw. Drainageoperation:** symptomatische Pankreas- oder Gallengangsstenosen, therapieresistente Schmerzen (v.a. chronisch alkoholkranke Patienten betroffen), Karzinomverdacht.

Insgesamt ist die Behandlung der chronischen Pankreatitis stark individualisiert und weniger standardisiert als die Behandlung der akuten Pankreatitis.

Die chronische Pankreatitis erhöht das Risiko eines Pankreaskarzinoms, wobei zurzeit keine gesicherten Überwachungsstrategien für eine Früherkennung existieren.

Steckbrief

Akute Pankreatitis

Englische Bezeichnung: acute pancreatitis

Definition
Primär nicht bakteriell bedingte Entzündung des Pankreas.

Ätiologie
- Gallensteine (mit papillennaher Obstruktion des gemeinsamen Ausführungsganges von DHC und D. w.)
- Alkohol
- sonstige = idiopathische Pankreatitis

Seltener:
- Hyperlipidämie/Hypertriglyzeridämie
- Hyperparathyreoidismus/Hyperkalzämie
- anatomische Varianten (z.B. Pankreas divisum)
- Medikamente (diverse)
- Viren (Mumps)
- Post-ERCP-Pankreatitis
- postoperativ
- stumpfes Abdominaltrauma
- Schwangerschaft bzw. EUG
- manche Formen der Zystischen Fibrose (CF; bei der klassischen CF allerdings primäre exokrine Pankreasinsuffizienz)
- heriditär bzw. genetisch determiniert.

Pathogenese
Enzymvermittelte Selbstandauung der Bauchspeicheldrüse, in deren Folge eine Kaskade von Mediatoren aktiviert wird, die zu einer primär abakteriellen entzündlichen Reaktion führt, die sowohl lokale als auch systemische Wirkungen mit hoher Letalität entfalten kann.

Ätiologie und Pathogenese der akuten Pankreatitis sind nicht eindeutig geklärt und werden kontrovers diskutiert. Abb. 9.2 fasst verschiedene Aspekte der Pathogenese zusammen.

Durch unbekannte Mechanismen (z.B. bei der alkoholischen Pankreatitis) oder durch einen Sekretstau im Pankreasgangsystem (z.B. durch einen präpapillär eingeklemmten Gallenstein) kommt es bereits in den Azinuszellen zur **Aktivierung des Trypsinogens**, welches normalerweise erst im Duodenum durch dort lokalisierte Enterokinase gespalten und aktiviert wird.

In den Azinuszellen schützt normalerweise ein bestimmtes Protein, der pankreatische Trypsin-Inhibitor (kodiert vom serin protease inhibitor Kazal type I = SPINK1-Gen), vor einer Autoaktivierung des Trypsinogen-Proteins. Mutationen im SPINK1-Gen, die zu einem **Funktionsverlust** des **pankreatischen Trypsin-Inhibitors** führen, begünstigen daher das Auftreten von Pankreatitiden. Auch im Trypsinogen-Gen (PRSS1-Gen) gibt es Mutationen, die eine Autoaktivierung begünstigen ("Supertrypsinogen"). Diese Mutationen werden autosomal-dominant vererbt und führen zur **heriditären Pankreatitis**, die sich in der Regel vor dem 18. Lebensjahr erstmals manifestiert. Insgesamt sind diese Mutationen im PRSS1-Gen und im SPINK1-Gen jedoch nur selten Ursache akuter Pankreatitiden.

In Folge der Aktivierung des Trypsinogens in den Azinuszellen kommt es zur lokalen **Infiltration von Entzündungszellen**, die **Entzündungsmediatoren/Zytokine** ausschütten. Dieser Mechanismus verläuft häufig überschießend und führt nicht nur zur lokalen **Erhöhung der Gefäßpermeabilität**, sondern häufig auch zu systemischen Reaktionen. Je

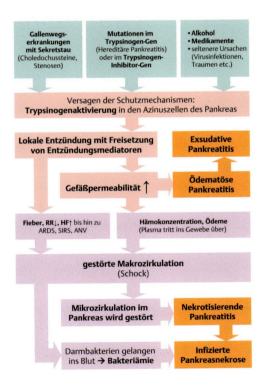

Abb. 9.2 Pathogenese der akuten Pankreatitis.
Ursachen der Pankreatitis in türkis, im Pankreas ablaufende Ereignisse in hellrosa; systemische Komplikationen in pink, klinische Erscheinungsformen der Pankreatitis in orange.

Steckbrief

nach Ausmaß kommt es lokal zur ödematösen oder ödematös-exsudativen Pankreatitis. Systemisch kommt es zu Fieber, zum Anstieg der Herzfrequenz, zum Abfall des Blutdruckes, zum akutem Nierenversagen, zum akutem Lungenversagen (acute respiratory distress syndrome = ARDS) und zu einem Sepsis-ähnlichem Bild (SIRS = systemic inflammatory response syndrome). Im Rahmen der Exsudate kommt es zur Plasmasequestration und damit zur Hämokonzentration. Lokal führt dies zusammen mit der lokalen Entzündung zur **gestörten Mikrozirkulation** im Pankreas, die bis zur Pankreasnekrose reichen kann. Systemisch verstärkt der intravasale Volumenmangel die ungünstige Kreislaufsituation und führt schließlich zum Schock, also zur gestörten Makrozirkulation, die die schlechte Mikrozirkulation weiter verschärft.

Durch die aus dem Pankreas lokal austretenden Enzyme kann es im Retroperitoneum zu Fettgewebsnekrosen kommen.

Diese Mechanismen entwickeln sich üblicherweise im Laufe weniger Stunden bzw. in einem Zeitraum von bis zu drei Tagen. Das volle Ausmaß der Flüssigkeitssequestration (Pankreasschwellung = Ödem plus Exsudate) wird in den bildgebenden Verfahren meist erst im Verlauf der Therapie und nicht schon bei Aufnahme ins Krankenhaus (vor oder kurz nach Beginn der Therapie) deutlich. Abbildung 9.3 veranschaulicht noch einmal das Ausmaß der Flüssigkeitssequestration anhand eines CT-Bildes. Beachten Sie hierbei, dass aus therapeutischer Sicht die jeweils erforderliche Menge an Flüssigkeit zeitgerecht zugeführt werden muss, um eine gefährliche Kreislaufinsuffizienz zu vermeiden bzw. eine bereits bestehende Kreislaufinsuffizienz möglichst rasch und adäquat zu bekämpfen.

Im Laufe von Tagen begünstigen die schlechte Makrozirkulation und eine häufig verordnete Nahrungskarenz die **Translokation von Darmbakterien** und damit eine systemische **Bakteriämie**. Diese Bakterien besiedeln bevorzugt die Pankreasnekrosen und führen zur Superinfektion, eine Verlaufsform der Pankreatitis, die mit der schlechtesten Prognose einhergeht.

Risikofaktoren
Siehe Ätiologie

Klinik
- typischerweise gürtelförmiger Oberbauchschmerz (90%)
- Übelkeit/Erbrechen (80%)
- paralytischer (Sub)-Ileus (70%)
- akutes Abdomen mit „Gummibauch" (60%)
- Fieber (60%)

Diagnostik
Die Diagnose wird alleinig durch die **typische Klinik** und durch **Erhöhung** von **Lipase und Amylase** gesichert. Die Differenzierung von biliärer und nicht-biliärer Genese erfolgt durch Labor und Ultraschall (oder CT) sowie ggf. zusätzlich Endosonografie und ERCP.

Die Untersuchung auf eine Mutation im PRSS1-Gen sollte bei sehr niedrigem Erstmanifestationsalter oder bei einer familiären Häufung von Pankreatitiden erfolgen, insbesondere weil die hereditäre Pankreatitis ein

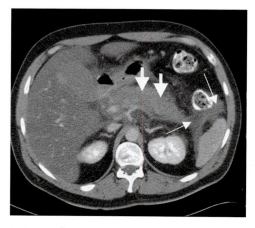

Abb. 9.3 Ödematös-exsudative Pankreatitis (CT Abdomen nach oraler und i.v. Kontrastmittelgabe).
Dicke Pfeile Ödem des Pankreasschwanzes und Pankreaskorpus, dünne Pfeile entzündliches Pankreasexsudat in der Bursa omentalis

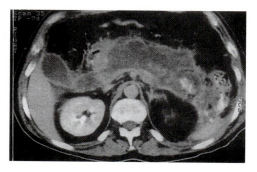

Abb. 9.4 Nekrotisierende Pankreatitis (CT Abdomen nach i.v. Kontrastmittelgabe).

Steckbrief

erhebliches Karzinomrisiko in sich birgt und diese Patienten an einem Zentrum betreut werden sollten. Auch eine genetische Untersuchung von Familienangehörigen ist zu erwägen, darf aber nur mit deren Einverständnis und nach Aufklärung über die Folgen eines möglicherweise positiven Testergebnisses erfolgen.

Differenzialdiagnose

- v. a. jede andere Ursache des akuten Abdomens
  - perforiertes Ulkus ventriculi/duodeni
  - Nierenkolik
  - Gallenkolik
  - mechanischer Ileus
  - akute Appendizitis
  - EUG, stielgedrehte Ovarialzyste
  - Mesenterialinfarkt
- akuter Schub einer chronischen Pankreatitis
- Hinterwandinfarkt
- Aneurysma dissecans
- Pseudoperitonitis (z.B. Addison-Krise, Praecoma diabeticum).

Therapie

Bei akuten schweren Erkrankungen müssen Diagnostik und Therapie parallel verlaufen. Nicht immer liegen alle Informationen vor, um eine Entscheidung vollständig abzusichern. Sowohl bei diagnostischen als auch bei therapeutischen Maßnahmen müssen Vor- und Nachteile und bei diagnostischen Verfahren auch die daraus letztlich zu ziehenden Konsequenzen gegeneinander abgewogen werden. Gerade bei der akuten Pankreatitis spielt auch der Verlauf der Krankheit unter Therapie während der ersten 48 Stunden eine große Rolle. Es wird daher häufig von Management statt von Diagnostik und Therapie gesprochen. Siehe auch Abschnitt 9.7 therapeutisches Vorgehen bei akuter Pankreatitis.
Der Volumenbedarf kann mehrere Liter in den ersten Stunden betragen! Als einfache Therapiekontrolle für die **Volumensubstitution** genügt häufig die Kontrolle der **Vitalparameter** und die Kontrolle der Urinausscheidung (**Flüssigkeitsbilanzierung**). Wenn der Patient anfängt, Urin auszuscheiden, ist die Volumensubstitution ausreichend. Recht häufig besteht in der Frühphase der Erkrankung eine Hypertonie, die das Ausmaß des Volumen-

Pathophysiologie/ Komplikation	Therapie	Therapiekontrolle	Therapieerweiterung
Exsudate	Volumengabe	RR, Puls, Ausscheidung	DK notwendig? ZVD/ZVK notwendig?
Hypotonie	Volumengabe	RR, Puls, Fieber	ZVD/ZVK notwendig?
Nierenversagen	Volumengabe	Ausscheidung, Kreatinin, DK	Mehr Volumen? Dialyse?
Schmerzen	Analgetika	Schmerzfrei?	PDK?
Erbrechen/Ileus	Magensonde	Darmgeräusche?	
Hyperglykämie	Insulin	BZTP	Glukose-Zufuhr zu hoch?
Cholangitis	Antibiose	Labor, Fieber	ERCP?
Pulmonales Versagen/ARDS	O_2-Gabe	O_2-Sättigung, SBS, Röntgen-Thorax-Übersichtsaufnahme	Intubation?
Verschlechterung des mentalen Status		Entzug? Therapiefehler?	Schutzintubation?

DK = Harnblasen-Dauerkatheter, ZVD = zentraler Venendruck, ZVK = zentraler Venenkatheter, BZTP = Blutzuckertagesprofil, ERCP = endoskopische retrograde Cholangio-Pankreatikografie, PDK = Periduralkatheter, SBS = Säure-Basen-Status/arterielle Blutgasanalyse.

Steckbrief

mangels verdeckt. Dieser Hypertonus ist wahrscheinlich durch die Schmerzen, die meist eine **Opiattherapie** notwendig machen, bedingt. Der Hypertonus geht mit einer Vasokonstriktion einher, die die Mikroperfusion des Pankreas zusätzlich beeinträchtigt (s. auch Abschnitt 9.7). Komplikationen, die im Rahmen einer akuten Pankreatitis auftreten können, sowie deren Therapie können Sie obiger Tabelle entnehmen:

Neben den **Laborparametern** (s. Abschnitt 1.3) ist eine **bildgebende Diagnostik mit Ultraschall und/oder CT** meistens notwendig. In den ersten Stunden der Krankheit stellt sich die Frage der biliären Genese der Pankreatitis, weil sich hieraus eventuell eine **ERCP-Indikation** ableitet. Für diese Fragestellung ist die Sonografie grundsätzlich besser geeignet als eine CT-Untersuchung (s. auch Infobox 9.3), wobei schwierige Untersuchungsbedingungen (z.B. Adipositas, Luftüberlagerung) diesen Vorteil manchmal zunichte machen. Die Sonografie kann jedoch nicht die Frage nach Nekrosen und deren Ausmaß klären. Hierfür ist eine CT mit intravenösem Kontrastmittel notwendig. Die Frage nach Nekrosen stellt sich jedoch in der Regel erst nach 24–48 Stunden, weil sich Nekrosen erst im Verlauf entwickeln und dementsprechend wenige Stunden nach Schmerzbeginn meist noch nicht nachzuweisen sind.

Die Behandlung in den ersten Tagen wird vom klinischen Verlauf, dem Nachweis von Organkomplikationen im Rahmen der systemischen Komplikationen und dem Nachweis oder Ausschluss von Nekrosen bestimmt. Die meisten Patienten erholen sich rasch, haben keine Schmerzen mehr und ein Kostaufbau kann zügig eingeleitet werden. Bei einem schweren Verlauf sollte rasch (innerhalb von ein bis drei Tagen) die Frage der **enteralen Ernährung** und einer **prophylaktischen Antibiotikatherapie** geklärt werden (s. auch Infobox 9.5). Kommt es im Verlauf zu einer Verschlechterung (Fieber, Zunahme der Entzündungsparameter, Verschlechterung im Sinne eines Mulitorganversagens) sollte ein CT mit der Frage nach dem Verlauf der Pankreatitis, nach der Entwicklung von Nekrosen und eventuell infizierten Nekrosen durchgeführt werden. Bei Verdacht auf infizierte Nekrosen erfolgt die **Feinnadelpunktion** mit mikrobiologischer Untersuchung einschließlich Gram-Präparat. Bei Keimnachweis werden infizierte Nekrosen drainiert (in der Regel mit einer **perkutanen Drainage**) oder operativ saniert. Bei persistierenden Schmerzen kann statt einer systemischen Analgetikatherapie ein Periduralkatheter angelegt werden; dieses Verfahren beeinträchtigt nicht so stark die Vigilanz und verschlechtert einen eventuell vorliegenden paralytischen Ileus nicht so stark wie eine systemische Opiattherapie.

Prognose

Die verschiedenen Formen der Pankreatitis haben eine sehr unterschiedliche Prognose:

Ödematöse/Ödematös-exsudative Pankreatitis	1% Mortalität
Nekrotisierende Pankreatitis	10–15% Mortalität
Nekrotisierende Pankreatitis mit infizierter Nekrose	30–40% Mortalität
Infizierte Pankreaspseudozyste	Weniger schlimm als infizierte Nekrose, weil bereits eine Wand aus Entzündungsgewebe besteht, die eine Ausbreitung der Infektion eindämmt.

In der Frühphase der Erkrankung lässt sich die Prognose nur eingeschränkt abschätzen. Wegweisende Parameter für die Entstehung einer nekrotisierenden Pankreatitis (s. auch Ranson-Score) sind z.B. Erhöhungen von Hämatokrit und Blutzucker. Weitere prognostisch ungünstige Parameter sind: eine Leukozytose > 16.000/µl, Alter über 55 Jahre, BMI > 30, Serum-Kalzium < 2 mmol/l, LDH > 350 U/l. 2 Tage nach Erstuntersuchung greifen Prognose-Scores; bei ≥3 Ranson-Punkten ist von einer schweren Pankreatitis auszugehen.

Infobox 9.5

Vor- und Nachteile von Nahrungskarenz und/oder prophylaktischer Antibiose bei akuter Pankreatitis

Klassischerweise wird bei der akuten Pankreatitis eine Nahrungskarenz verordnet. Die meisten Patienten fühlen sich in der frühen Phase der akuten Pankreatitis auch zu schlecht, um zu essen. Außerdem führt der oft auftretende reflektorische paralytische Ileus häufig auch bei einer nicht so schweren Pankreatitis zu Übelkeit und Erbrechen. Als Argument für die Nahrungskarenz wird angeführt, dass die Nahrungsaufnahme eine Stimulation der Pankreassekretion bewirkt und damit eine Verschlimmerung der Pankreatitis nach sich ziehen kann. Trotzdem kann bei einer leichten Pankreatitis der Kostaufbau zügig eingeleitet werden, sobald sich Schmerzen und Allgemeinzustand des Patienten gebessert haben. Eine vollständige Normalisierung der Pankreaswerte (Lipase und Amylase) muss nicht abgewartet werden.

Neuere Untersuchungen zeigen, dass auch bei einer schweren Pankreatitis die enterale Ernährung einen Vorteil bringt. Es zeigte sich ein vermindertes Risiko für infizierte Nekrosen. **Es wird angenommen, dass die enterale Ernährung dazu führt, dass die Barrierefunktion der Schleimhaut des Gastrointestinaltraktes durch Nahrungszufuhr erhalten bleibt** (Ausbleiben einer im Falle einer Nahrungskarenz induzierten Inaktivitätsatrophie der Darmschleimhaut) und es daher weniger häufig zur bakteriellen Translokation kommt, die als entscheidender Faktor für die Infektion der Nekrosen gilt (s. Abschnitt Pathophysiologie).

Vor dem Hintergrund des Risikos der Entwicklung infizierter Nekrosen stellt sich auch die Frage einer **prophylaktischen Antibiotikatherapie**. Zunächst ist die Pankreatitis eine abakterielle Entzündung. Das häufige Fieber in der Frühphase der Erkrankung ist in der Regel kein Zeichen der bakteriellen Infektion, sondern Ausdruck der ausgeprägten Entzündungskonstellation. Wenn überhaupt tritt die bakterielle Infektion von Nekrosen nach dem fünften Tag auf (s. Abschnitt Pathophysiologie). Andererseits verschlechtert die Infektion von Nekrosen die Prognose ganz entscheidend und Patienten mit einer schweren Pankreatitis erleiden häufig im Rahmen ihres Multiorganversagens infektiöse Komplikationen (z.B. Pneumonie, Katheterseptikämien), die sich negativ auf die Prognose auswirken. Es wird daher bei der nekrotisierenden Pankreatitis (nicht jedoch bei der ödematösen oder ödematös-exsudativen Pankreatitis) eine prophylaktische Antibiotikatherapie mit einem Imipenem- oder einem Fluorquinolon-Präparat empfohlen. Als Argument gegen eine prophylaktische Antibiose wird angeführt, dass hierunter vermehrt Pilzinfektionen entstehen und sich resistente bzw. sogenannte Problemkeime (Enterokokken, Staphylokokken) selektieren und ausbreiten können und dass unter laufender Antibiose eine Keimanzucht aus einer infizierten Nekrose mit dem Ziel einer Antibiogramm-gerechten Therapie schwierig bzw. unmöglich wird.

Ein direkter Vergleich zwischen enteraler Ernährung, die ja die infektiösen Komplikationen der akuten Pankreatitis vermindert, und einer prophylaktischen Antibiotikatherapie, die das gleiche Ziel verfolgt, im Rahmen einer klinischen Studie steht noch aus.

Infobox 9.6

Pankreaspseudozysten

Pankreaspseudozysten sind eine spezifische Komplikation der akuten und der chronischen Pankreatitis. Sie können sich im Pankreas selbst oder in der Umgebung entwickeln. Pseudozysten sind im Gegensatz zu echten Zysten nicht mit einem eigenen Epithel ausgekleidet (deshalb die Bezeichnung "Pseudo"-zyste). Die Pathogenese der Pseudozysten im Rahmen der akuten Pankreatitis ist im Einzelnen nicht verstanden; wahrscheinlich handelt es sich initial um Ansammlungen von Entzündungssekret und liquidifizierten Nekrosen. Pseudozysten im Rahmen einer chronischen Pankreatitis (s.u.) entwickeln sich wahrscheinlich meist als „Retentionszysten" proximal von Gangstenosen. Dabei können die Pseudozysten mit dem Pankreasgangsystem in Verbindung stehen. Der Inhalt der Pseudozysten ist sehr reich an Pankreasenzymen (Amylase und Lipase). Sie können sehr groß werden (10–20 cm im Durchmesser). Pseudozysten können sich infizieren oder lokale Komplikationen durch Kompression anderer, benachbarter Strukturen hervorrufen: Kompression des Duodenums → Magenausgangsstenose, Pfortaderkompression → portale Hypertension, Kompression des Ductus heptocholedochus → Ikterus.

Pseudozysten entwickeln sich als peripankreane Flüssigkeitsansammlungen[1] und bilden sich dann häufig wieder zurück; insbesondere Pseudozysten < 5 cm Durchmesser haben eine gute Aussicht auf eine spontane Rückbildung. Alternativ entwickelt sich im Laufe von Wochen bis Monaten eine feste Wandung. Wegen der spontanen Rückbildungstendenz müssen Pseudozysten in der akuten Phase einer Pankreatitis und in den ersten Wochen danach nur drainiert werden, wenn sie lokale Komplikationen bewirken oder wenn sie sich infiziert haben. Die Therapie besteht in der perkutanen oder endoskopischen Drainage, in der Anlage einer Zystojejunostomie oder in der Resektion der Zyste zusammen mit Teilen des Pankreas.

---

[1] Der Begriff peripankreane Flüssigkeitsansammlung hat sich in Deutschland bisher nicht als Terminus technicus durchgesetzt. Er bezeichnet eine Flüssigkeitsansammlung innerhalb der ersten 4 Wochen nach Beginn einer akuten Pankreatitis, die möglicherweise in eine Pseudozyste übergehen wird. In dieser Zeit besteht noch keine feste Wand aus Entzündungsgewebe.

Ihr Alltag

Ein 59-jähriger Patient kommt zu Ihnen in die Notaufnahme und beklagt akut aufgetretene, initial kolikartige Oberbauchschmerzen, die im weiteren Verlauf über den gesamten Bauch sowie gürtelförmig bis in den Rücken ausstrahlen. In der Folge mehrfaches galliges Erbrechen, kein vorhergehender Alkoholkonsum. In der Anamnese berichtet der Patient, dass er in den letzten 12 Monaten schon zweimal für wenige Stunden solche kolikartigen Beschwerden verspürt habe; diese hätten sich aber spontan wieder gelöst. Einen Arzt habe er deswegen nicht aufgesucht. Solch lang anhaltende Schmerzen und vor allem Schmerzen am gesamten Bauch und im Rücken seien ihm völlig neu. Die Ehefrau berichtet, dass ihr selbst, aber auch ihrer Tochter kurz vor Einweisung eine leichte Gelbfärbung der Augen aufgefallen sei.

Bei der körperlichen Untersuchung ausgeprägter Druckschmerz im oberen Mittelbauch, typischer Gummibauch, paralytischer Ileus, leichter Sklerenikterus. Puls regelmäßig mit 135/min, RR systolisch 95 mmHg. Die Labordiagnostik liefert folgende Befunde: Hb 16,7 g/dl, Leukozyten 16.000/µl, Kreatinin 1,7 mg/dl, Gesamteiweiß 9,8 g/dl, Albumin 5,6 g/dl, Gesamt-Bilirubin 2,6 mg/dl, Bilirubin direkt 1,9 mg/dl, GOT 95 U/l, GPT 127 U/l, AP 289 U/l, γGT 117 U/l, Lipase 5.137 U/l, CRP 13,6 mg/dl.

Ihr Alltag

Fragen

1. Wie lautet Ihre Verdachtsdiagnose?
2. Welche Diagnostik schlagen Sie vor, um die Diagnose zu sichern?
3. Handelt es sich aus Ihrer Sicht um einen Notfall mit dringlicher Handlungsindikation?
4. Was tun Sie jetzt bei gesicherter Diagnose?

Lösungen

1. Aufgrund der Anamnese (kolikartige Beschwerden, Schmerzen im Oberbauch mit gürtelförmiger Ausstrahlung, galliges Erbrechen, kein Alkoholkonsum), der körperlichen Untersuchung (Gummibauch, paralytischer Ileus, Ikterus, Schockzeichen) und der Ergebnisse der Labordiagnostik kann die Verdachtsdiagnose einer biliären Pankreatitis gestellt werden. Die Verdachtsdiagnose bestätigt sich in der Sonografie: es kann ein präpapilläres Konkrement mit Schattengebung nachgewiesen werden; zusätzlich findet sich eine Aufweitung von DHC und D. wirsungianus. Es liegt eine biliäre Pankreatitis mit einer Cholangitis vor.
2. Dies ist ein Notfall mit dringlicher Handlungsindikation. Nach Kreislaufstabilisierung (massive Volumengabe, 2 Liter Elektrolytlösung) in den ersten 30 Minuten, die zu einer Besserung des initial deutlich erniedrigten systolischen Blutdrucks führt, muss notfallmäßig eine ERC durchgeführt werden, die den in der Papille eingeklemmten Gallengangsstein zur Darstellung bringt, der mittels eines so genannten Dormiakörbchens geborgen wird. Andere Auffälligkeiten des Gallengangssystemes finden sich nicht.
3. Ja, es handelt sich um einen Notfall. Der Patient muss intensivmedizinisch betreut werden.
4. ZVD-gesteuert Volumentherapie hierunter normalisieren sich die Nierenfunktionsparameter und die Urinausscheidung. Der Patient erhält eine Antibiose mit einem Gyrasehemmer (Therapie der Cholangitis). Der Patient entfiebert und kann am dritten Tag auf eine Normalstation verlegt werden. Bei Beschwerdefreiheit wird im Verlauf ein Kostaufbau eingeleitet. Der Patient wird mobilisiert und kann nach 8 Tagen wieder entlassen werden; dies jedoch mit der Maßgabe bei sonografisch festgestellter Cholezystolithiasis sich im Intervall einer elektiven Cholezystektomie zu unterziehen.

Anhang

Quellenverzeichnis

Baenkler, H.W. et al. Duale Reihe Innere Medizin. 2. Auflage. Stuttgart, New York: Georg Thieme Verlag; 2009
Fall 6 Abb. 6.4 und Abb. 6.5

Classen M., Tytgat G. N. J., Lightdale C. J. Gastroenterologische Endoskopie. Stuttgart, New York: Georg Thieme Verlag; 2004
Fall 8 Abb. 8.4 a, b

Eisoldt, S. Fallbuch Chirurgie. 2. Auflage. Stuttgart, New York: Georg Thieme Verlag; 2006
Fall 9 Abb. 9.4

Hahn E. G., Riemann J. F. Klinische Gastroenterologie Band II. 3. Auflage. Stuttgart, New York: Georg Thieme Verlag; 2000
Fall 1, Abb. 1.1

Hahn E. G., Riemann J. F. Klinische Gastroenterologie Band I. 3. Auflage. Stuttgart, New York: Georg Thieme Verlag; 2000
Fall 3 Abb. 3.4; Fall 5 Abb. 5.4

Henne-Bruns, D., Dürig, M., Kremer, B. Duale Reihe Chirurgie. 3. Auflage. Stuttgart, New York: Georg Thieme Verlag; 2008
Fall 6 Abb. 6.8 und Abb. 6.9

Hirner A., Weise K. Chirurgie Schnitt für Schnitt. 2. Auflage. Stuttgart, New York: Georg Thieme Verlag; 2008
Fall 4 Abb. 4.1 (modifiziert); Fall 6 Abb. 6.3, Abb. 6.10 und Abb. 6.11

Hoffmann, J.C., Kroesen, A.J., Klump, B. Chronisch entzündliche Darmerkrankungen. Stuttgart, New York: Georg Thieme Verlag; 2009
Fall 8 Abb. 8.1 und Abb. 8.2

PhotoDisc
Abb. Deckblatt (rechts)

Prokop A., Galanski, M., Schaefer-Prokop, C., van der Molen A.J. RRR Ganzkörper-Computertomographie. 2. Auflage. Stuttgart, New York: Georg Thieme Verlag; 2007
Fall 6 Abb. 6.2 und Abb. 6.7

Reiser M., Kuhn F.-P, Debus J. Duale Reihe Radiologie. 2. Auflage. Stuttgart, New York: Georg Thieme Verlag; 2006
Fall 9 Abb. 9.1 und Abb. 9.3

Riede, U.-N., Werner, M., Schäfer, H.-E. Allgemeine und spezielle Pathologie. 5. Auflage. Stuttgart, New York: Georg Thieme Verlag; 2004
Fall 1 Abb. 3.1 a, b

Riemann J. F., Fischbach W., Galle P.R., Mössner J. Gastroenterologie Band I. Stuttgart, New York: Georg Thieme Verlag 2008
Fall 8 Abb. 8.3

Schmidt, G. Checkliste Sonographie. 3. überarbeitete Auflage. Stuttgart, New York: Georg Thieme Verlag; 2005
Fall 1 Abb. 1.2

Silverstein F.E., Tytgat G.N. Praxis der gastroenterologischen Endoskopie. 2. Auflage. Stuttgart, New York: Georg Thieme Verlag; 1999
Fall 5 Abb. 5.1 und Abb. 5.2; Fall 6 Abb. 6.1; Fall 7 Abb. 7.1, Abb. Deckblatt (Mitte)

Schober, O., Heindel, W. RRR PET-CT. Stuttgart, New York: Georg Thieme Verlag; 2008
Fall 6 Abb. 6.6

Laborwertverzeichnis

Parameter		Normwerte		
		konventionell	x Faktor =	SI-Einheiten
B = Vollblut, C = Citratblut, E = EDTA-Blut, K = kapillares Vollblut, P = Plasma, S = Serum, St = Stuhl, U = Urin * = methodenabhängig				
ACTH *	S	9-52 ng/l	0,2202	2-11 pmol/l
Albumin	S	3,5-5,5 g/dl	10	35-55 g/l
Aldosteron (liegend) *	S	50-150 pg/ml	2,774	139-416 pmol/l
α-Amylase *	P/S U	< 140 U/l < 600 U/l		
$α_1$-Fetoprotein (AFP) *	S	< 10 ng/ml		
alkalische Phosphatase (AP)	P/S	m: 40-129 U/l w: 35-104 U/l		
Ammoniak	P/S	m: 19-80 µg/dl w: 25-94 µg/dl	0,59	m: 11-48 µmol/l w: 15-55 µmol/l
Antistreptolysintiter	S	< 200 IU/ml		
Antithrombin (AT III)	S	75-120%		
Bilirubin gesamt direkt indirekt	P/S P/S P/S	0,2-1,1 mg/dl 0,05-0,3 mg/dl < 0,8 mg/dl	17,1	3,4-18,8 µmol/l 0,9-5,1 µmol/l < 13,7 µmol/l
Blutgase (arteriell) pH pCO_2 pO_2 BE Standard-Bikarbonat O_2-Sättigung		7,35-7,45 35-45 mmHg 65-100 mmHg -3 bis +3 mmol/l 22-26 mmol/l 90-96%	0,133 0,133 0,01	4,67-6,00 kPa 8,7-13,3 kPa 0,90-0,96
Blutungszeit *		< 2-8 min		
Blutsenkungsgeschwindigkeit (BSG) (nach Westergren) *	C	m: 3-15 mm (1 h) w: 6-20 mm (1 h)		
Calcium	S U	2,3-2,6 mmol/l 4,0-5 mmol/l		
Calcium ionisiert	S	4,6–5,4 mg/dl		1,15–1,35 mmol/l
carcinoembryonales Antigen (CEA) *	S			< 3 µg/l
Chlorid	P/S U	98-112 mmol/l 160-178 mmol/24 h		
Cholesterin gesamt HDL LDL	P/S P/S P/S	120-250 mg/dl > 40 mg/dl < 160 mg/dl	0,026	3,1-6,5 mmol/l > 1,0 mmol/l < 4,0 mmol/l
Cholinesterase (CHE)	S	m: 5 320-12 920 U/l w: 4 260-11 250 U/l		
C3-Komplement	S	0,55-1,2 g/l		
C4-Komplement	S	0,2-0,5 g/l		
Coeruloplasmin	S	20-60 mg/dl	0,063	1,26-3,7 µmol/l
Cortisol: s. Kortisol *				
C-Peptid *	S	0,37-1,2 nmol/l	2,97	1,1-3,6 µg/l

Laborwertverzeichnis

Parameter		Normwerte		
		konventionell	x Faktor =	SI-Einheiten
B = Vollblut, C = Citratblut, E = EDTA-Blut, K = kapillares Vollblut, P = Plasma, S = Serum, St = Stuhl, U = Urin * = methodenabhängig				
C-reaktives Protein (CRP)	P/S	< 5 mg/l		
Creatinkinase (CK)	P/S	m: < 174 U/l w: < 140 U/l		
Creatinkinase-Isoenzym MB (CK-MB)	P/S	< 6% der CK		
D-Dimer *	P	< 0,5 µg/ml		
Differenzialblutbild - stabkernige neutrophile Granulozyten - segmentkernige neutrophile Granulozyten - eosinophile Granulozyten - basophile Granulozyten - Monozyten - Lymphozyten	E	0-5% 50-70% (1 800-7 000 /µl) 0-5% (< 450 /µl) 0-2% (< 200 /µl) 2-6% (< 800 /µl) 25-45% (1 000-4 800 /µl)		
Digoxin – therapeutischer Bereich	S	0,8-2,0 ng/ml	1	0,8-2,0 µg/l
Digitoxin – therapeutischer Bereich	S	15-25 ng/ml	1	15-25 µg/l
Eisen	S	m: 80-150 µg/dl w: 60-140 µg/dl	0,179	m: 14-27 µmol/l w: 11-25 µmol/l

Eiweiße
  Albumin
  α_1-Globulin
  α_2-Globulin
  ß-Globulin
  γ-Globulin
	S	(Elektrophorese)
		3,6-5,0 g/dl (45-65%)
		0,1-0,4 g/dl (2-5%)
		0,5-0,9 g/dl (7-10%)
		0,6-1,1 g/dl (9-12%)
		0,8-1,5 g/dl (12-20%)
			
			10
			10
			10
			10
			10
				
				36-50 g/l
				1-4 g/l
				5-9 g/l
				6-11 g/l
				8-15 g/l

Elastase-1	St	< 200 µg/g Stuhl		
Erythrozyten	E	m: 4,5-5,9 Mio./µl w: 4,0-5,2 Mio./µl		
Estradiol	S, P	w: 20–443 pg/ml m: 12–34 pg/ml	3,7	w: 184–1626 pmol/l m: 44–162 pmol/l
Ferritin *	S	30-200 µg/l		
Fibrinogen (nach Clauss) *	P	200-400 mg/dl	0,03	5,9-11,8 µmol/l
Folsäure *	P	3-15 ng/ml		
Follikelstimulierendes Hormon (FSH)	S	w: – prämenopausal: 2–10 U/l – postmenopausal: 20–200 U/l m: 2–10 U/ml		
Gastrin *	S	< 100 pg/ml	1	< 100 ng/l
Gesamteiweiß	S	6-8,4 g/dl	10	60-84 g/l
Glukose nüchtern	P/K	70-110 mg/dl/55–100 mg/dl	0,0555	3,1-6,1 mmol/l
γGT	S	m: < 66 U/l w: < 39 U/l		
GOT (AST)	S	m: < 50 U/l w: < 35 U/l		
GPT (ALT)	S	m: < 50 U/l w: < 35 U/l		
HbA_{1C} *	E	< 6,2% des Hb		

Laborwertverzeichnis

Parameter		Normwerte		
		konventionell	x Faktor =	SI-Einheiten
B = Vollblut, C = Citratblut, E = EDTA-Blut, K = kapillares Vollblut, P = Plasma, S = Serum, St = Stuhl, U = Urin * = methodenabhängig				
Hämatokrit	E	m: 41-50% w: 37-46%		
Hämoglobin	E	m: 14-18 g/dl w: 12-16 g/dl	0,62	8,7-11,2 mmol/l 7,5-9,9 mmol/l
Haptoglobin	S	20-204 mg/dl	0,01	0,2-2,04 g/l
Harnsäure	S	2,6-6,4 mg/dl	60	155-384 µmol/l
Harnstoff	S	10-55 mg/dl	0,17	1,7-9,3 mmol/l
α-HBDH	S	72-182 U/l		
Insulin-like Growth Factor-1 (IGF-1)	S	altersentsprechende Referenzwerte		
Immunglobulin G	S	0,8-1,8 g/dl	10	8-18 g/l
Immunglobulin A	S	0,09-0,45 g/dl	10	0,9-4,5 g/l
Immunglobulin M	S	0,06-0,26 g/dl	10	0,6-2,6 g/l
INR (international normalized ratio)	C	1,0 therapeutischer Bereich – bei mäßiger Antikoagulation 2,0-3,0 – bei strenger Antikoagulation 2,5-3,5		
Kalium	S U	3,5-5 mmol/l 30-100 mmol/24h		
Kalzium	S U	2,3-2,6 mmol/l 4,0-5 mmol/l		
Kortisol * • 8:00 Uhr • 16:00 Uhr	S	5-25 µg/dl 3-12 µg/dl	27,59	140-690 nmol/l 80-330 nmol/l
Kortisol *	U	20-100 µg/24h	2,759	55-275 nmol/24h
Kreatinin *	S	0,5-1,2 mg/dl	88,4	44-106 µmol/l
Kreatinin-Clearance (alters- und geschlechtsabhängig) *		80-160 ml/min		
Kupfer *	S	m: 70-140 µg/dl w: 85-155 µg/dl	0,157	m: 11-22 µmol/l w: 13-24 µmol/l
Laktat	S	9-16 mg/dl	0,111	1,0-1,8 mmol/l
LAP	S	16-32 U/l		
LDH	S	m: 135-225 U/l w: 135-214 U/l		
LH	S	w: – prämenopausal: 2–10 U/l – postmenopausal: >30 U/l m: 0,8–8,3 U/ml		
Leukozyten	E	4 000-10 000/µl		
Lipase *	S	30-180 U/l		
Lipoprotein (a) *	S	< 30 mg/dl	10	< 300 mg/l
Magnesium	S	1,75-4 mg/dl	0,41	0,7-1,6 mmol/l
MCH (mittlerer Hb-Gehalt des Erythrozyten)	E	27-34 pg		

Laborwertverzeichnis

Parameter		Normwerte		
		konventionell	x Faktor =	SI-Einheiten
B = Vollblut, C = Citratblut, E = EDTA-Blut, K = kapillares Vollblut, P = Plasma, S = Serum, St = Stuhl, U = Urin * = methodenabhängig				
MCHC (mittlere Hb-Konzentration der Erythrozyten)	E	30-36 g/dl		
MCV (mittlere Erythrozytenvolumen)	E	85-98 fl		
Natrium	S U	135-150 mmol/l 120-220 mmol/24 h		
Osmolalität *	S U	280-300 mosm/kg 800-1400 mosm/kg		
partielle Thromboplastinzeit (PTT) *	C	20-38 s		
Phosphat	S	0,77-1,55 mmol/l		
Prolaktin *	S	m: < 11 ng/ml w: < 15 ng/ml	1	m: < 11 µg/l w: < 15 µg/l
prostataspezifisches Antigen (PSA) *	S	< 3 ng/ml	1	< 3 µg/l
Parathormon (PTH)	EDTA	1,5–6,0 pmol/l		
Quick *	C	s. Thromboplastinzeit		
Renin (8:00 Uhr, im Liegen) *	P	1-2,5 ng/ml/h		
Retikulozyten	E	4-15‰ (20 000-75 000/µl)		
Rheumafaktor (Latex)	S	< 20 IU/ml		
spezifisches Uringewicht	U	1,002-1,035		
Stuhlfett	St	< 7 g/24h		
Testosteron	S	m: 270–1 070 ng/dl w: 15–55 ng/dl		m: 9,36–37,1 nmol/l w: 0,52–1,91 nmol/l
Theophyllin *	S	10-20 µg/ml	1	10-20 mg/l
Thrombinzeit (TZ)	C	14-20 s		
Thromboplastinzeit (Quick) *	C	70-100%		
Thrombozyten	E	150 000-350 000/µl		
TSH basal *	S	0,3-2,5 mU/l		
freies Thyroxin (FT_4) *	S	0,5-2,3 ng/dl	14	7-30 pmol/l
freies Trijodthyronin (FT_3) *	S	3,0-6,0 pg/ml	1,53	4,6-9,2 pmol/l
Thyreoglobulin *	S	< 50 ng/ml		
thyroxinbindendes Globulin (TBG) *	S	12-30 µg/ml		
Transferrin *	S	200-400 mg/dl	0,01	2,0-4,0 g/l
Triglyzeride	S	75-150 mg/dl	0,0112	0,83-1,7 mmol/l
Vitamin A *	S	20-80 µg/dl	0,035	0,7-2,8 µmol/l
Vitamin B_{12} *	S	310-1 100 pg/ml	0,739	229-812 pmol/l
Vitamin D * • 1,25 Dihydrocholecalciferol • 25-Hydroxycholecalciferol • 25-Hydroxycholecalciferol	S	20-50 ng/ml Sommer: 15-95 ng/ml Winter: 12-62 ng/ml	2,496	50-125 nmol/l 37-237 nmol/l 30-155 nmol/l
Vitamin E	S	5-20 µg/ml	2,4	12-48 µmol/l

Sachverzeichnis

A

| Adenom-Karzinom-Sequenz | 125 |

B

| Bilirubinstoffwechsel | 55 |

C

CA 19-9	122
Carbohydrat Antigen	122
Carcinoembryonales Antigen	122
CEA	122
CED	178
– Diagnostik	180
– Klinik	178
– Prognose	183
– Psychische Komponenten	166
– Risikofaktoren	178
Child-Pugh-Score	39
Cholangio-Pankreatikografie, endoskopische retrograde	196
Cholangiografie	
– endoskopisch retrograde	62
Choledocholithiasis	66
– Diagnostik	67
– Differenzialdiagnosen	67
– Epidemiologie	66
– Kompplikationen	66
– Prognose	67
– Therapie	64
Cholestasen	
– Klassifikation	57
Cholezystolithiasis	69
Chronisch entzündliche Darmerkrankungen	178
– Diagnostik	180
– Klinik	178
– Prognose	183
– Psychische Komponenten	166
– Risikofaktoren	178
Clostridium difficile Infektionen	159
Colitis ulcerosa	178
– Diagnostik	180
– Endoskopische Vorsorge	176
– Klinik	179
– Morphologie	175
– Prognose	183
– Risikofaktoren	178
– Therapie	182

D

Diarrhö	
– sekretorische	157
Diarrhö, chronische	
– funktionelle Formen	156
– pathophysiologische Aspekte	157
Diarrhö, malassimilatorische	157
Diarrhö, osmotische	157
Dukes-Klassifikation	131
Dysphagie	
– diagnostische Maßnahmen	100
– Schweregrade	95

E

Endosonografie	101
Enzephalopathie, hepatische	28
– Definition	28
– Pathomechanismus	28
– Stadieneinteilung	29
– Therapie	29
EPT (endoskopische Papillotomie)	62
ERC(P)	62, 196

F

| Familiäre Polyposis coli | 118 |
| Forrest Klassifikation | 80 |

G

Gallensteine	
– Haupttypen	50
– Risikofaktoren	50
Gastroenteritis, akute	152
– Diagnostik	154
– Differenzialdiagnosen	154
– Klinik	153
– Pathophysiologie	153
– Therapie	155
– Ätiologie	152
Gastrointestinale Blutung	
– diagnostisches Vorgehen	79
– obere	86
– untere	88

H

Hämatemesis	75
Hämatochezie	75
Helicobacter pylori	83
– Diagnostik	83
– Eradikation	84
– Therapie	83
Hepatitis C-Infektion	
– serologische Marker	10
Hepatitis C	17
Hepatitis C, chronische	
– Histopathologie	14
HNPCC	118

I

Ikterus	
– Differenzialdiagnose	56
Interferone	16

K

Karzinom, hepatozelluläres	
– Stadieneinteilung	38
Karzinom, kolorektales	130
– Diagnostik	131
– Klinik	131
– Metastasierung	131
– Prognose	136
– Risikofaktoren	117
– Stadieneinteilung	131
– Therapie des Kolonkarzinoms	134
– Therapie des Rektumkarzinoms	137
– Tumormarker	122
– Ursachen	117
Kolik, biliäre	69
Kolon-Kontrastmitteleinlauf	127
Kolonkarzinom	130
– Chemotherapie	135
– Chirurgische Therapie	134
– Diagnostik	131
– hereditäres, nicht-polypöses	118
– Klinik	131
– Metastasierung	131
– Prognose	136
– Stadieneinteilung	131
Kolonpolypen	124
Kolorektales Karzinom	130
– Diagnostik	131
– Klinik	131
– Metastasierung	131
– Prognose	136
– Risikofaktoren	117
– Stadieneinteilung	131
– Therapie des Kolonkarzinoms	134
– Therapie des Rektumkarzinoms	137
– Tumormarker	122
– Ursachen	117
Koloskopie, virtuelle	128

L

Leberbiopsie	
– Aufklärung und Durchführung	12
– Indikation	12
Leberinsuffizienz	
– Stadieneinteilung	39
Leberzellkarzinom	
– Stadieneinteilung	38
Leberzirrhose	42
– Diagnostik	43
– Klinik	42
– Komplikationen	43
– Pathophysiologie	42
– Prognosescore	40
– Stadieneinteilung	39
– Therapie	44
– Ätiologie	42
Lynch-Syndrom	118

M

Magnetresonanz Cholangio-Pankreatikografie	197
Melaena	75
MELD-Score	40
Morbus Crohn	178
– Diagnostik	180
– Genetische Prädisposition	166
– Klinik	178
– Morphologie	175
– Prognose	183

Sachverzeichnis

– Risikofaktoren 178
– Therapie 177, 181
MRCP 197

N

Norovirus Infektion
– Hygienemaßnahmen 151

O

Ösophaguskarzinom 106
– Chirurgische Resektion 103
– Diagnostik 108
– Differenzialdiagnosen 108
– Epidemiologie 106
– Metastasierungswege 108
– Nachsorge 111
– Palliative Therapie 103
– Prognose 108
– Risikofaktoren 106
– Stadieneinteilung 107
– Therapie 103, 110

P

Pankreaspseudozysten 206
Pankreatitis
– bildgebende Verfahren 194

Pankreatitis, akute 201
– Ätiologie 201
– Antibiose 205
– Diagnostik 202
– Differenzialdiagnose 203
– Nahrungskarenz 205
– Pathogenese 201
– Prognose 204
– Ranson-Kriterien 191
– Therapie 203
Pankreatitis, chronische 200
– Ätiologie 200
– Diagnostik 200
– Klinik 200
– Therapie 200
Papillotomie, endoskopische 62
PET 128
Polyposis coli, familiäre 118
Polypöse Syndrome, hamartomatöse 118
Positronen-Emmisions-Tomografie 128

R

Ranson-Kriterien 191
Rektumkarzinom
– Therapie 137

S

Schock, hypovolämischer
– Stadien 77
Schock-Index 76

T

Teerstuhl 75

U

Ulcus duodeni 81
– Ätiologie 81
– Komplikationen 82
Ulcus ventriculi 81
– Ätiologie 81
– Komplikationen 82
Ultraschall, endoskopischer 101

W

WHO-Lösung 155